D1654458

ШАРОН ФЕЛТЕН

АЛЛЕРГИЯ: ПОМОГИ СЕБЕ САМ

ДИАМАНТ
ЗОЛОТОЙ ВЕК
САНКТ-ПЕТЕРБУРГ
1995

ББК 84.7 (США)
Ф 31

Sharon Faelten
and the Editors of “Prevention®“ Magazine
“THE ALLERGY SELF-HELP BOOK”

Перевод с английского

Научный консультант Е.Е. Боброва
кандидат медицинских наук

Редактор-составитель
В.А. Иванов

Фелтен Ш.

Ф 31 Аллергия помоги себе сам: - Оформл. “Диамант”.- Спб.: ТОО “Диамант”, АОЗТ “ Золотой Век”, М.: “Бином”, 1995. - 512 с.

Сведения, содержащиеся в книге помогут Вам постепенно без помощи лекарств избавиться от астмы, сенной лихорадки, головных болей, расстройств в пищеварении и других недугов, вызываемых аллергией.

ББК 84.7 (США)

ISBN 5-88155-032-3

ПРЕДИСЛОВИЕ

Мне доставляет особое удовольствие представить вам книгу о том, как облегчить страдания при аллергии. Это действительно законченный, исчерпывающий, содержательный и очень полезный труд. Потратив более 25 лет на изучение и практическое исследование аллергии во всех ее аспектах, я понял, что несколько печатных слов часто могут сказать об аллергии больше — и лучше, чем официальная консультация или даже лекция в университете или на медицинской конференции.

В настоящее время аллергические заболевания так распространены в Соединенных Штатах, что аллергию можно встретить почти в каждой семье. И все же аллергия остается загадкой не только для страдающих этим заболеванием, но и для многих ученых-медиков. Даже само слово «аллергия» является предметом дискуссий. А методы лечения и вовсе противоречивы. Академические или «традиционные», специалисты относят к аллергии ряд заболеваний (астма, сенная лихорадка, экзема, крапивница, и т. д.), связанных с определенными изменениям в иммунной системе, вызванными ограниченным набором продуктов питания, вдыхаемых веществ и прочих известных аллергенов. Другие доктора, часто называемые клиническими, экологами, целиком полагаются на клинические наблюдения и считают, что аллергия может влиять не только на дыхание, кожный покров и пищеварительную систему, но и, возможно, на нервную систему, сердце, кровеносные сосуды, мускулы и связки, метаболизм – то есть почти на каждую систему организма, и в этом можно винить любой из бесчисленных факторов окружающей среды.

Фактически медицинские проблемы, относящиеся к аллергии, постоянно принимают новые формы. В то же время методы диагностики и лечения аллергии также меняются. Несмотря на это, материал книги изложен понятным языком, хорошо представлен, им легко пользоваться. Тщательно скомпилированная информация по самопомощи будет чрезвычайно полезна для всех страдающих аллергией или подозревающих ее у себя. Здесь представлены и объяснены многочисленные теории, однако очевидная цель каждой страницы в каждой главе – принести пользу каждой жертве аллергии. Книга содержит обширный фактический материал по аллергии, иммунологии, фармакологии и другим наукам, но при этом не перегружает читателя техническими деталями.

Не все, страдающие аллергией, нуждаются в сложных тестах и лечении. Совсем наоборот: большинство людей могут и должны лечить себя сами, при необходимости пользуясь помощью доктора, его советами и предписаниями. Данная книга укрепляет веру в возможность «естественным» путем вылечить или предотвратить многие болезни, вызванные аллергией, без необходимости ждать научного обоснования. Благодаря ей читатели сумеют понять свои проблемы и облегчить многие серьезные или просто причиняющие беспокойство недомогания без чрезмерной зависимости от лекарств.

Содержание этой замечательной книги явилось итогом трудоемкой монументальной работы по сбору данных клинической практики и научных исследований многочисленных специалистов, как в результате интервью, так и путем тщательного изучения медицинской литературы по аллергии. Всех нас объединяет общее стремление понять, почему аллергия стала такой поистине непреодолимой проблемой. Настоящая книга предлагает смелую и потенциально полезную информацию всем врачам-аллергологам. А чтобы оставаться учеными с широким кругозором, мы должны вечно учиться.

Пока медицина продолжает «наводить мосты» между лабораторной наукой и клинической медициной, жертвы аллергии ищут докторов, которые не просто будут толковать о том, что они выучили в медицинской школе, а искренне попытаются понять каждого своего пациента. Бесспорно, такое соединение научного поиска и сочувственного понимания приведет к успешному контролю, излечению и предотвращению аллергии любого типа или формы.

К. Дж. Фоллиерс, доктор медицины,
Директор Клиники аллергии и астмы,
Денвер, Колорадо,
Редактор журнала «Астма»

БЛАГОДАРНОСТЬ

Я благодарю всех докторов-аллергологов и медиков, которые смогли уделить мне значительную часть своего времени, чтобы поделиться своими знаниями, необходимыми мне для написания этой книги:

Кроме того, хочу высказать благодарность Дорис Дж. Рапп, доктору медицины, за ее полезные советы, Мейер Б. Маркс, доктору медицины, за предоставленные фотографии для главы II и Джеймсу К. Бринману, доктору медицины, за возможность использовать рекомендации по диете из его книги «Основы пищевой аллергии» (*Breneman J. C.* Basics of Food Allergy. Charles C Tomas, 1978).

Особая признательность моему редактору, Уильяму Готтлибу, моей коллеге по исследованиям Кристи Колер, которая тщательно проверила точность текста, и ее помощникам Ли Энн Гаспари и Кристин Татарян.

Наконец, благодарю многочисленных пациентов, страдающих аллергией, которые, рассказав о своих ощущениях, помогли мне лучше понять, что значит быть аллергиком.

Часть I

ОБЩИЕ СВЕДЕНИЯ ОБ АЛЛЕРГИИ

ГЛАВА 1

ЧТО ТАКОЕ АЛЛЕРГИЯ?

Половина людей в мире болеют аллергией. Миллионы американцев страдают от насморка, слезящихся глаз, чихания при сенной лихорадке, покрываются зудящими волдырями при крапивнице или экземой, хрипят и задыхаются при приступах астмы.

Жизнь аллергика становится непрерывной полосой препятствий – возбудителей болезни, которых надо избежать. Цветочная пыльца преследует, как налоговая инспекция. Кошку «сдают в аренду». Дом тщательно очищается от пыли, спальня лишается драпировок, покрывал и ковров. Любимые пищевые продукты изгоняются. Руки превращаются подушечки для булавок из-за многочисленных тестов на коже. Больной безропотно терпит уколы.

И даже несмотря на все это, страдания остаются.

Но теперь появилась надежда, благодаря изыскательским работам все увеличивающегося числа докторов, которые рассматривают аллергию в новом, совершенно другом свете. Их подход, известный как клиническая экология, – это боковая ветвь традиционного лечения аллергии, и в то же время он бросает вызов некоторым широко принятым концепциям относительно аллергии. Эти врачи даже оспаривают само определение аллергии.

Ломка стереотипного представления об аллергии

Если объяснить просто, аллергия — это необычная чувствительность к веществам, которые большинству людей не причиняют беспокойства. Например, очень многие терпимо относятся к обычному количеству пыли в доме. У других же пыль, накопившаяся за день, уже гарантирует заложенный нос и затрудненное дыхание. Большинство людей едят томаты — и никаких проблем. А у некоторых немедленно появляется сыпь. И все же стереотип аллергика, например, страдающего одышкой ребенка, который не может завести собаку, или молодой женщины, которая покрывается сыпью всякий раз, как пройдет мимо томата, — это только часть проблемы. Пыль, пыльца, плесень, мех и продукты (скажем, томаты, клубника или съедобные моллюски) — это лишь некоторые из повседневного списка раздражителей, вызывающих у человека аллергию. Краски, мыло, порошки, разные чистящие средства, пестициды, косметика, пластики, лекарства, всякие примеси — это тоже потенциальные возбудители. (Многие вещества, токсичные в умеренных или больших дозах, например пестициды или пищевые добавки, могут вызвать аллергию и в значительно меньших, так называемых «безопасных» количествах.) *Короче говоря, любой может не выносить что-нибудь под солнцем* (а иногда даже сам солнечный свет!).

Итак, даже если главная причина всех ваших бед — мех, пыль, помидоры или какой-то другой общепринятый аллерген — определена, вы и ваш доктор можете проглядеть какие-нибудь не совсем обычные, но важные причины. И до тех пор, пока не будут рассмотрены *все* потенциальные аллергены, ваши симптомы никуда не уйдут.

Более того, аллергические реакции — это не только одышка, чихание и зуд. Нераспознанная аллергия может маскироваться под любое из дюжины недомоганий: беспокойство, головные боли, усталость, депрессию, боль в спине, артрит, колит, проблемы с желчным пузырем, гиперактивность, язвы, даже гипертонию и навязчивое желание есть или пить. И это далеко не все. Иными словами, хотя кожа, нос и легкие наиболее часто подвергаются аллергии, любая часть тела — мускулы, мозг, суставы, и т. д. — способна отреагировать и делает это.

Приведенные ниже заболевания — это только некоторые способы маскировки аллергии по другую болезнь, но они дают очень хорошее представление о диапазоне заболеваний, в основе которых лежит аллергия. (Более полный перечень дан в части IV «Создание защитной системы организма».)

Алкоголизм в действительности может быть вызван чувствительностью к зерну и фруктам, из которых изготовлены ликер, пиво и вино.

Артрит у некоторых людей может быть просто аллергической реакцией в суставах на обычную пищу, например, говядину или пшеницу.

Энурез, возможно, вызывается спазмами мочевого пузыря, раздраженного воспалением, вызванным аллергией к молоку или цитрусовым.

Криминальное поведение может появиться у людей в состоянии депрессии или враждебности после употребления сладостей, вызывающих у них аллергию (более подробно об этом см. в главе 3 «Как составить диету без аллергенов»).

Головные боли, особенно мигрени, во многих случаях кажутся прямым результатом повышенной чувствительности к определенной пище или домашним химикатам.

Проблемы с сердцем, например, боли в груди или аритмия (и даже некоторые формы болезни сердца), могут быть вызваны химическими препаратами и загрязнением воздуха.

Гиперактивность, неспособность к обучению, аутизм у многих детей могут быть обусловлены сложностями в их диете или окружении, но не проблемами в самом ребенке.

Неприятности климактерического периода, например, «приливы», способны усиливаться из-за аллергией к продуктам или химикалиям.

Вагинит может быть вызван аллергией к таким предметам, как нейлоновые чулки, молоко или пыльца.

Один из авторов замечательной книги «Пищевая аллергия» (Food Allergy. Charles C. Thomas, 1972), доктор Альберт Роуи подвел итог: «Аллергию нельзя исключить, даже если нет признаков сенной лихорадки, астмы или экземы».

Более того, возраст не влияет на эту болезнь. И молодые и старые одинаково могут быть и становятся аллергиками. Вера в то, что ребенок с возрастом перестанет быть аллергиком, основана на мифе. В некоторых случаях такое действительно происходит, но чаще всего не столько ребенок «вырастает» из болезни, сколько аллергия уходит, так сказать, в «подполье», так сказать, с тем чтобы объявиться менее очевидным образом. Дети-аллергики обычно вырастают во взрослых аллергиков, если аллергию правильно не диагностировать и не вылечить. Многие взрослые удивляются, обнаружив у себя аллергию к чему-нибудь, что они хорошо переносили всю жизнь.

Некоторые ученые считают, что 60 процентов обратившихся к врачу имеют симптомы, вызванные или осложненные аллергией. Иногда эти проблемы так долго составляли часть их жизни, что их легко проглядеть или просто проигнорировать. Иные симптомы подгоняют под расплывчатый диагноз «стресс», «эмоциональное напряжение», или даже объясняют их игрой воображения и ипохондрией. Фактически большинство аллергических реакций таковы, что заставляют людей ходить от доктора к доктору, только для того, чтобы услышать: «Ничего страшного у вас нет» или «Научитесь жить с этим». До тех пор, пока вы не начнете дышать как бегун, рвущий финишную ленту, или ваша кожа не будет выглядеть так, словно ее атаковали бразильские красные муравьи, ваш доктор не заподозрит аллергию.

Итак, раз вы уже устали чувствовать себя несчастным по непонятной причине, пора проверить вашу диету, дом или рабочее место, особенно, если вам уже поставлен диагноз аллергика и кажется, что ничто вам не помогает. (О роли вашего доктора см. ниже и в части III «Что может сделать для вас доктор».) Пары формальдегида, источаемые деревянной отделкой или коврами в вашем отремонтированном офисе, могут быть причиной надоедливых и постоянных головных болей и зуда в глазах. Запах газа от горелок плиты или домашней отопительной системы способен вызвать несвойственную вам угрюмость и раздражительность в домашней обстановке. Совершенно безвредные для здоровья питательные продукты, такие, как пшеница или кукуруза, могут вызвать у вас несварение желудка или вздутие живота.

Отказавшись от стереотипного представления об аллергии, вы сможете научиться избавляться от ненужных страданий. Как только ваш скрытый враг или даже несколько врагов будут обнаружены и ликвидированы, перед вами откроется путь к выздоровлению.

Но что же, все-таки, такое аллергия?

Когда иммунная система начинает действовать

Почему некоторые люди безбоязненно едят пшеницу, а другие страдают от нее? Или, например, почему один чувствует себя больным, вдохнув, потрогав или проглотив что-то, что другого совершенно не беспокоит?

Объяснение заключается в хитроумной работе иммунной системы, защищающей наше тело от внешних воздействий. Иммунитет, это не до конца познанное явление, можно определить как способность наших клеток распознать и уничтожить все, что инородно и враждебно: бактерии, вирусы, грибки и яды (общее название — антигены). Понимание иммунитета поможет вам понять как причины аллергии, так и способы ее лечения.

Будем считать иммунитет серией защитных действий вашего тела. Задача «найти и уничтожить» контролируется двумя специальными видами белых кровяных клеток, называемых В-лимфоцитами (или В-клетками) и Т-лимфоцитами (или Т-клетками, которые вырабатываются вилочковой железой).

В- и Т-клетки ведут совместную войну против всех вторгающихся антигенов.

В-клетки «стоят лагерем» в лимфатических узлах и костном мозге, при первом же признаке вторжения посылая на борьбу с антигенами огромное количество специальных протеинов, называемых антителами. Тем временем, Т-клетки энергично берутся за дело, «обрабатывая» вторгающиеся антигены и придавая им форму, которую антитела могут легко нейтрализовать или уничтожить.

Это очень сложный план битвы. Существуют пять общих типов антител (ученые называют их «иммунные тела» или «иммуноглобулины»): IgA (иммуноглобулин А), IgD, IgE, IgG и IgM. В пределах каждой группы молекулы соединяются в бесконечно разнообразные узоры, образуя специальное антитело для любого возможного антигена. К счастью для нас, эта способность вырабатывать неограниченное разнообразие специальных антител проявляется *до встречи с антигеном*, будь то вирус, бактерия или что-нибудь еще. Другими словами, антитела способны распознать врага, не видя его.

Иммунитет включается в действие, когда какое-нибудь вещество, классифицируемое как чужеродное, поступает в организм, независимо от того, вдыхается ли оно, глотается, дотрагиваются ли до него или оно вводится с уколом. В качестве системы для борьбы с инфекциями и болезнью, реакция «антиген – антитело» очень эффективна. И, как любая хорошая военная система, она имеет резервный план. После того как приведенные в действие В-клетки выполнили свою первоначальную задачу, некоторые из них остаются как клетки «с памятью» в лимфатических железах нашего тела. Там они пребывают, готовые к будущим «стычкам», если антигены, с которыми они однажды сражались, опять попадут в тело. Именно эти клетки «с памятью» обеспечивают продолжительный иммунитет после наших первых болезней, таких, как свинка или сезонная эпидемия гриппа.

Однако, согласно пословице, всякий может ошибиться, и иммунная система — не исключение. У многих аллергиков лимфоциты ошибочно принимают совершенно обыкновенное и безвредное вещество, вроде пшеницы, пыли или пыльцы, за враждебный антиген. Без всяких на то оснований, лимфоциты лихорадочно начинают вырабатывать плазменные антитела — обычно типа IgE — против тех, кого они считают врагом. В свою очередь, антитела фиксируются на один из двух типов клеток: в базофилах, относящихся к белым кровяным клеткам, или в «тучных» клетках, находящихся в респираторном тракте (нос, горло и легкие), в желудочно-кишечном тракте (желудок и кишечник) и в коже. Клетки с IgE становятся чувствительными к этому аллергену (будь то пшеница, пыль или любое другое вещество), по недоразумению принятому за антиген.

При встрече с аллергеном чувствительные клетки выбрасывают поток натуральных биологически активных веществ — в основном, гистамин, а также другие гистамино-подобные вещества, называемые посредниками аллергии. Нормальные количества этих веществ для нас безвредны, но излишки могут расширить кровеносные сосуды, вызвав воспаление и болезнь. Если гистамин или другие посредники аллергии действуют на клетки в носу, глазах и носовых пазухах, аллергик чихает, у него начинается насморк, чешутся глаза; все это симптомы сенной лихорадки для вас и аллергического ринита — для вашего доктора. Если поражена кожа — появляется

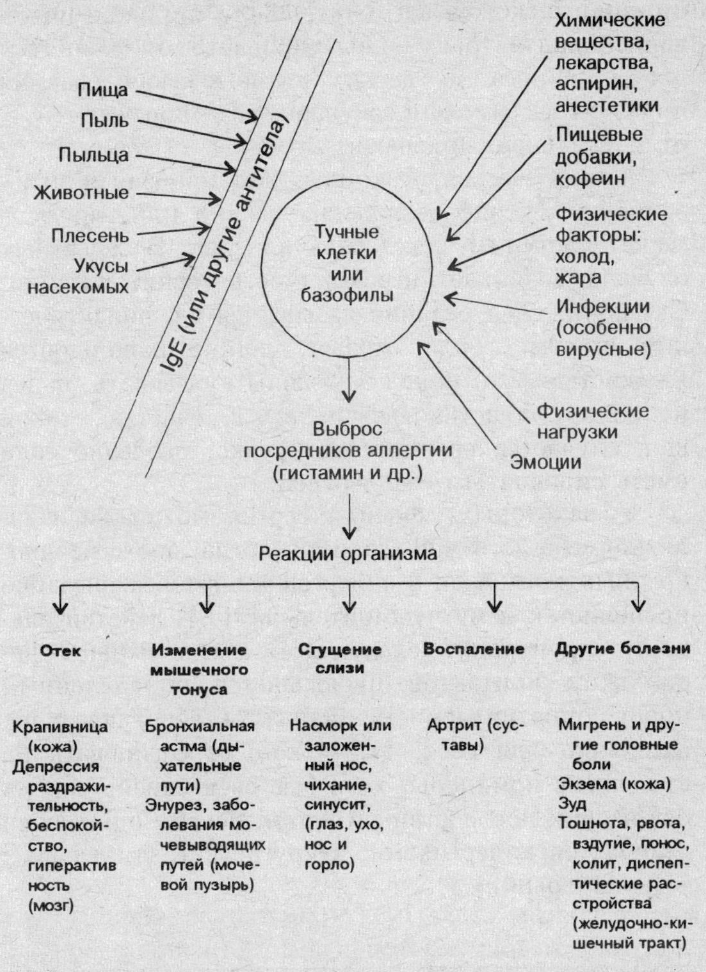

Рис. 1. Некоторые аллергические реакции и их причины

Схема показывает, как различные пищевые продукты и факторы окружающей среды могут вызвать аллергию и создать дисфункцию многих частей тела.

Все схемы, таблицы и рисунки, приведенные в книге, заимствованы из работ ведущих американских медиков-аллергологов.

крапивница (или urticaria). Если поражен пищеварительный тракт – вы страдаете от тошноты, рвоты, поноса. В легких аллергическая реакция приводит к спазмам и закупорке воздушных путей – отличительным признакам астмы.

Аллергическая реакция может произойти мгновенно, в течение нескольких секунд или минут, а может наступить через день или два. В серьезных случаях возникает необходимость госпитализации. Самая тяжелая реакция называется анафилактическим шоком: горло отекает, легкие наполняются жидкостью. Это похоже на попытку дышать, надев на голову пластиковый пакет. К счастью, такой шок случается сравнительно редко, особенно если уметь справляться с аллергией.

У некоторых людей аллергия может не заявлять о себе до самой старости, когда, после неоднократных контактов с аллергеном, человек внезапно проявляет к нему чувствительность. В действительности происходит следующее: после первых нескольких контактов превышается определенный порог сопротивляемости. Однажды, совершенно неожиданно для себя, вы можете отреагировать на съеденные помидоры, хотя всю свою жизнь ели их без всяких последствий. (О том, почему одни люди становятся аллергиками, а другие нет, см. главу 2 «Вы аллергик?».)

Как один вид аллергии может привести к другому виду

Сначала у вас появляется аллергия, скажем, к пшенице и постепенно развивается аллергия к другим зерновым продуктам, таким, как ячмень, рожь или рис. Очевидно, антитела становятся менее разборчивы и могут вступить в реакцию со схожими аллергенами, раз уж появилась такая аллергическая реакция. Некоторые иммунологи считают, что перекрестные реакции, сначала слишком слабые, чтобы быть замеченными, позднее проявляются все более отчетливее по мере того, как антитела приобретают все большее сходство именно с этим видом антигена.

Более того, один вид аллергии способен усилить другой вид, даже если они никак не связаны друг с другом. Например, человек с аллергией и к молоку и к пыльце может реагировать на молоко только в сезон цветения, когда его система перегружена. Взаимосвязанные аллергии (ко-аллергии) подчеркивают важность выявления всех возможных аллергенов.

Споры по поводу определения аллергии

Не все неприятные реакции на окружающие нас вещества сопровождаются увеличением количества IgE или других антител в крови. Боль в желудке, головная боль, учащенное сердцебиение или возбужденное состояние может появиться у вас просто потому, что вы выпили кофе, причем ваши антитела даже не пошевелились. Тартразин (FD&C желтый № 5), широко используемый пищевой краситель, вызывает у чувствительных людей крапивницу или приступы астмы без видимого повышения уровня антител.

Хотя некоторые реакции не сопровождаются заметным ростом уровня антител, это не мешает отдельным докторам называть их аллергией. В конце концов, в иммунной защите имеются и другие механизмы, помимо реакции «антиген — антитело»: одни открыты совсем недавно, другие еще ждут своей очереди. Некоторые доктора считают, например, что химические препараты и лекарства, вызывающие реакции, схожие с аллергическими, действуют непосредственно на базофилы и тучные клетки без участия антител.

Отсюда появилась концепция, что абсолютно все в нашей окружающей среде — включая пищу, которую мы едим, воздух, которым мы дышим, воду, которую мы пьем, и места, где мы работаем или играем,— может вызвать у некоторых людей неприятные реакции. Эта концепция возвращается к первоначальному определению аллергии как *любой* необычной враждебной реакции. Очевидно, что такая точка зрения, будучи революционной по сравнению с современным пониманием аллергии, в то же время не теряет простого, старомодного здравого смысла.

Многие доктора, поддерживающие этот новый подход, называют себя клиническими экологами. Некоторые из них аллергологи; другие — отоларингологи, терапевты, психиатры или доктора скорой помощи. Эти доктора берутся лечить там, где традиционная аллергология бессильна. Они говорят, что факторы окружающей среды могут влиять на здоровье человека значительнее, чем считалось до сих пор. Так, в дополнение к хорошо известным аллергиям на пыль, плесень, пыльцу, мех и ряд пищевых продуктов, доктора, поддерживающие эту концепцию, особое внимание уделяют индивидуальной восприимчивости к факторам, обычно остающимся вне поля зрения традиционных аллергологов — пестицидам, гербицидам, пищевым добавкам и другим химикалиям, попадающим в пищу, воду, воздух и дома в нашем XX веке.

Это само по себе является предметом серьезных споров. Поскольку реакция на вышеуказанные добавочные факторы не всегда ведет к повышению уровня иммунных комплексов, образованных, например, IgE, доктора, действующие в основными направлениями, зачастую не считают эту реакцию настоящей аллергией. Чувствительность — да, соглашаются традиционные аллергологи. Но аллергия? Нет. Такая разница во мнениях, что является аллергией, а что — нет, привела также к разным методам лечения.

Почему уколы не всегда помогают

Тщательное обследование и анамнез — это первые шаги на подступах к лечению аллергии. Однако рано или поздно больного подвергают тестированию и начинают лечить.

Едва ли найдется какой-нибудь астматик или страдающий сенной лихорадкой, которого бы не щипали, не кололи, не пронзали ему кожу, проверяя на аллергию. Большинство традиционных аллергологов используют кожные пробы для определения соответствующих аллергенов. (Подробнее о других, не так широко используемых тестах см. в главе 9 «Тесты на аллергию: что они могут сказать и чего не могут».) Незначительное количества очищенных экстрактов подозреваемых аллергенов — пыли, пыльцы, плесени и т. д. — прикладываются к коже или вводятся в нее на запястье (реже на спине). Если на тестируемом участке появляется красный рубец или выпуклость (на врачебном жаргоне — «волдырь»), считается, что человек дает аллергическую реакцию на экстракт. Нет рубца — нет аллергии.

И так испытывается до 20-30 предметов. Традиционные аллергологи обычно концентрируют внимание на вдыхаемых веществах — частицах пыли, пыльцы, плесени, шерсти животных, перьях птиц, то есть на всем том, что провоцирует реакцию IgE. Многие аллергологи говорят, что не могут использовать только обычные кожные пробы на пищевую аллергию: они недостаточно надежны. Вместо этого большинство предпочитают использовать кожные пробы одновременно с диетой методом исключения ингредиентов. Определенные продукты исключаются из диеты, а затем вновь вводятся один за другим, чтобы определить, какой продукт необходимо исключить совсем, а какой оставить. Можно применять также только диету на исключение. В любом случае, самые частые пищевые аллергены — молоко, пшеница, кукуруза, яйца и некоторые другие — стоят на первом месте.

До сих пор основным советом аллергикам было: избегайте всего, что вас беспокоит. В этом есть смысл. Если вы начинаете чихать и чесаться, когда собака или кошка входят в комнату, не приводите в дом бродячих животных. В сезон созревания пыльцы не совершайте длительных поездок за город. Если от клубники у вас крапивница, ешьте чернику.

Однако, довольно часто люди становятся настолько чувствительны, что даже малейшие количества пыльцы, пыли и т. д. вызывают у них заболевания или у них появляется аллергия к вещам, которых невозможно избежать. Обычно аллергологи пытаются создать у пациента терпимость к таким предметам с помощью определенных доз аллергена. Идея заключается в том, чтобы стимулировать иммунитет, не вызывая общей реакции. В основном, иммунотерапия (иногда называемая гипосенсибилизацией или десенсибилизацией) действует по тому же принципу, как вакцинация против оспы, холеры, дифтерии, столбняка и т. д.

Стандартная иммунотерапия против аллергии требует почти полгода, чтобы организм получил поддерживающую защитную дозу: начинают с очень слабой стандартной дозы, которую постепенно, неделя за неделей, увеличивают, пока не дойдут до поддерживающей дозы. Затем делают уколы, регулярно или, например, всякий раз перед сезоном созревания пыльцы.

Очень многие люди проходят через стандартные процедуры диагностики аллергии и иммунотерапии — и тем не менее продолжают страдать. Почему?

Традиционные аллергологи часто сами признают, что кожные пробы не всегда оправдывают свою репутацию.

«Некоторые специалисты утверждают, что тщательный анализ и внимательное кожное тестирование дают 95-процентную надежность диагноза аллергии», — пишут Уильям Т. Найкер и его коллеги из отделения иммунологии и аллергии Центра здоровья при Техасском университете в Сан Антонио. «Во многих случаях ясно, что результаты не так хороши, потому что *слишком много пациентов неправильно диагностированы* как имеющие повышенную чувствительность к разным аллергенам и, соответственно, им необоснованно проводится иммунотерапия... Поскольку при кожном тестировании используются нестандартные антигены, методики тестирования и системы оценки, то следует предположить, что *получение неверной информации — обычное явление*». Доктора добавляют: «Кожное тестирование при диагностике аллергии в действительности не является единой техникой, используемой всеми».

Очевидно, что любое лечение, основанное на сомнительном диагнозе, будет обречено с самого начала.

«Тысячи людей получают уколы от аллергии на основании кожных тестов, которые были неправильно выполнены или ошибочно интерпретированы, или и то, и другое», — утверждают медики.

Между прочим, иммунотерапия эффективна только для некоторых видов аллергии и не всегда обеспечивает полную защиту. Так, многим аллергикам обычно прописывают антигистаминные и стероидные препараты, чтобы снять симптомы. Однако, лекарства тоже не излечивают аллергию, и к тому же, все они имеют побочные эффекты. В главе 10 обсуждаются недостатки медикаментозного лечения аллергии и предложены некоторые безлекарственные способы.

Более эффективный подход к лечению аллергии

Доктора, придерживающиеся нового подхода к лечению аллергии, прежде всего собирают полный анамнез. Вероятно, они задают больше вопросов о вашей диете и окружающей обстановке, чем это делали другие врачи до сих пор. При необходимости они также проведут тесты и прибегнут к иммунотерапии. Но большинство из них используют иные методы диагностики и лечения, чем традиционные аллергологи. (Подробно см. в главе 9 «Тесты на аллергию: что они могут сказать и чего не могут» и в главе 11 «Иммунотерапия: вопрос выбора».) Но помимо всего, доктора, практикующие более глубокий подход, подчеркивают, что вы — аллергик — должны помочь определить ваши аллергены и затем по возможности избегать их. В этом случае ваша чувствительность будет нормализоваться.

Частично успех этого подхода к аллергии, ставящего человека в центр внимания, заключается в том, что он позволяет выявить такие аллергены, которые проходят мимо внимания других докторов. В конце концов, если в вашем ботинке пять камешков и вы вынете только один, вам все равно будет больно ходить.

Но не спешите к своему постоянному доктору-аллергологу с хорошими новостями о том, что причиной вашего заболевания могут быть такие факторы, которых он не рассматривал. Как мы уже сказали, новые разработки в области аллергии составляют одну из наиболее дискуссионных сфер сегодняшней медицины (см. главы 9 и 11, где подробно рассмотрено, в чем различие двух подходов.). Однако, доктора, придерживающиеся более широкого подхода, считают, что это просто вопрос времени и что новая точка зрения войдет в обычную практику аллергологов.

Сейчас дело обстоит так: многие аллергики, которые, наконец, попадают к клиническому экологу, до этого уже перебывали у 20—30 докторов, не получив никакого облегчения. Расширенный подход к лечению аллергии помогает тысячам страдальцев, которые со слезами расстались с домашними любимцами, вычистили дом сверху донизу и навсегда отказались от излюбленной пищи — и все равно чувствовали себя ужасно, потому что не были учтены нетрадиционные аллергены. Этот подход помог также (и доказал при этом свою эффективность) множеству людей, чьи жалобы раньше объяснялись «нервами» или ипохондрией.

Новая методика помогла и многим клиническим экологам и другим докторам, которые часто или сами являются аллергиками, или имеют в семье аллергика с обостренной чувствительностью к химическим препаратам. В большинстве случаев именно это и сделало их сторонниками нового метода, как объяснил доктор Веллингтон С. Тикенор, терапевт из Нью-Йорка, широко пользующийся прогрессивной методикой в своей практике. Д-р Тикенор описывает клинических экологов как людей, которые достаточно наблюдательны, чтобы понять, что при употреблении говядины они опухают, что цыпленок на обед грозит вызвать понос, а когда они пробуют мускатную дыню, у них начинает болеть горло. Их собственный опыт делает их более сочувствующими и желающими помочь больному, по сравнению с другими докторами.

«Если то, что говорят клинические экологи, правда, — это может серьезно повлиять как на медицину в целом, так и на лечение аллергии в частности», — продолжает д-р Тикенор. По его словам, сбор научной документации, начался совсем недавно. Но это окажет серьезное влияние на общество, поскольку сулит огромную потенциальную выгоду в смысле уменьшения экономических затрат и сохранения здоровья. Общество и предприятия сэкономят деньги, потому что аллергики будут продолжать эффективно работать на своих рабочих местах. Если вы поймете, что причина вашего утомления и постоянного дискомфорта заключается в копировальной машине на работе или в выхлопных газах пассажирского автобуса, вам удастся меньше дней пропускать по болезни и вообще лучше выполнять свою работу. Для многих больных это может означать разницу между жизнью на заработанные деньги и жизнью на пенсию по инвалидности.

С чего начать

Прочитав все это, вы можете заподозрить у себя разные проявления аллергии, о которых раньше и не думали. Что же дальше?

«Первое, что нужно сделать, – сказал нам д-р Тикенор, – это внимательно понаблюдать за собой в течение некоторого времени – неделю, месяц или около этого. Попытаться проследить, как вы реагируете на определенные продукты или на окружающие вас предметы, как это отражается на самочувствии».

«Научитесь быть своим собственным детективом, – говорит доктор Дорис Дж. Рапп, педиатр и аллерголог из Буффало (Нью-Йорк). – Если вы чувствуете себя хорошо только вне дома, а по возвращении домой вам через несколько часов становится хуже, есть возможность, что что-то в вашем доме вызывает это недомогание. Если же вы чувствуете себя хорошо дома, но плохо на работе, в учебном заведении или во время путешествия, это знак того, что вы чувствительны к чему-то вне вашего дома. Если симптомы не имеют ничего общего с местом, где вы находитесь, и не исчезают с переменой места, значит, у вас пищевая аллергия. Это наиболее вероятно, если у вас аллергия с младенчества».

Действительно, среди подозреваемых аллергенов пища стоит на первом месте у большинства аллергиков, по мнению доктора Альберта Роуи-младшего, из Калифорнии, который практиковал вместе со своим отцом больше 30 лет. Д-р Роуи убежден, что пищевая аллергия превалирует над аллергией к химикалиям и ингаляторам.

«Единственный способ распознать пищевой аллерген — это на несколько дней исключить из употребления подозреваемый продукт, а затем вновь ввести его в большом количестве на один день и посмотреть, что произойдет», — считает д-р Тикенор. Если у вас всегда возникает немедленная сильная реакция на яйца или морскую рыбу, вам не надо проверять вашу чувствительность таким способом. (См. главу 3 «Как составить гипоаллергенную диету» — там подробно описаны диеты, составленные по принципу исключения.) «Больные с аллергиями, проявляющимися вне дома, обычно хуже чувствуют себя в теплые месяцы года, что говорит о чувствительности к пыльце или плесени, — говорит д-р Рапп. — К тому же, если среди всех прочих запахов вы прежде всего выделяете запах химических препаратов, и он вызывает у вас отвращение или же вы наслаждаетесь им, это может означать повышенную чувствительность к химикалиям».

Такой вид детективного исследования — вашей воды, вашего дома, рабочего места, прописанных вам лекарств, вашей одежды — это главная тема нашей книги.

«Иногда можно облегчить аллергию или даже избавиться от нее полностью за одну-две недели, внеся переделки в домашнюю обстановку, или изменив диету», — указал д-р Рапп в своей книге «Аллергия и ваша семья» (*Rapp D.* Allergies and Your Family. Sterling Publ., 1980).

Сверхчувствительные люди, то есть те, кто реагирует на очень многие вещи, должны, наверно, более тщательно провести такую детективную работу, и это может занять гораздо больше времени. Несомненно, некоторые поймут, что их аллергия — это целый комплекс реакций, и что им необходима помощь врача, чтобы разобраться в аллергенах.

И еще несколько советов. Если вы сейчас лечитесь от астмы или другой аллергии, необходимо продолжать принимать лекарства и уколы, пока ваш доктор их не отменит. Если у вас имеется заболевание не аллергического характера, нужно заняться лечением. Когда вы идете к окулисту, гинекологу или к любому другому медработнику, по любому вопросу, обязательно сразу же сообщайте им о своей аллергии и о том, как вы с ней справляетесь. Хорошо бы прихватить с собой список ваших аллергенов. Если другой врач не верит в вашу повышенную чувствительность или считает это несущественным, не стесняйтесь попросить вашего врача-аллерголога направить вас к более внимательному врачу. Нет смысла ходить к доктору, который не хочет учитывать факторы, вызывающие у вас недомогание.

И последнее. Аллергия — это особая болезнь, и серьезная. Но читая далее эту книгу, вы узнаете, что ее можно одолеть. Никто не обещает, что это будет легко. Однако попытаться стоит.

ГЛАВА 2

ВЫ АЛЛЕРГИК?

Множество людей чихают, тяжело дышат, чешутся, не имея ни малейшего представления почему. Другие терпят непонятные боли, даже не догадываясь о том, что причиной этому аллергия. И все же зачастую легко распознать характерные привычки, жалобы или физические признаки, указывающие на аллергию, — *если вы знаете, что искать*.

В этой главе мы расскажем вам, что именно надо искать. Это поможет вам определить, являетесь ли вы (или кто-нибудь в вашей семье) аллергиком. И если это так, то вы сможете вычислить, кроется ли причина в вашей диете или в вашем окружении — или и в том и в другом. В качестве первого шага ответьте на следующие вопросы:

Самопроверка на аллергию

У вас слезятся, чешутся и покраснели глаза?
Имеете ли вы привычку тереть глаза, нос, уши?
У вас заложен нос и из него вечно течет?

Бывают ли у вас приступы кашля, вызывающие удушье?

Вы дышите через рот?

Вы гнусавите?

У вас пронзительный, скрипучий голос?

Вы постоянно покашливаете, прочищая горло?

Тут вы можете сказать: «Это больше похоже на простуду, чем на аллергию». Да, некоторые виды аллергии, связанные с глазами, ушами, носом, горлом, — такие, как сенная лихорадка — вполне можно принять за трудноизлечимую простуду, особенно у детей и тех взрослых, которые часто простужаются. В чем же разница? Простуды обычно длятся несколько дней, потом проходят. Если чихание и простуженность длятся дольше, или если «простуды» случаются чаще шести раз в году — скорее всего, вы аллергик.

Вот некоторые признаки «выдающие» аллергию:

Аллергические синяки — темные круги или мешки под глазами; окраска вызвана распуханием тканей вокруг носа. Временами синяки сопровождаются раздражающими спазмами век.

Длинные, шелковистые ресницы, непонятно почему, часто сопутствуют аллергии.

Студенистые выделения в уголках глаз — нередко результат сенной лихорадки.

Частые ячмени, кисты (халазиион) **или маленькие белые чешуйки вдоль нижнего края верхних век** могут быть признаками аллергии.

Гримасничанье — например, привычка морщить нос, вытягивать губы — присуще людям с аллергическим ринитом. «Кроличий нос» на время избавляет от зуда.

Носовая складка — горизонтальная линия поперек нижней трети носа, там, где мягкая, утолщенная часть встречается с жестким мостом. Эта морщинка образуется в результате привычки потирать нос («аллергический салют»).

«Аллергический салют», при котором человек ладонью или основанием ладони потирает нос, — явный признак носовой аллергии. Это непроизвольная попытка облегчить зуд в носу или избавиться от накопившейся слизи, чтобы легче было дышать.

Хотя многие из этих признаков считаются признаками ингаляционной аллергии (например, к пыльце, плесени или к домашним животным), люди, страдающие другими видами аллергии, могут иметь и эти, тоже. Есть еще несколько других симптомов, которые могут беспокоить всех аллергиков. Например:

У вас чешется небо или горло?

У вас бывает звон в ушах, иногда сопровождаемый головокружением?

Меняется ли ваш слух то в лучшую, то в худшую сторону?

У вас периодически «закладывает» уши?

Часто ли вы испытываете ощущение, будто у вас «пухнет голова»?

У вас бывают головные боли?

У вас очень бледное лицо?

У вас на щеках круглые красные пятна, как будто наложены румяна?

У вас прыщи вокруг рта и на подбородке?

Есть ли у вас сыпь на лице, шее, на внутренней стороне локтей, запястий, на руках или под коленями?

У вас бывает крапивница?

Нет ли у вас других проблем с кожей?

У вас одутловатые губы?

Вас беспокоят крошечные прыщики, которые то появляются, то исчезают?

У вас мерзнут руки и ноги?

Ваши пальцы не гнутся и опухают, особенно по утрам?

Ваше тело, волосы или ноги имеют необычный запах, который не исчезает, сколько бы вы ни мылись?

Если ответ хотя бы на один вопрос будет утвердительным, вполне возможно, что вы страдаете скрытой аллергией. А до сих пор вы, наверно, и не связывали свои недомогания с аллергией.

«Люди имеют симптомы аллергии, которые они вовсе не считают ее симптомами, – говорит Филлис Сейфер, педиатр и аллерголог из Беркли (Калифорния). – Например, пациенты говорят: Я думаю, что у всех появляется понос после выпитого молока. Или: Я всегда отпускаю ремень, как поем. Разве не все так делают?»

Может быть в вашей диете есть что-нибудь...

Симптомы, о которых упоминает доктор Сейфер, находят, в основном, у людей, страдающих пищевой аллергией. Но это не единственные признаки пищевой аллергии. Если вы ответите утвердительно хотя бы на один из нижеследующих вопросов, у вас, вероятно, пищевая аллергия:

Были ли у вас в детстве колики?

Часто ли у вас случается несварение, тошнота, рвота, понос или газы?

Есть ли продукты, которые вы легко усваиваете в один сезон (зимний, например), а в другие сезоны они вызывают у вас проблемы?

Чувствуете ли вы усталость после приема пищи?

Чувствуете ли вы себя лучше, если пропустите одну трапезу?

Хочется ли вам отпустить пояс после обеда?

Есть ли какие-нибудь продукты, которые вы особенно не любите?

Есть ли продукты, которые вы особенно любите и часто едите?

Другой признак, часто связываемый с пищевой аллергией (и не только с ней), – это пятнистый язык. Маленькие круглые или овальные гладкие бляшки появляются у корня, по бокам и на кончике языка. Они то появляются, то исчезают. (В главе 3 будет рассказано, как узнать, на какие продукты у вас аллергия.)

...или что-то есть в воздухе?

Химическая аллергия – это другая проблема, которая может вас подкараулить. Ежегодно в Соединенных Штатах производится около 500 миллиардов фунтов химикалиев, не говоря уже о запахах от машин, промышленных или даже домашних препаратов. В конце концов, разные химикалии и запахи попадают в наше тело. И обязательно найдутся люди, которые их не выносят. Возможно, вы тоже чувствительны к химии, только об этом не знаете.

«У вас газовая плита, однако вам и в голову не приходит, что у вас аллергия к газу, если вы бываете дома каждый день, – говорит доктор Терон Рандольф, известный аллерголог из Чикаго (Иллинойс). – Но стоит вам на время уехать куда-нибудь, скажем, в горы, где воздух чист, и вы почувствуете недомогание уже через несколько минут после того, как переступите порог дома. Пока вы жили рядом с этой печкой, вы ничего и не подозревали».

Химикалии из нефти в микроскопических количествах, проникают в самые чувствительные части организма, например, в мозг. Действительно, поскольку нефтепродукты растворяются в жире и особенно действуют на нервную систему, они могут влиять на зрение, слух, характер, память и рассудок.

Следующие вопросы помогут вам узнать, чувствительны ли вы к химическим препаратам:

Вы лучше других людей различаете запахи?

Вызывает ли у вас недомогание запах духов, маркировочного карандаша, жидкости для исправления ошибок, свеженапечатанной газеты, выхлопных газов, свежей краски или салона новой машины?

Вы (или ваш ребенок) один день чувствуете себя в школе хорошо, а на следующий день — плохо?

Ваше поведение непредсказуемо и вы по малейшему поводу способны превратиться из доктора Джекила в мистера Хайда и наоборот (как в романе Р. Стивенсона)?

Часто вы раздражаетесь, бываете апатичны, нетерпеливы и сварливы?

Появляются ли у вас нелады со здоровьем после ремонта мебели, чистки ковра, вытирания пролитого бензина или дезинфекции бассейна?

«Бесчисленному множеству людей можно было бы помочь, если бы им пришло в голову, что они страдают от аллергии», — сказала д-р Сейфер. Она добавила, что как только они поймут, в чем их беда, они должны уменьшить контакты с аллергенами, используя тактику избегания, то есть свести контакты с этим веществом к минимуму. Уменьшение контактов не только облегчает имеющуюся аллергию, но может также предотвратить и появление другой аллергии.

Кто становится аллергиком и почему

Если у ваших родителей нет аллергии, у вас только один шанс из десяти стать аллергиком. Если один из родителей аллергик, ваши шансы – 50/50. Если оба родителя аллергики, ваш шанс быть аллергиком повышается до 75 процентов.

Это не означает, что мы наследуем аллергию. Мы наследуем гены, которые могут способствовать возникновению аллергии. Ученые называют это генетической предрасположенностью, то есть наследственность только подготавливает «сцену», но ничего не происходит, пока вы не встретитесь с аллергеном (или несколькими). И тогда – хоп! – вы реагируете.

Кроме этого, доктора и медики-исследователи мало знают о том, почему одни люди и их семьи страдают аллергией, а другим хоть бы что. Зато им известно, что откладывание в младенческом возрасте нашей первой встречи с обычными пищевыми аллергенами, такими, как молоко, пшеница, яйца, кукуруза, пищевые добавки, предохраняет нас от пищевой аллергии. Когда начинается прикармливание, доктора советуют вводить продукты по одному и через несколько дней. Это дает возможность родителям с самого начала распознать пищевую аллергию, прежде чем аллерген затеряется в целой гамме продуктов. Конечно, от введения пищевых добавок вообще можно воздержаться на какое-то время без особого ущерба для питания. (В главе 3 «Как составить диету гипоаллергенную диету» мы еще поговорим о том, как предотвратить пищевую аллергию.)

У детей меньше шансов получить аллергию любого вида, если окружающие их люди — особенно родители — не курят. Следуя принципу «раннего избегания» всех сильных аллергенов (к которым относятся, например, пыль, пыльца, домашние животные, плесень, токсичные химические препараты) можно избежать аллергии даже в семьях, где много аллергиков.

Научные исследования подтверждают это заявление. Например, в одном эксперименте врачи наблюдали за здоровьем 50 новорожденных, которые на основании семейного анамнеза и результатов измерения уровня IgE в крови, просто обречены были стать аллергиками. К 25 детям были применены предупредительные меры: их кормили грудью не менее шести месяцев и прикармливали только гипоаллергенными заменителями молока; их спальни как можно тщательнее убирались от пыли и плесени; не допускалось никаких домашних животных. К тому времени как малышам исполнилось 2 года, только у шестерых были признаки аллергии, хотя все 25 были потенциальными аллергиками. В отношении других 25 младенцев никаких предупредительных мер не принималось. В результате у 16 из незащищенных детей — почти в 3 раза больше, чем в защищенной группе — развилась аллергия в первые два года жизни («Журнал аллергии и клинической иммунологии», 1975, октябрь).

Это не означает, однако, что в возрасте двух лет уже нельзя сдерживать возможность возникновения аллергии. Многие виды аллергии не выявляются до раннего школьного возраста или даже до совершеннолетия. Если это так, необходимость тактики избегания возрастает с годами. Инфекции, подверженность промышленному загрязнению, дегенеративные болезни (например, диабет, атеросклероз) и процесс старения – все играет роль в повышении наследственной тенденции к заболеванию аллергией.

Помимо этого, постоянное воздействие аллергенов поддерживает аллергическое состояние. К счастью, имеются сотни способов, главных и второстепенных, чтобы избежать аллергенов. Вам может быть достаточно внести несколько небольших изменений в свой распорядок жизни, чтобы взять под контроль аллергию. Очень чувствительным людям, вероятно, понадобится более серьезная корректировка. Но, независимо от степени вашей чувствительности, чем раньше вы начнете выполнять программу по естественному ослаблению аллергии, тем лучше. Главы с 3 по 8 расскажут вам, как это делать.

Часть 2

ОБНАРУЖЕНИЕ СКРЫТЫХ ПРИЧИН АЛЛЕРГИИ

ГЛАВА 3

КАК СОСТАВИТЬ ГИПОАЛЛЕРГЕННУЮ ДИЕТУ (ДИЕТУ БЕЗ АЛЛЕРГЕНОВ)

Несомненно, процесс принятия пищи — одно из величайших удовольствий в жизни. И все же 60 процентов населения могут быть аллергиками к какому-нибудь одному или нескольким продуктам. Это не составляло бы проблемы, если бы аллергию вызывали только такие продукты, как креветки, шоколад или арахис, от которых можно отказаться, не слишком ограничивая себя. Но подобные редко употребляемые в пищу, легко распознаваемые аллергены вроде креветок ответственны только за 5—10 процентов всех случаев пищевой аллергий. И совсем уже редко реакция на эту эпизодическую пищу может угрожать жизни. Огромное большинство проявлений пищевой аллергии — это надоедливые симптомы, вызванные пищей (и ее ингредиентами), которую большинство едят каждый день: среди них молоко, пшеница, яйца, кукуруза, цитрусовые и дрожжи (см. таблицу 1).

Подумайте вот о чем. Возможно, у вас аллергия не к початку кукурузы, а к кукурузному сиропу, кукурузному крахмалу, кукурузному маслу, не к пирожному «эклер», а к яйцам, которые используются почти во всех кондитерских изделиях, имеющихся в продаже.

Таблица 1

Обычные и редкие причины пищевой аллергии

Хотя любой человек может дать аллергическую реакцию на любую пищу, некоторые продукты более способны вызвать аллергию, чем другие.

Чаще всего вызывают аллергию	Часто вызывают аллергию	Иногда вызывают аллергию	Редко вызывают аллергию
Кукуруза	Алкоголь (у взрослых)	Бананы	Яблоки
Яйца*	Ягоды	Говядина	Абрикосы и их сок
Рыба*	Гречиха	Сельдерей	Ячмень
Молоко	Тростниковый сахар	Сыр	Свекла
Орехи*	Шоколад	Вишня	Морковь
Пшеница	Кокосовый орех	Цыплята (у женщин)	Цыплята (у мужчин)
	Кофе (у взрослых)	Красящие добавки	Клюква и ее сок
	Горчица	Семя хлопчатника	Виноград и его сок
	Апельсины и другие цитрусовые	Ароматические добавки	Мед
	Арахисовое масло	Чеснок	Киви
	Горох	Зеленый горошек	Баранина
	Свинина	Арбуз	Салат-латук
	Картофель*	Грибы	Омары
	Соя (у взрослых)	Лук	Овес
	Томаты*	Сливы	Персики и их сок
	Дрожжи	Чернослив	Ананасы и их сок
		Специи	Изюм
		Шпинат	Рис
		Витамины	Рожь
		Вода: водопроводная, хлорированная и смягченная	Лосось
			Соль
			Соя (у детей)
			Фруктовые напитки
			Сладкий картофель
			Тапиока
			Ванилин
			Уксус (яблочный сидр)

* *Запахи этих продуктов могут вызвать симптомы.*

Мы не хотим обманывать вас: безошибочно определив пищевую аллергию и устранить «правонарушителя» бывает очень трудно. Но это нужно сделать, и тысячи *бывших* больных подтверждают это. Да, понадобится терпение и немного детективной работы. Придется также вспомнить, какой путь проделывает пища в вашем организме. Но, в конце концов, игра стоит свеч, и к тому же есть дополнительный выигрыш.

Если у вас имеется пищевая аллергия, то вполне вероятно, что у вас возникает также проблема, по крайней мере, с одним типом переносимого по воздуху вещества — будь то пыль, плесень, шерсть домашних животных или химикалии. Так вот, умение справиться с пищевой аллергией играет большую роль в повышении вашей терпимости к аллергенам, носящимся в воздухе. Преодолев пищевую аллергию, вы вдруг заметите, как хорошо чувствуете себя и как вас радует жизнь. Вы готовы стать здоровым? Тогда читайте дальше и помните, что мы с вами.

Анатомия пищевой аллергии

Пищевую аллергию значительно труднее определить, чем аллергию к веществам, разносимым по воздуху, косметике или лекарствам. Кожные тесты помогают мало — доктора говорят, что их результаты значительно менее надежны в отношении пищевых продуктов, по сравнению с ингаляционными аллергенами, такими, как пыль или пыльца. И симптомы не всегда укладываются в простые, легко обнаруживаемые схемы из-за сложного (и не полностью понятого) механизма, посредством которого пища вызывает аллергию, и из-за всякой всячины, украшающей наш современный стол.

Некоторые люди чувствуют, как у них начинают распухать и чесаться губы, рот, горло, даже прежде чем принятая пища дойдет до желудка. Однако чаще неприятности начинаются уже потом, когда пища обрабатывается в нашей пищеварительной системе, выдавая любую реакцию — от тошноты до газов и поноса, плюс еще что-нибудь в этом роде. Пока пищевые аллергены прокладывают путь к остальным частям тела, симптомы не отличаются от симптомов ингаляционной аллергии: одышка, или кожная сыпь, или головокружение, или боли в суставах, и т. д. Чтобы появились эти симптомы, нужно время — несколько часов, может быть, день или около этого. Из-за такого отставания во времени вам трудно найти связь между тем, что вы съели и тем, как себя чувствуете. Разумеется, что некоторые люди — примерно один из 20 — настолько чувствительны, что даже малюсенький кусочек аллергенной пищи немедленно вызывает у них реакцию. Если вы покрываетесь крапивницей всякий раз, как поедите креветок, ясно, что у вас ярко выраженный случай аллергии к креветкам. Но далеко не всегда это так просто. Поскольку путешествие пищи от входа к выходу занимает 4-5 дней, большинство людей реагируют значительно позже. Так, в ваших бедах вы можете винить сыр, который съели за ланчем, а на самом деле причина кроется в яйцах, которые вы съели на завтрак, или в арбузе, который вы ели вчера.

Вот другой вариант: бывает ли у вас так, что сначала вы не реагируете на какие-то продукты — и вдруг стали реагировать? Вы можете быть аллергиком к какому-то продукту, даже если не всегда реагируете на него. Можно какое-то время употреблять этот продукт без всяких симптомов, но потом, когда антитела накопятся до определенного уровня, начинается атака. Один доктор сравнил этот явление «аллергического порога» с тем, как дождевая вода наполняет бочку. Все хорошо, пока уровень воды не достигает края, и тогда одна крошечная капелька вызывает переливание воды через край. Чередуя продукты или употребляя причиняющую беспокойство пищу как можно реже, вы можете не допустить, чтобы пищевые аллергены достигли этой критической точки. (Ниже мы расскажем вам о ротационной диете.)

Насколько близко вы подходите к этому опасному краю, зависит, кроме всего прочего, от того, сколько вы едите и когда. Возможно, вы слабый аллергик, то есть одна – две клубничинки вам не повредят, но съев целую пинту, вы получаете неприятности «на полную катушку». Поскольку варка и жарение до какой-то степени разрушают пищу, вполне вероятно, что, например, сельдерей вам лучше есть в вареном виде, а не в сыром. Иногда ваши симптомы появляются только в тех случаях, когда два или более аллергенных продукта встречаются за одной трапезой и ваша система оказывается перегружена. Это особенно справедливо для родственных продуктов, таких, как говядина и молоко, грибы и дрожжи. (Далее мы еще поговорим о «пищевых семьях».)

Кроме того, вы можете реагировать на пищу только в сезон пыльцы или во время реакции на другие переносимые ветром частицы. Или когда вы принимаете алкоголь. Или когда съедите этот продукт на голодный желудок.

Другой интересный момент: аллергические реакции не всегда доставляют неудобство. В действительности вы даже можете почувствовать себя

Примерный дневник приема пищи

Эта схема поможет вам организовать запись симптомов, вызванных продуктами. Все продукты указаны только для примера, их не надо рассматривать как предлагаемое меню.

Понедельник, 26 октября		Вторник, 27 октября	
Время	Продукты, напитки, лекарства	Время	Симптомы (по 4-балльной шкале)
		24:00—7:30	Два раза просыпался, кашлял, чихал
7:30	Проснулся	7:30	Симптомов нет
8:15	Апельсиновый сок (без сахара) Оладьи, сахар, молоко Булочка, масло, яблочное желе Кофе, тростниковый сахар, сливки		
		9:30	Насморк (2) Чихание (2)
		10:00	Симптомов нет
		12:00	Симптомов нет
12:30	Овощной суп (мясо, горох, морковь, сельдерей, картофель) Бутерброды с ветчиной (хлеб из цельной пшеницы, масло, горчица) Ванильное пирожное (шоколадная глазурь) Кофе, сахар, сливки		
		13:00	Затрудненное дыхание (4) Потерял сознание (10 минут)
15:00	Стакан молока		
		15:00	Боль в животе (4)
15:15	2 таблетки антацида		
		15:30	Симптомов нет
		17:45	Нос заложен (1)
19:15	Томатный сок, жареный цыпленок (кукурузное масло), горох, картофельное пюре, масло Салат (латук, томаты, морковь, перец, артишоки, сыр) Ванильное мороженое, шоколадный соус		
		20:00	Отрыжка (1) Тошнота (2)
20:15	2 таблетки антацида		
22:00	Стакан молока	22:30	Сыпь на шее в течение одного часа (4)
23:30	Лег спать		

лучше после того, как съедите аллергенный продукт. Доктора называют эту реакцию «аллергенной наркоманией» и сравнивают ее с временным подъемом после выкуренной сигареты. И так же, как пристрастие к сигаретам – признак заядлого курильщика, пристрастие к какому-нибудь продукту может означать, что к этому продукту у вас аллергия. Самый горячий сторонник этой теории – д-р Рандольф, считающий, что, если вы продолжаете употреблять в пищу продукты, к которым вас тянет, несмотря на аллергию, то в конце концов они сделают вас хронически больным, даже если сейчас они временно стимулируют вас.

Чтобы окончательно разобраться в проблеме пищевой аллергии, вам следует не только выделить ваши симптомы, но и точно определить, что является их причиной. К сожалению, на продуктовых этикетках перечислены обычно далеко не все ингредиенты. «Специи», например, могут включать любой ингредиент, как природный, так и искусственный. «Растительное масло» может означать кукурузное, соевое, арахисовое, подсолнечное, кокосовое, оливковое, хлопковое и т. д. Иногда этикетки и вовсе вводят в заблуждение. «Немолочные» сливки и другие заменители молочных продуктов могут содержать сыворотку, лактозу или казеин, входящие в состав молока. А изготовители так называемых стандартизированных продуктов, таких, как майонез и мороженое, вообще не обязаны перечислять ингредиенты.

Все это должно не обескуражить вас, а наоборот, насторожить, сделать внимательнее. (Ниже мы покажем вам, как расшифровать даже самую замысловатую этикетку.)

Вы обедаете где-нибудь вне дома? Ресторанная еда – это смесь из нескольких ингредиентов. Даже самый простой бутерброд с фрикадельками может содержать до двух дюжин составных продуктов, включая говядину, сою, свинину, лук, масло растительное, масло сливочное, молоко, яйца, черный перец, пшеницу, рожь, дрожжи, сахар, карамель и т. д. Полейте бутерброд кетчупом — и вы добавите помидоры, уксус, подслащенную кукурузу, луковый порошок, ассорти из ароматических добавок.

Не удивительно, что пищевую аллергию очень трудно проследить! Чтобы помочь вам во всем этом разобраться, доктор посоветует вам стать для себя — или для вашего ребенка — детективом. И первым шагом в раскрытии этого «преступления» против вашего здоровья будет сбор «ключей». (Если вы уже знаете, к какому продукту у вас аллергия, то можете сразу перейти к разделам «Элиминационные диеты» и «Ротационная диета».)

Первый шаг: вести дневник питания

Запись всего, что вы едите, сколько едите и как себя чувствуете потом, может просигнализировать, к какому продукту у вас аллергия, — особенно, если ваши симптомы то появляются, то исчезают (как обыкновенно поступают это все симптомы). Дневник, приведенный для примера, покажет, как правильно вести записи. Этот дневник очень вам поможет, если вы будете помнить о некоторых основных правилах.

1. Составьте список всех ингредиентов смешанных блюд и продуктов. Например, если вы съели бутерброд с ветчиной, отметьте, какой это был хлеб и какие приправы.

2. Не полагайтесь на свою память. Делайте записи перед едой или сразу после нее. Всегда носите дневник при себе в сумочке, кармане или кейсе, чтобы записывать, что вы съели вне дома. Или сделайте краткую пометку, а потом запишите подробно.

3. Оцените ваши симптомы по 4-балльной шкале, чтобы разграничить слабые и сильные реакции. Например, слегка неприятный или чуть заметный симптом получает 1 балл; очень неприятная или очень заметная реакция получает 4 балла.

4. Взвешивайтесь каждое утро после ванны. Внезапное увеличение веса плюс возросшая жажда, пониженное мочеиспускание, ставшие тесными туфли или кольцо — все это признаки водянки или задержки жидкости, обычная реакция на пищу.

5. Отметьте продукты, к которым вас особенно тянет.

На какие симптомы обратить внимание

Джеймс К. Бринман, председатель Комитета по пищевой аллергии Американского колледжа аллергологов, заметил, что симптомы пищевой аллергии укладываются в определенные схемы:

— сыпь, насморк, астма, изжога, бессонница или сонливость могут появиться в течение часа;
— спазмы в животе, газы или головная боль — в течение 2—4 часов;
— появление крапивницы может задержаться на 6—12 часов;
— увеличение веса или задержка мочи может произойти через 12—15 часов;

— путаница в мыслях, забывчивость, депрессия, неспособность сконцентрировать внимание и другие психические явления (феномен Артюсе) возникают через 12—24 часа;
— язвы, боль в суставах, мышцах или спине могут появиться через 3—5 дней.

Другие симптомы, которые следует отметить: сыпь, зуд или жжение кожи, колики, тошнота, понос, запор или вздутие; слезящиеся или зудящие глаза, проблемы со зрением, чихание, синусит; звон или боль в ушах; боль в горле, хрипота или кашель; непонятная усталость; нервозность, напряженность или возбужденное состояние; перемены в настроении; бессонница, темные припухшие круги под глазами, а также любой из признаков аллергии, описанных в главе 2 «Вы аллергик?»

Совершенно очевидно, что могут быть и другие медицинские причины всех этих жалоб. Но если вы уже посетили врача и он не может объяснить, почему вы больны, следует признать вероятность пищевой аллергии. Кстати, у людей с пищевой аллергией часто наблюдаются в анамнезе недиагностированные недомогания, подтвержденные множеством рентгеновских снимков и тестов, не объясняющих причины болезней.

Для заметки: Хроническая инфекция у маленьких детей может напоминать желудочно-кишечные заболевания, вызванные с аллергией к молоку и пшенице. Если у ребенка рвота или он давится, если у него понос или ему трудно глотать, немедленно вызывайте врача.

После одно-двух-недельной записи в дневник вы можете использовать его при определении ваших симптомов. Д-р Дж. Рапп советует составить список всех продуктов, которые вы съели в тот день, когда чувствовали себя хорошо, потом сравнить его со списком продуктов, съеденных в тот день, когда вы вдруг почувствовали себя плохо. Вычеркните все продукты, присутствующие в обоих списках. Продукты, оставшиеся во втором списке, — это главные подозреваемые. Теперь начинайте по одному выводить их из диеты.

Второй шаг: Элиминационные диеты

Элиминационная диета, то есть диета с исключением некоторых продуктов — это, главным образом, самопроверка. В течение, примерно, трех недель вы исключаете из вашего меню основные подозреваемые продукты (например, молоко или пшеницу) *во всех формах* и следите за своим самочувствием. Потом вновь введите их в свой рацион — лучше в больших количествах несколько раз. Тем временем продолжайте наблюдать за симптомами.

Очевидно, вам нужно будет проверить продукт или некоторые продукты, в которых вы не уверены. Если у вас приступ анафилаксии, сильная крапивница или голова просто раскалывается от боли всякий раз, когда вы поедите моллюсков, яиц или любую другую пищу, то, разумеется, не нужды в тестах. Просто надо какое-то время избегать этих продуктов. Элиминационные диеты предназначены помочь людям (а также их докторам) подтвердить подозрения относительно определенного продукта. Они служат отправной точкой для тех, кто испытывает симптомы каждый день, но не имеет ни малейшего понятия, какой продукт винить в этом. Эти диеты особенно полезны при диагностировании у людей с множественными проявлениями пищевой аллергии.

Если вы относитесь к такому типу людей, начните с проверки обычных пищевых аллергенов – молока, яиц, пшеницы, кукурузы, дрожжей, говядины и т. д., затем менее распространенных, пока не выявите всех виновников. Подгоните план под вашу индивидуальную проблему. Если вы подозреваете пшеницу – ну, что ж, начните с пшеницы. Также поступите с яйцами, кукурузой и т. д.

Иногда аллергологи просят пациентов, аллергию у которых диагностировать трудно, воздержаться от пищи дня три, прежде чем приступить к элиминационной диете. Это помогает быстрее отследить аллерген. Однако, такой «пост» бывает очень тяжело перенести (а в некоторых случаях это даже рискованно), поэтому мы рекомендуем проводить подобную голодовку под наблюдением врача.

Даже когда вы не голодаете, первые 4-5 дней на диете могут быть довольно тяжелы – если вы на правильном пути. Прежде всего, такие продукты, как молоко, пшеница и яйца – часто являющиеся «цементирующим» средством всех выпечек и других диетических продуктов, не так-то легко исключить. И даже если вам удастся ликвидировать малейший след этих продуктов, сначала вы можете почувствовать себя еще хуже, вместо улучшения: это своего рода симптомы изъятия. Не позволяйте всему этому обескуражить себя. Примерно на пятый день вы почувствуете себя лучше.

«Если проблема заключается в пищевой аллергии, пациенту обычно становится лучше на пятый – шестой день»,– пишет д-р Бринман в статье об элиминационных диетах.

Спустя две или три недели, проведенных на такой диете, скажем, без молока или пшеницы, попробуйте ввести исключенные продукты. Выберите день, когда вы до ленча будете чувствовать себя хорошо, и съешьте продукт в разном виде за три приема пищи подряд. Например, при пробе на молоко вам достаточно съесть за ленчем большой бутерброд с сыром, во время обеда — большую порцию творога, а на следующее утро на завтрак — молоко с хлебом. Если продукт опять спровоцирует симптомы, откажитесь от него. Переходите к следующему подозрительному продукту. Д-р Рапп подчеркивает, что тест надо проводить только в тот день, когда с утра вы чувствуете себя хорошо. Это очень важно. Если, например, вы проснетесь с головной болью, и эта боль усилится после принятия тестируемой пищи, то вам удастся узнать, пища ли это усилила боль или виновато что-то другое.

Как и всякая хорошая детективная работа, записи приема пищи и диеты с исключением предполагаемого «виновного» продукта требуют некоторого времени и тщательного наблюдения. Иначе можно ошибиться. Если вы почувствуете, что нуждаетесь в помощи врача-аллерголога, обязательно возьмите с собой ваш дневник и другие записи. Они будут чрезвычайно полезны для точной постановки диагноза.

Безмолочная диета

Коровье молоко — наиболее распространенный продукт питания в Америке. Не удивительно, что, по утверждению аллергологов, молоко — это аллерген № 1, особенно для детей. Обычные реакции на молоко — это чихание, отек, выделения из носа и воспаление уха, сыпь, рвота, кровавый понос. Но эти симптомы появляются не сразу, обычно между питьем молока и заболеванием проходит какое-то время.

Почему же доброе старое молоко вызывает такие беспокойства? Аллергики реагируют на 1-2 из трех составляющих молока: белки (протеины), жиры и углеводы.

«Аллергиками не усваиваются определенные молочные протеины, – объясняет доктор Дель Стиглер, педиатр и аллерголог из Денвера (Колорадо). – Например, бета-лактоглобулин – относительно большая молекула протеина, которую нормальный кишечник расщепляет. Но у аллергика кишечник анормальный, и более крупные молекулы, такие, как лактоглобулины, проникают в кровь без изменения, вызывая реакцию. Казеин – это другой причиняющий беспокойство молочный протеин. Но при *кипячении* молока оба эти протеина разрушаются».

«Некоторые аллергики хорошо переносят кипяченое молоко. Например, мы не наблюдали аллергии к молочным смесям или к сгущенному молоку, выработанному при высокой температуре 260–280 градусов. Эта процедура разрушает протеин. Аллергики к сырому молоку, – добавляет д-р Стиглер, – часто хорошо переносят обработанное молоко. С другой стороны, некоторые люди могут пить сырое молоко и *не переносят* кипяченого гомогенезированного и пастеризованного молока».

Он также говорит, что цельное молоко (а также масло и сыр) иногда лучше переносятся, чем снятое молоко и с низким процентом жирности. Похоже, что жир увеличивает время, необходимое для того, чтобы пища из желудка попала в кишечник, тем самым давая молоку возможность всосаться в стенки и избавляя от некоторых проблем.

Аллергия к молоку или дефицит лактазы?

А другие не переваривают лактозы, основного углевода (или сахара) в молоке. Обычно, пальцеобразные отростки вдоль стенок кишечника, называемые ворсинками, выделяют лактазу — фермент, специально предназначенный для переваривания лактозы. Но у людей, не переносящих лактозу, лактазы или совсем нет, или ее мало. Поэтому молоко идет по кишечнику непереваренным, вызывая сильную боль в животе: беспокойство, вздутие, газы и часто понос.

Активность лактазы обычно наиболее высока при рождении и снижается с возрастом. Многие из народов, населяющих земного шара, — включая чернокожих, мексиканцев, индийцев, азиатов и жителей Средиземноморья — теряют лактазу в детстве. Другие, особенно белые из северной или западной Европы и их потомки, теряют лактазу позднее. Кроме того, грипп или другие вирусные заболевания могут на несколько дней заблокировать активность лактазы. Когда кишечник воспаляется, кончики ворсинок отрываются и совсем не производят лактазы или производят очень мало. Вот почему ребенок, любящий молоко, может отказываться от него после перенесенной вирусной инфекции, поскольку молоко вызывает у него боль в животе.

Многие люди с дефицитом лактазы знают, что они могут пить молоко, если сократят потребление молока и молочных продуктов или будут их потреблять маленькими порциями в течение дня. Некоторые могут пить молоко, обработанное Lactobacillus acidophilus, специальной (и совершенно безопасной) бактерией, которая расщепляет лактозу, выполняя работу кишечника. Впрочем, не все одинаково переносят обработанное молоко. (Кстати, Lactobacillus – это та же самая бактерия, которая превращает молоко в йогурт. В Средиземноморье, азиатских и африканских странах, где люди часто не имеют лактазы, йогурт – наиболее широко используемый молочный продукт.)

Некоторые сыры, например, «Чеддер» и «Честер», содержат очень мало лактозы, а в выдержанных сырах сортов «Гоуда» и «Эдам» ее вообще нет. В твороге на 86 процентов меньше лактозы, чем в молоке.

До недавнего времени аллергия к молоку и непереносимость лактозы рассматривались как отдельные, не связанные друг с другом проблемы. Если у вас было и то и другое, это считалось совпадением. Теперь некоторые врачи уверены, что у многих больных дефицит лактазы является результатом аллергической реакции на молоко или на какой-то другой продукт, поскольку пищевая аллергия обычно вызывает воспаление кишечника, которое «скашивает» ворсинки и вызывает нетерпимость к лактозе. Врачи, выдвинувшие эту теорию, считают, что 95 процентов людей, у которых появляется боль в желудке после выпитого молока, имеют непереносимость лактозы, вызванную другим аллергенным продуктом. Конечно, у вас может быть аллергия к молоку и без непереносимости лактозы.

В любом случае многие, страдающие пищевой аллергией, – как дети, так и взрослые – должны отказаться от молока в любой форме, если они хотят чувствовать себя лучше. Д-р Стиглер говорит: «Если у ребенка болит желудок, болят ноги, течет из носа и при этом он пьет очень много молока, мы исключаем молоко из его диеты».

Для родителей, обеспокоенных тем, что подрастающие дети из-за недостатка молока в их рационе будут лишены так нужного им кальция, д-р Стиглер имеет в запасе несколько ободряющих слов. «Многие из нас, работающих в области аллергии, считают, что аллергики почти не усваивают кальций из молока. Если вы чувствительны к молоку, кишечник отвергает его. Поэтому детям-аллергикам молочный кальций все равно не идет на пользу». (Относительно источников кальция помимо молока см. главу 12 «Питание как средство контроля за аллергией».)

Если изъять молоко, говорит д-р Стиглер, то ребенок, как и большинство людей, отказывающихся от аллергической пищи, возможно, сначала почувствует себя хуже. Но их симптомы начнут ослабевать после первых трех-четырех дней. Если молоко было причиной желудочных болей, болей в ногах, насморка или еще чего-нибудь, через неделю все это пройдет.

Д-р Стиглер также сказал, что после изъятия молока из рациона, дети в первые три – четыре дня едят жадно и много, в то время как до этого они ели очень мало и нехотя. «Исключите 1,5-2 литра молока в день – среднее количество молока, которое потребляет ребенок-аллергик, – и он наберет эти молочные калории из другой пищи. Он съест больше гамбургеров и трехкратную порцию чего-нибудь еще, чтобы возместить разницу».

Молочная аллергия, как и простая непереносимость лактозы, может зависеть от дозы, особенно когда она вызывает расстройства пищеварения или респираторные заболевания. Достаточно четверти литра или чуть больше, чтобы началась боль в желудке. А если у вашего ребенка экзема — кожная сыпь, часто вызываемая аллергией к молоку, то даже чайная ложка молока может стать причиной реакции.

Таблица 2 представляет собой руководство, как составить безмолочную диету. На первый взгляд может показаться, что очень легко обойтись без молока, но следует быть настороже, чтобы избежать скрытых его источников.

«Вы думаете, что отказались от молока. Но если в съеденном вами бутерброде с горячей сосиской или в спагетти может содержаться молоко», — напоминает доктор Константин Дж. Фоллиерс, аллерголог и специалист по астме из Денвера (Колорадо).

Итак, вы должны очень внимательно читать этикетки (совет, пригодный для *любого* плана исключения аллергенов). Ищите кодовые слова «казеинат», «лактоза» или «сыворотка» — это все ингредиенты молока. Как было сказано выше, большинство «немолочных» кремов содержат именно эти ингредиенты молока. (В них также содержатся добавки, химикалии, выработанные из нефти, которые сами по себе могут вызвать аллергию.)

Вы можете спокойно покупать хлеб, маргарин и другие продукты с пометкой «pareve» или «parve» — они изготовлены без малейших следов молока в соответствии с законами кошерной пищи. Кошерный хлеб (шаллах) не содержит молока, как и некоторые сорта французского, итальянского и сирийского хлеба.

Если вы аллергик к пенициллину, проверьте, не используется ли пенициллин на молочной ферме,

Таблица 2

Безмолочная диета

Категория продуктов	Продукты, которые вам можно есть	Продукты, которых следует избегать
Мясо, птица, рыба	Говядина, телятина, баранина, свинина, цыплята, индейка, корнуоллские куры, рыба*, моллюски, орехи, ореховые масла	Остерегайтесь соусов и изделий в тесте, которые могут содержать молоко
Молочные продукты	Соевое молоко (если переносите)**, маргарины, не содержащие молочных продуктов	Цельное, сухое или сгущенное (без сахара) молоко***, масло, сливки, сыр****, йогурт и маргарин, содержащий молочные продукты; мороженое и шербет; заменители сливок с сывороткой, лактозой или казеином
Яйца	Вкрутую или всмятку, глазунья, яйца-пашот, омлет	Молоко, сливки или масло при приготовлении пищи
Продукты из зерновых	Изделия из дробленого зерна с фруктовым соком.	То же с молоком или сливками
	Домашний хлеб без молока, крекеры без молока (внимательно прочтите этикетку)	Любой хлеб, приготовленный с молоком, вафли и другая выпечка, приготовленная с молоком
Супы	Супы, приготовленные без сметаны, молока и сыра	Супы со сметаной, молоком или сыром
Овощи	Рекомендуются свежие или замороженные овощи, но можно и консервированные*	Все овощи со сметаной; картофельное пюре на молоке
Фрукты	Предпочтительнее свежие, замороженные или сухие, но можно и консервированные*	
Жиры и растительные масла	Растительное масло	
Десерты	Все, не содержащие молока или молочных продуктов	Пудинг и другие десерты, содержащие молоко или молочные продукты
Напитки	Фруктовый сок, газированная вода	
Разное	Все продукты с этикетками «pareve» или «parve»	

* *См. также разделы о серных добавках и сахаре в этой же главе.*

** *10-20 процентов людей с молочной аллергией имеют также аллергию к сое.*

*** *Люди, не переносящие лактозу, могут использовать Lactaid-содержащее молоко, то есть молоко, обработанное промышленными ферментами Lactaid.*

**** *Люди, не переносящие лактозу, обычно могут переваривать сыры («брик», «камамбер», «чеддер», «эдам» и «швейцарский») с 9-месячного возраста и старше.*

которая снабжает вас молоком, прежде чем вновь ввести молоко в ваш рацион.

Чтобы готовить без молока, поэкспериментируйте, заменяя его водой, соевым молоком или фруктовым соком в любимых рецептах вашей семьи.

Кстати, некоторые молочные аллергики имеют аллергию и к сое, так что переключение на соевое молоко не избавит их от тех же симптомов. Некоторые используют в качестве заменителя козье молоко; другие его не переносят. И только метод проб и ошибок дает ответ.

Сыр занимает особое место

Может оказаться, что вы выносите любой молочный продукт, кроме сыра, даже не содержащего лактозы. Причиной тому является фермент типа плесени, который превращает молоко в сыр. Творог не содержит этого фермента. Д-р Бринман сообщил, что некоторые чувствительные к сыру люди хорошо переносят домашний сыр, который часто готовится без фермента.

Если вы равнодушны к плесени, но все-таки сыр доставляет вам неприятности, значит, вы чувствительны к тирамину – природному веществу, содержащемуся в сыре и других продуктах (особенно в шоколаде, йогурте, пиве, красном вине, джине, бурбоне и водке), которое способно вызвать головные боли типа мигрени. Если это так и есть, вы должны довольствоваться тоненьким ломтиком сыра, и то лишь при условии, что не съедите или не выпьете чего-нибудь, содержащего тирамин.

Диета без яиц

Обычно мы забываем, что большинство продуктов питания содержат яйца. Они присутствуют во всех видах сластей. Пудинги, пирожные, блины, вафли – все содержит яйца. С добавлением яиц делаются лапша, кремы и майонез. Яйца есть в мороженом и зефире. Иногда они применяются даже при изготовлении безалкогольных коктейлей.

Как и молочные аллергики, люди с аллергией к яйцам могут быть чувствительны только к части продукта: или к белку, или к желтку (обычно проблема в белке). Имеет значение и метод приготовления. Некоторые выносят яйца вкрутую и не выносят всмятку. Другие же могут варить яйца до тех пор, пока они не станут твердыми, как шары для гольфа, – и все равно аллергия дает о себе знать. Отдельные люди настолько чувствительны к яйцам, что не способны выносить даже цыплят. Если у вас аллергия к яйцам, следует остерегаться и некоторых других веществ, например, вакцины, выращенной на куриных эмбрионах (поинтересуйтесь у врача, какая основа у вакцины.)

Так что же вам можно есть, если нельзя употреблять яйца? Массу вещей. Практически все виды мяса и овощей. Картофель, рис, фрукты (таблица 3 дает диету, абсолютно лишенную яиц). Внимательно читайте этикетки. Кодовые слова для обнаружения яиц: вителлин, овотеллин, ливетин, овомуцин и альбумин.

Несколько слов о заменителях яиц: многие из этих продуктов содержат другие высокоаллергенные вещества и добавки (в основном, желтую пище-

Таблица 3

Диета без яиц

Категория продуктов	Продукты, которые можно есть	Продукты, которых следует избегать
Мясо, птица, рыба	Говядина, телятина, баранина, свинина, цыплята, индейка, корнуоллские куры, рыба*, моллюски, орехи, ореховые масла	Любые мясные смеси, содержащие яйца (крокеты, гамбургеры, фрикадельки, мясной хлеб, мясо или рыба, запеченные в сдобном тесте).
Молочные продукты	Молоко, все сыры	Любые сырные смеси, содержащие яйца; мороженое и шербет
Яйца		Яйца (белок или желток) в любой форме; яичный порошок
Зерновые продукты	Все зерновые. Большая часть хлеба и булочек; французский хлеб без белковой глазури (читайте этикетки)	Любой хлеб, содержащий яйца или белковую глазурь; блины, оладьи (если содержат яйца), вафли; сухие крендели. Изделия в панировке или в кляре. Вермишель, макароны
Супы	Все супы, не содержащие яиц в качестве сгустителя или для осветления бульона	Бульон, мясной бульон, суп с лапшой, суп с клецками
Овощи	Свежие или замороженные, можно и консервированные*	Овощное суфле
Фрукты	Предпочтительно свежие, замороженные или сушеные, но можно и консервированные*	
Жиры	Все	
Десерты	Все, не содержащие яиц (читайте этикетки)	Пирожные, булочки, мороженое, глазури, пончики, порошок для пудинга, сладкий крем, миндальное пирожное, меренги, кремовые торты. Соусы, пудинги или желатиновые десерты с яйцом
Напитки	Почти все (фруктовые соки, большинство газированных напитков)	Напитки из взбитых яиц с сахаром; вино или кофе, очищенное яичным белком
Приправы	Травы, специи	Майонез, голландский соус, соус тартар, подливки
Разное	Пекарный порошок без пшеницы, без кукурузы (см. рецепт в разделе «Как готовить без пшеницы»)	Торговый пекарный порошок

* *См. также разделы о серных добавках и сахаре в этой же главе.*

вую краску), поэтому мы не можем рекомендовать их. Иначе вместо одной аллергии вы получите другую.

Диета без пшеничной муки

Хлеб занимал столь важное место в питании романских народов, что это слово было синонимом еды. Сегодня большинство из нас едят хлеб или другие продукты из зерна, по крайней мере, 2-3 раза в день. Каша, тосты, сдоба или блины на завтрак; бутерброд за ленчем; вермишель, макароны, рыба или цыплята в тесте на обед. Плюс печенье, булочки и пирожные. И время от времени — слоеный пирог или запеканка.

Пшеница, несомненно, самая популярная зерновая культура в западных странах, например, в Соединенных Штатах, где люди предпочитают легкие, «упругие» выпечные изделия. Однако, глютен — эластичный протеин в пшенице, который делает печеные изделия легкими и «упругими» — является главной причиной аллергии к пшенице. Некоторые люди чувствительны не только к пшенице, но и к зерновым с низким содержанием глютена, например, к ячменю, ржи, овсу. Симптомы, обычно вызываемые пшеницей или глютеном, таковы: экзема, расстройства пищеварения, а также респираторные заболевания дыхательных путей — астма и сенная лихорадка. Чувствительность к пшенице и глютену сейчас считается возможной причиной головных болей, депрессии и даже симптомов, напоминающих невроз и шизофрению. (Глютеновая энтеропатия не является аллергией.)

В таблице 4 даны продукты, которые вы свободно можете есть при аллергии к пшенице. Как видно из этой таблицы, в основной своей части проблема может быть решена, если изделия печь в домашних условиях, а не покупать готовые продукты. Однако для того, чтобы обойтись совершенно без пшеницы или глютена, вы должны знать некоторые хитрости. Имеющийся в продаже хлеб и кондитерские изделия с этикеткой «без пшеницы» или «без глютена» не всегда соответствуют написанному. Заставить хлеб подняться без глютена — все равно, что взбить суфле с чересчур малым количеством яичных белков. Поэтому в некоторых пекарнях все равно, хоть чуть-чуть но добавляют пшеницу. Другие кулинары могут указать пшеницу в замаскированном виде. Будьте осторожны с продуктами, на этикетке которых перечислены не только очевидные ингредиенты — мука, пшеничная мука, пшеничный крахмал, глютенная мука или мука для сухого печенья, но и такие, как мононатриевый глютамат, гидролизованный растительный протеин.

Солод, получаемый из ячменя или других зерновых культур, является скрытым источником глютена. Большинство сухих завтраков из дробленого зерна и выпечных изделий содержат солод в какой-нибудь форме.

Начните с диеты, исключив только пшеницу. Если симптомы все еще остаются, исключите также ячмень, рожь, овес.

Если у вас есть возможность печь свой хлеб и другие изделия, вам будет легче избегать пшеницы и глютена. В разделе «Как готовить без пшеницы» мы даем рецепты, как в выпечке заменить пшеницу другой мукой, например, рисовой и ржаной с низким содержанием глютена или совсем без него.

Таблица 4

Диета без пшеницы

Следует избегать многих продуктов, так как они могут являться скрытыми источниками пшеницы.

Категория продуктов	Продукты, которые вам можно есть	Продукты, которых следует избегать
Мясо, птица, рыба и растительные белки	Говядина, телятина, баранина, свинина, цыплята, индейка, рыба*, моллюски, печень, сухая фасоль и горох, орехи, ореховые масла	Любые готовые продукты, содержащие злаковые; мясо для завтрака, сосиски, мясной хлеб, колбаса, пирожки с мясом или рыбой, подливки, обычно содержащие один или более зерновых, тем более если они сделаны не из чистого мяса
		Остерегайтесь запеканок из зерновой муки и консервированных или замороженных продуктов с густым соусом
Молочные продукты	Молоко, масло, маргарин, сыр	Молочные напитки, смешанные с солодом, плавленый сыр со злаковыми наполнителями
Яйца	Вкрутую или всмятку, яичница-глазунья, яичница — болтунья, яйцо-пашот	Яйца в густых соусах
Зерновые продукты	Ячмень, кукуруза, овес, рис, рожь, если к ним нет аллергии	Проверьте этикетки на злаки, которые вы не переносите: избегайте пшеницы, пшеничного глютена, пшеничных хлопьев, проросшей пшеничных хлопьев, проросшей пшеницы, рассыпчатой пшеницы, дробленой пшеницы
	Беспшеничный хлеб из риса, картофельного крахмала, картофельной муки и пшеничного крахмала без глютена; хлеб из ячменной, кукурузной, овсяной муки, 100% ржаной муки и соевой муки, если к ним нет аллергии	Хлеб из пшеничной муки; клецки; бисквиты, блины, пончики, вафли, кондитерские изделия, пирожные, пироги, крекеры из пшеничной муки, пшеничного глютена или других зерновых аллергенов, облатки для причастия**; тосты; облатки для причастия**;

Продолжение табл. 4

Категория продуктов	Продукты, которые вам можно есть	Продукты, которых следует избегать
		тосты; сдобные сухари; хлебные крошки и гренки, кроме тех, которые сделаны из переносимого зерна
	Макаронные изделия без глютена	Вермишель, макаронные изделия
Супы	Бульоны; домашние супы из разрешенных продуктов; супы, заправленные картофелем, но без муки	Бульонные кубики, готовые супы, заправленные зерновыми
Овощи	Рекомендуются свежие и замороженные, допускаются консервированные*	Овощи с густыми мучными соусами; запеканки или пудинги, содержащие муку, хлеб или крошки в качестве ингредиентов
Фрукты	Предпочтительны свежие, замороженные или сушеные, допускаются и консервированные	Проверьте этикетки на предмет зерновых сгустителей
Десерты	Желатиновые десерты, пудинг из тапиоки, домашнее мороженое	Готовое мороженое
Сласти		Шоколадные леденцы, леденцовые палочки; тростниковый сахар, черная патока
Напитки	Фруктовый сок, травяной чай (кроме чая с лимонником)	Заменители кофе из зерновых; растворимые смеси с солодом или злаками; пиво, эль, виски, водка, джин***; чай с лимонником
Приправы	Салатные заправки без зерновых	Готовые салатные заправки с соусом, сгущенным зерновыми, соей
Разное	Яблочный уксус; пекарный порошок без пшеницы, без кукурузы (см. раздел «Как готовить без пшеницы»)	Белый уксус, пекарный порошок, жевательная резинка (читайте этикетки)

* *См. разделы о серных добавках и сахаре.*

** *Спрашивайте об ингредиентах.*

*** *См. раздел об алкоголе.*

Как готовить без пшеницы

Если вы чувствительны к пшенице, но нейтральны к другим глютенным зерновым, то можете использовать любые заменители, перечисленные ниже. Если вы чувствительны ко всем глютенам, используйте муку из картофеля, риса, сои или тапиоки.

Выпечка, сделанная из этих заменителей, бывает тяжелее и больше крошится, чем изделия из пшеничной муки. Картофельную и соевую муку лучше использовать в комбинации с другими видами, такими, как рис или тапиока. Рисовая мука придает изделиям некоторую зернистость. Ржаная мука имеет специфический привкус.

Мука	Количество, заменяющее 1 чашку пшеничной муки
Ячмень	1 1/4 чашки
Овес	1 1/3 чашки
Картофель*	3/4 чашки
Рис	3/4 чашки
Рожь	1 1/3 чашки
Соя	1 1/3 чашки
Тапиока**	1 чашка

Примечание. Некоторые врачи говорят, что, хотя гречиха не имеет отношения к пшенице, она тоже может быть аллергеном. Однако другие утверждают совершенно противоположное: что гречиха безопасная альтернатива для их пациентов с аллергией к пшенице. Вы должны на себе испытать, правильно это или нет.

* *Картофельную муку часто делают из отварного картофеля. Картофельный крахмал делается из сырого. Они не всегда взаимозаменяемы.*

** *Тапиока это крахмал из корня маниоки.*

Пекарный порошок без пшеницы, без кукурузы

Пекарный порошок — это общий термин для некоторых ферментов-квасителей, состоящий из карбоната, кислоты и какого-нибудь вида крахмала или муки. Аллергики к пшенице и муке должны избегать пекарного порошка на основе пшеницы или кукурузы. Д-р Альберт Роуа-мл., аллерголог из Сан-Франциско, предлагает следующий пекарный порошок без зерновых:

6 столовых ложек картофельного крахмала
9 столовых ложек пищевой соды
3/4 чашки винного камня

Трижды просейте, каждый раз хорошо перемешивая. Храните в герметично закрытой банке.

Вафли без пшеницы

1 1/2 чашки вареного мелкого неполированного риса

4-5 столовых ложек масла

1/4 чашки меда

3/4 чашки молока

2 яйца, отделить желтки от белка

1 1/2 чашки муки из неполированного риса

2 чайных ложки пекарного порошка без пшеницы и кукурузы (см. выше)

3/4 чайной ложки корицы

1/4 чайной ложки мускатного ореха

Рис, 3 столовые ложки масла, мед и молоко нагревать в 4-литровой кастрюле, пока масло не растает. Взбить венчиком желтки до образования пены, влить в рисовую смесь. Снять с огня.

В небольшой миске смешать муку, пекарный порошок, корицу и мускатный орех. Соединить с рисовой смесью и дать постоять. В это время взбить белки до густоты, ввести их в смесь. Нагретую вафельницу смазать маслом.

Распределить 2/3 чашки теста по вафельнице. (Тесто будет густым.) Печь 10 минут. Перед выпечкой каждой вафли вафельницу смазывать маслом. Вафли едят теплыми с кленовым сиропом.

Получается пять 8-дюймовых вафель.

Примечание. Поскольку эти вафли пекутся немного дольше, чем из пшеничной муки, советуем держать их в духовке, пока они не начнут отставать от вафельницы.

Диета без кукурузы

Возможно, кукуруза – это подарок ацтеков. Но если у вас к ней аллергия, это досадно. Довольно несложно избежать кукурузной муки, кукурузного крахмала, кукурузного сиропа и даже кукурузного масла. Однако из таблицы 5 видно, как легко может вкрасться кукуруза практически в любую пищу, если не очень тщательно следить за диетой. Как и при соблюдении диет без молока и без пшеницы, вы должны знать хитрости промышленного изготовления продуктов, чтобы распознать скрытые источники кукурузы. Например, растительное масло, добавляемое к арахисовому жиру, это вовсе, не арахисовое масло, а кукурузное.

Иногда кукуруза используется при изготовлении упаковки. «Вы думаете, что устранили кукурузу. Но вот вы пьете из бумажного стакана, а он может быть обработан кукурузным крахмалом,— говорит д-р Фоллиерс.— Молочный пакет тоже может быть покрыт кукурузным крахмалом. Я знаю людей, которые по этой причине употребляют молоко только в стеклянной посуде».

Чем меньше ваша пища подвергается обработке и подслащиванию, тем легче избежать кукурузы в ее многочисленных проявлениях. К тому же, рекомендуем придерживаться следующих правил:

1. Внимательно читайте этикетки. Избегайте тех продуктов, где перечисляются не только кукуруза, кукурузный крахмал, кукурузное масло и кукурузный сироп, но и сахара: глюкоза, декстроза, декстрин, декстримальтоза и фруктоза. Кукуруза — это главный источник сахара. Любой сахар, специально не обозначенный «тростниковый сахар» или «свекольный сахар», может содержать кукурузу.

2. Обычная столовая соль, употребляемая в США, содержит кукурузный сахар (плюс sodium silico-aluminate и iodide). Чтобы избежать кукурузы, пользуйтесь простой морской солью или готовьте без соли.

Таблица 5

Потенциальные источники кукурузы

Аллергики к кукурузе должны быть очень бдительны, чтобы исключить все следы кукурузы. Обработанные продукты часто содержат кукурузный сахар (декстрозу). Внимательно читайте этикетки, чтобы определить наличие кукурузы.

Итак, перечень потенциальных источников кукурузы:

Эль
Аспирин (и другие таблетки)
Бекон
Пекарные смеси:
- бисквиты
- пончики
- блинные смеси
- слоеные пироги

Кляр для жарения мяса, птицы, рыбы
Пиво
Свекла
Напитки, газированные
Отбеленная пшеничная мука
Виски (кукурузное или пшеничное)
Хлеба и изделия из теста
Кексы
Конфеты
Кетчуп
Сухие завтраки из злаков, готовые к употреблению
Сыры
Перец стручковый
Китайское рагу
Кофе растворимый
Домашнее печенье
Кукурузная соя
Сиропы от кашля
Желатиновые десерты
Джин
Продукты глюкозы
Крекеры из муки грубого помола
Виноградный сок
Подливки
Овсяная крупа
Жевательная резинка
Проклеенная бумага (конверты, этикетки, марки, наклейки, ленты)
Ветчина
Мороженое сливочное
Вдыхаемые вещества:
- порошки для ванн (включая тальк)
- запах при приготовлении свежей кукурузы
- запах воздушной кукурузы
- крахмал для глажения

Джемы
Желе
Дрожжевые вещества (пекарные порошки, дрожжи)
Линит (крахмал для белья)
Торты с кремом
Пластиковые пищевые пакеты (внутренние стенки пакетов могут быть покрыты кукурузным крахмалом)
Консервы
Пудинги (бланманже, сладкие кремы, королевский пудинг)
Салатные заправки
Паштеты
Соусы (для рыбы, мяса, пломбира, овощей)
Колбасы (домашние и готовые)
Соевое молоко (кроме Mull-Soy и Neo-Mull-Soy)
Стручковая фасоль (консервированная или замороженная)
Сахарная пудра
Сиропы готовые
Чай растворимый
Зубная паста (некоторые сорта)
Уксус дистиллированный

3. Сиропы от кашля, капли от кашля, лепешки, пилюли, таблетки и свечи часто содержат кукурузу. «Таблетки от аллергии, содержащие кукурузный

крахмал,— сказал д-р Фоллиерс,— могут принести больному еще больший вред». Если вам необходимо принимать лекарства, попросите фармацевта дать вам лекарство, свободное от кукурузы. Проконсультируйтесь у врача, прежде чем поменять лекарство или отказаться от него.

4. Витаминные и минеральные добавки также могут иметь в основе кукурузу. В Приложении дан список пищевых добавок, не содержащих кукурузы.

5. Арроурут или тапиока могут служить заменителями кукурузного крахмала в качестве сгустителя.

Если вас удивляет, что вы можете есть кукурузу с початка, но не выносите торговой консервированной или замороженной кукурузы, значит вы, скорее всего, аллергик к двуокиси серы, используемой при обработке кукурузы, а не к самой кукурузе. (Ниже мы поговорим об аллергии к иищевым добавкам.)

Бездрожжевая диета

Дрожжи — это удивительные маленькие одноклеточные растения, превращающие тесто в хлеб, а сидр в уксус. Как и плесень, дрожжи представляют собой грибок — и поэтому способны вызывать аллергию у людей, чувствительных к грибам. Чтобы избежать дрожжевого грибка (и плесени) в вашей диете, необходимо держаться подальше не только от очевидных продуктов — грибов, хлеба и уксуса, но также от определенных сортов сыра, приправ, лекарств и пищевых добавок. В таблице 6 показано, как исключить из рациона дрожжи и дрожжевую пищу. Вы, наверное, уже заметили из наших таблиц по диетам с исключением продуктов, что намного легче исключить любой пищевой ингредиент, если отказаться от готовых фасованных продуктов и покупать необработанные.

Таблица 6

Бездрожжевая диета

Многие продукты, содержат дрожжи, или натуральные, или внесенные в процессе приготовления. Чтобы избежать дрожжей, следуйте нашим рекомендациям. Вы увидите, что приготовление пищи «без ничего» поможет вам избежать непредвиденных источников дрожжей.

Категория продуктов	Продукты, которые вам можно есть	Продукты, которых вы должны избегать
Мясо, птица, рыба и растительные белки	Говядина, телятина, баранина, свинина, цыплята, индейка, корнуоллские куры, рыба*, моллюски, сушеные бобы и горох, орехи, ореховые масла	Крокеты, ветчина к завтраку, колбаса, швейцарский бифштекс, готовые пирожки с мясом или рыбой, гамбургеры, мясо в кляре
Молочные продукты	Молоко, масло, маргарин, творог, сливочный сыр, фермерский сыр, домашний сыр	Молоко витаминизированное, пахта, молочные напитки с добавлением солода, йогурт, сметана, большинство сыров
Яйца	Вкрутую или всмятку, яичница-глазунья, пашот, болтунья	
Зерновые	Продукты из кукурузы и риса	Изделия из дробленого зерна, содержащие солод; изделия из дробленого зерна, витаминизированные; манная крупа Хлеб из пшеницы, ржи или муки грубого помола; крекеры; клецки; маца Вермишель, макаронные изделия
Супы	Бульон мясной или куриный домашний; супы из разрешенных продуктов; густые супы, заправленные молоком	Супы, заправленные пшеничной мукой, стручковым перцем

Продолжение табл. 6

Категория продуктов	Продукты, которые вам можно есть	Продукты, которых вы должны избегать
Овощи	Свежие или замороженные, можно и консервированные*	Стручковый перец, грибы, трюфели, кислая капуста, томатный соус
Фрукты	Свежие или замороженные, можно и консервированные*	Сухофрукты, пирог с фаршем, замороженный или консервированный сок из цитрусовых (только свежевыжатый цитрусовый сок не содержит дрожжей)
Жиры и растительные масла	Растительное масло	
Сласти	Мед, домашние джемы и желе (внимательно следите, чтобы не было ни малейшего следа плесени)	Конфеты, приготовленные с солодом
Напитки	Газированная вода; травяной чай	Имбирное пиво, алкогольные напитки, черный чай (листья подвергнуты ферментации)
Приправы и зелень	Майонез и салатные заправки без пшеничной муки и не содержащие уксуса; горчица, чеснок, травы, специи	
Разное		Уксус, пивные дрожжи, пекарные дрожжи
Витаминные и минеральные добавки	Большая часть	Витамины B из дрожжей; поливитаминные добавки, содержащие витамины B, сделанные из дрожжей; селен и хром (минералы), полученные из дрожжей
Лекарства**		Антибиотики из культур плесени; тетрациклин; пенициллин; мициновые лекарства; хлоромицетин; линкомицин

** См. также разделы о серных добавках и сахаре.*

*** Проконсультируйтесь с врачом, прежде чем прекращать принимать ваше лекарство.*

Тестирование дополнительных продуктов

Вы попытались исключить из своего рациона основные продукты, указанные выше, но продолжаете считать, что не все ваши аллергены определены. В этом случае попробуйте тестировать другие продукты, перечисленные в таблице 1, в приблизительном порядке (от наиболее часто употребляемых до редких). Например, чтобы проверить мясо, исключите мясо во всех формах на три недели. Затем съешьте большие порции мяса во время трех трапез подряд. При появлении симптомов аллергии, перестаньте употреблять мясо. Если симптомов нет, то можете считать, что оно для вас безопасно. Продолжайте есть мясо, одновременно таким же образом проверяя следующий продукт.

Если все пройдет согласно плану, элиминационные диеты дадут вам список ваших аллергенов. В течение нескольких месяцев этих продуктов следует, конечно, избегать.

Заметьте, что мы не сказали «отказаться навсегда». Аллергия не вечна. Спустя приблизительно год ваша аллергия к этому продукту может пройти. Через несколько месяцев проверьте себя опять. Если симптомы вновь появятся, вам следует отказаться от продукта на неопределенное время. Однако, если ничего не случится, то смело вводите продукт в свой рацион с интервалами в 4 дня и дольше. (Мы рассмотрим 4-дневные чередования продуктов в разделе «Ротационная диета».)

Если вы проверили каждый продукт в списке и все же наблюдаете у себя симптомы аллергии,

Что может сказать ваш пульс об аллергии

У некоторых людей пульс учащается, если они съедят неблагоприятную пищу. Впервые это явление было замечено и описано Артуром Ф. Кока, доктором медицины, аллергологом и иммунологом, в его книге «Проверка пульса» (Coca F. The Puls Test. Lyle Stuart, 1967). Согласно д-ру Кока, проверка пульса после принятия пищи поможет определить продукты, вызывающие аллергию.

Скажем, вы подозреваете, что у вас аллергия на пшеницу. Встав утром с постели, проверьте свой пульс. Слегка нажмите двумя или тремя пальцами одной руки на артерию с внутренней стороны запястья другой руки, под большим пальцем. (Не пытайтесь прочувствовать пульс с помощью большого пальца — у него есть свой пульс.) Сосчитайте число ударов за одну минуту и запишите (в среднем это будет 60 — 80 ударов в минуту).

Проверьте пульс прямо перед тем, как съесть одну порцию чего-нибудь из пшеницы (или любой другой подозрительный продукт). Затем измерьте пульс еще дважды — через 30 и через 60 минут после принятия пищи. Необычное (т. е. не зависящее от инфекции, прогулки или стресса) учащение пульса, возможно, указывает на аллергию.

Это звучит удивительно. Но доктор Уильям Дж. Ри, специалист по сердечно-сосудистым заболеваниям из Далласа, рассказал нам, что проверка пульса годится не для каждого. «Почти у трети людей пульс повысится,— говорит он.— У другой трети он понизится. У остальной трети — останется без изменения. А бывает и так, что у одних и тех же людей пульс то повышается, то понижается, то остается неизменным, в разное время и в зависимости от того, что они съедят. Итак, это средство хорошо, если у человека наблюдаются определенные, постоянные изменения в пульсе. Например, у меня есть секретарь, у которой, как только она съест аллерген, пульс устойчиво повышается на 10 ударов и больше. Каждый раз. В этом нет сомнений. Значит, для нее такой способ подходит. Обычно мы пользуемся этим методом, потому что это один из объективных способов. Но нельзя полагаться только на проверку пульса. В конце концов, ни один тест не дает 100 процентов уверенности».

Другими словами, проверка пульса может помочь, если ее использовать наряду с ведением дневника и с диетой на исключение и включение продуктов.

следующим шагом будет исключение пищевых добавок или пестицидов — или того и другого.

Исключение пищевых добавок

Если у вас нет аллергии к самому продукту, вы можете быть чувствительны к какой-нибудь пищевой добавке: красителю, ароматизатору, антикоагулятору, эмульгатору или консервирующему средству. Хотя аллергиков к добавкам значительно меньше, чем аллергиков к самим продуктам, пищевые добавки все же остаются важным источником неблагоприятных реакций.

Один врач рассказала нам о своем родственнике, который испытывал внезапную слабость, крайнее утомление и отек горла всякий раз после употребления кукурузных хлопьев или пюре из картофеля-полуфабриката. Однако проблема заключалась не в самих продуктах, а в BHT и BHA — двух широко используемых консервантах.

Нет необходимости говорить, что продукт, например, кукурузные хлопья, может содержать не одну, а несколько добавок, любая из которых способна вызвать симптомы. Д-р Бернард Дж. Фридман, из Королевской клинической больницы в Лондоне, обнаружил, что 30 из 272 его пациентов-астматиков реагировали на апельсиновые напитки, не будучи аллергиками к апельсинам. Оказалось, что на самом деле большинство из них реагировали на триаду обычных добавок в кислых напитках желтого цвета: тартразин (FD&C желтый № 5), бензонат натрия и двуокись серы.

Множество людей испытывают такие же затруднения. Покойный Бенджамин Фейнгольд, доктор медицины, автор трудов «Почему ваш ребенок чрезмерно возбудим» и «Кулинарная книга Фейнгольда для чрезмерно возбудимых детей» (*Feingold B.* Why Your Child Is Hyperactive; The Feingold Cookbook for Hyperactive Children.), считал, что добавки являются самой частой причиной *всех* неблагоприятных реакций и влияют не только на поведение детей, но и на каждую систему организма: «Среди проблем, возникающих из-за пищевых добавок, можно назвать крапивницу, заболевания ногтей, астму, всякого рода сыпи. Пищевые химические добавки ничем не отличаются от лекарств. Если подросток принимает лекарство и выдает реакцию, никто не удивляется. Но если он также отреагирует на пищевую химическую добавку — что же тут странного? Какая здесь разница?».

Действительно, аллергия к пищевым добавкам часто связывается с лекарственной аллергией. Яйца, погружаемые в пенициллин для предотвращения их порчи, могут вызвать реакцию у людей, аллергиков к пенициллину. А аллергики к аспирину, реагируют на тартразин, один из наиболее часто используемых пищевых красителей. Тартразин присутствует в тысячах продуктов, в напитках, косметике, лекарствах. Симптомы реакции на тартразин обычно таковы: астма, приступы кашля, затрудненное дыхание, отек лица и пурпура (лопнувшие капилляры под кожей, например, кровоточащие десна и синяки). Но чтобы реагировать на тартразин, вам не обязательно быть аллергиком к аспирину. Как мы уже говорили, по данным FDA (Министерство пищевых продуктов и лекарств), от 50 до 100 тысяч людей, большинство из которых дети, имеют повышенную чувствительность к тартразину.

Два врача из Медицинского центра Милтона С. Херши в Пенсильвании сообщили о молодом человеке, который попадал в больницу каждый раз, когда проглатывал что-нибудь, содержащее желтый краситель. Все это началось, когда 25-летний студент-медик – с аллергией и астмы в анамнезе – съел за обедом немного цветной капусты с желтым сырным соусом. Еще не закончив обеда, он стал задыхаться и почувствовал, что горло у него сжимается. Прежде чем он понял это, у него высыпала крапивница и он не смог глотать. Его жена, дипломированная медсестра, сделала ему укол адреналина, но без особой пользы. В больнице врачи помогли ему: сделали ему еще один укол адреналина, дали кислород и другие лекарства.

Через пять недель молодой человек съел фасоль в желтом желе. Спустя немного времени он почувствовал головокружение, голова у него стала чесаться, а горло – сжиматься. Опять высыпала крапивница и резко упало давление. И снова помогли адреналин и лекарства. Через два дня, все еще находясь в больнице, он опять среагировал, но на этот раз на лекарство с желтым красителем.

Теперь, конечно, он научен горьким опытом и избегает любые продукты, в которых можно подозревать наличие желтого красителя. Доктора Роберт Е. Десмонд и Джозеф Дж. Траутлейн, которые сообщили об этой истории, заканчивают статью предупреждением другим врачам о вездесущей природе желтого красителя и о его способности вызывать не только слабые реакции, но иногда даже угрожать жизни, особенно у больных аллергией. Несколько лет тому назад краситель FD&C желтый № 5 был изъят из всех лекарств, предназначенных для аллергиков.

Тартразин, возможно, самым печально известный краситель, но это только одна из многих пищевых добавок, способных вызвать аллергию. Любой из пищевых красителей, перечисленных в таблице 8, может быть аллергеном, потому что многие искусственные краски (как и другие пищевые добавки) изготавливаются из каменноугольной смолы — вещества с особой способностью делать людей больными. Но добавки, сделанные не из каменноугольной смолы, не лучше: они производятся из нефти. Например, бананы, яблоки, груши, апельсины и томаты, как правило, собирают до того, как они созреют и обрабатывают этиленом — нефтепродуктом, ускоряющим их созревание. Каменноугольная смола и нефть присутствуют в выхлопах автомашин, чернилах принтера, растворах для сухой чистки, красках для ковров и одежды и даже в духах, поэтому ясно, что исходящие от всего этого запахи могут вызывать реакцию. Но в качестве пищевых ингредиентов те же самые химикалии застают вас врасплох. Если вы не переносите запах испарений нефти, то вполне можете среагировать на химикалии, которые попадают к вам через рот.

Здесь следует упомянуть о серных добавках. Двуокись серы, основной компонент загрязнения воздуха, — это главная угроза для любого астматика. В виде метабисульфита и других соединений, используемых для сохранения продуктов, напитков и лекарств, сера способна вызвать у аллергиков астму, покраснение или даже шок.

Но наличие сульфитов не всегда указывается на этикетках. Более того, сульфиты могут быть добавлены лишь в некоторые партии продуктов. Вот пример: на фабрике не успели до конца дня полностью обработать картофельные чипсы. Чтобы они не побурели до утра, их опрыскивают метабисульфитом. Совершенно такие же, но вовремя полностью обработанные партии не содержат этого вещества. Этим и объясняется, почему вы по-разному реагируете на два одинаковых пакета чипсов.

Другие продукты обычно обрабатываются серой. Например, если не оговорено специально, все сушеные фрукты автоматически обрабатываются двуокисью серы. То же с черной патокой. Ищите фрукты и черную патоку, на этикетках которых помечено: «Не обработано серой».

Многие вина содержат сульфиты. К сожалению, на этикетках вин и других алкогольных напитков не перечисляются все ингредиенты. Уровни содержания двуокиси серы в некоторых сортах вин даны в таблице 7).

Далеко не вся продукция бывает упакована в ящики, банки или мешки и снабжена этикетками.

В супермаркетах фрукты и овощи часто опрыскивают метабисульфитом или бисульфитом натрия, чтобы они выглядели привлекательнее. Рыбу окунают в раствор метабисульфита, чтобы она имела свежий вид. Во многих ресторанах метабисульфит предохраняет салат и другие продукты от побурения. Все это может вызвать у вас ошибочное представление о фруктах, овощах, рыбе или зелени как о причине вашей аллергии, в то время как продукты эти не имеют к аллергии никакого отношения.

Однонатриевый глютамат (MSG), – наверно, самая знаменитая причина «ресторанной аллергии». Возвращались ли вы когда-нибудь из китайского ресторана с головной болью и тошнотой? С приливом крови, с чувством онемения в руках и груди, а может быть, с болью в груди или желудке? В таком случае вы столкнулись с «синдромом китайского ресторана». Корень этой проблемы – MSG, арома-

Таблица 7

Двуокись серы в винах

В этой таблице даны величины двуокиси серы в некоторых винах по результатам лабораторного анализа.

Сорта и типы вин	Двуокись серы (миллиграммы на литр)
Almaden	
California French Colombard	166
Mountain Red Burgundy	139
Cella	
Lambrusco	116
Rosato	134
The Christian Brothers	
California Chablis	108
Select California Burgundy	56
Gallo	
Chablis Blanc	148
Hearty Burgundy	98
Giacobazzi	
Bianco	163
Lambrusco	106
Inglenook	
Navalle Chablis	136
Navalle Zinfandel	116
Paul Masson	
California Burgundy	104
California Chablis	193
California French Colombard	177
Riunite	
Bianco	73
Lambrusco	107
Rosato	89
Sebastiani	
California Mountain Chablis	251
California Mountain Red Burgundy	64
Taylor California Cellars	
Chenin Blanc	119
Zinfandel	69

Примечание. Делалась только одна проба каждого продукта. Содержимое разных бутылок может значительно отличаться.

Таблица 8

Искусственные красители в пищевых продуктах

Ниже перечислены типы продуктов, вероятнее всего содержащих искусственные красители. Не все продукты в каждой категории будут содержать данный краситель. Чтобы избежать их, читайте внимательно этикетки и ищите продукты с пометкой «без искусственных красителей».

Краситель	В каких продуктах содержится
FD&C желтый №5	Леденцы; консервированные фрукты и фруктовые соки; выпечные изделия; безалкогольные напитки; сухие завтраки из дробленого зерна; желе, пудинги, сладкие кремы; жевательная резинка; консервированные овощи и овощные соки; суп, суповые смеси; алкогольные напитки; молочные продукты; сахара, глазурь; легкие закуски
FD&C красный №40	Алкогольные напитки; выпечные изделия; консервированные фрукты и фруктовые соки; безалкогольные напитки; леденцы; сахара, глазурь; желе, пудинги, сладкие кремы; сыр; сладкие соусы, заправки; супы, суповые смеси; жевательная резинка; молочные продукты; легкие закуски
FD&C желтый № 6	Безалкогольные напитки; леденцы; выпечные изделия; сахара, глазурь; желе, пудинги, сладкий крем; птица и продукты из нее; мясо и мясные продукты; консервированные фрукты; фруктовые соки; жевательная резинка; легкие закуски; замороженные молочные десерты, приправы, острые приправы; молочные продукты; сухие завтраки из дробленого зерна
FD&C красный № 3	Выпечные изделия; леденцы; мясо, мясные продукты; консервированные фрукты и фруктовые соки; желе, пудинги, сладкие кремы; сухие завтраки из дробленого зерна; жевательная резинка; безалкогольные напитки; замороженные молочные десерты, сахара, глазурь; рыба, моллюски; молочные продукты; легкие закуски
FD&C голубой № 1	Консервированные фрукты и фруктовые соки; леденцы; выпечные изделия; желе, пудинги, сладкие кремы; жевательная резинка; безалкогольные напитки; сахара, глазурь, алкогольные напитки; замороженные молочные десерты; молочные продукты; мясо, мясные продукты
FD&C голубой № 2	Леденцы; жевательная резинка; выпечные изделия; замороженные молочные десерты; сахара, глазурь; кофейные напитки; экзотические сорта чая; безалкогольные напитки; молочные продукты; желе, пудинги, сладкие кремы
FD&C зеленый № 3	Консервированные фрукты и фруктовые соки; выпечные изделия; безалкогольные напитки; леденцы; алкогольные напитки; желатин, пудинги, сладкие кремы; замороженные молочные десерты

Таблица 9

Ароматические добавки в пищевых продуктах

Чтобы избежать добавок, выбирайте продукты из последней группы.

Максимальные количества ароматических добавок

Выпечные изделия и пекарные смеси	Твердые леденцы и капли от кашля
Напитки, алкогольные и безалкогольные	Травы, специи, приправы, смеси, экстракты и заправки
Жевательная резинка	Мясные продукты (например, сосиски)
Засахаренные фрукты и глазури	Искусственные растительные белки
Замороженные молочные десерты и смеси	Легкие закуски
Фруктовое мороженое на воде	Мягкие конфеты
Желе, пудинги и начинки	Суп и суповые смеси
Подливки и соусы	Сладкие соусы, сиропы

Меньшие количества ароматических добавок

Сухие завтраки из дробленого зерна;	Молочные продукты (например, сливочное мороженое)
Кофейные напитки и экзотические сорта чая;	Орехи и продукты из них (например, арахисовое масло)
Жиры и растительные масла;	Продукты из птицы (например, крокеты из цыплят)
Рыбные продукты (например, рыбные палочки);	Обработанные фрукты и фруктовые соки
Продукты, имитирующие молочные изделия (например, немолочный крем);	Обработанные овощи и овощные соки

Без добавок

Сыры	Свежие овощи и картофель
Свежие яйца	Продукты из зерновых и макаронные изделия;
Свежая рыба	Джемы и желе домашнего производства
Свежие фрукты и фруктовые соки	Молоко, цельное и снятое
Свежее мясо	
Свежая птица	

тизатор, используемый не только в китайской, но и в японской и в южно-азиатской кухне, а также во многих фасованных продуктах. Фактически, MSG продается в супермаркете, где он лежит на полках со специями, рядом с майораном и семенами мускатного ореха.

В течение многих лет врачи считали, что реакция на MSG – просто плод фантазии или, в худшем случае, небольшое раздражение пищевода. Затем в медицинских журналах стали появляться сообщения о людях, у которых не просто происходит онемение, а развивается астма или серьезные осложнения с дыханием после того, как они съедят что-нибудь, содержащее MSG. Наконец, два врача в Англии обнаружили, что у их коллеги настоящая аллергия к MSG: у него полностью теряли чувствительность руки и ноги – однажды такое растянулось на 3 года. Он заметил, впрочем, что если остерегаться определенных продуктов, особенно содержащих MSG, то никаких проблем у него не возникает. Его друзья-врачи проверили его на целом ряде продуктов и проделали лабораторные тесты. Тестирование нервной системы показало, что онемение конечностей было настоящим. Анализы крови показали, что каждый раз, когда он съедал MSG и чувствовал онемение, содержание IgA в его крови поднималось – симптом, часто определяемый как признак аллергии (Анналы аллергии, 1982, февраль).

Существуют несколько надежных тестов на пищевую аллергию; и ни одного – на аллергию к добавкам. Единственный способ проверить добавку на аллергию – это исключить ее, так же, как, например, молоко или пшеницу. Хотя, чтобы исключить добавки, вы должны с удвоенной внимательностью читать этикетки.

Как читать этикетки, чтобы избавиться от аллергии

Этикетки на продуктах дают далеко не столь исчерпывающие сведения, как хотелось бы больным и их докторам. Самая большая проблема заключается в том, что очень много продуктов попадают в группу так называемых «нормативных» и поэтому не снабжаются полным списком ингредиентов (см. таблицу 10).

Таблица 10

Нормативы для некоторых пищевых продуктов

Содержащаяся здесь информация поможет вам отличить аллергию к основному продукту от аллергии к добавкам, которые он может содержать.

Категория продуктов	Продукты	Ингредиенты, указанные или не указанные на этикетке: должны содержать	могут содержать
Мясо, рыба, растительн ые белки	Рубленая солонина	Говядина, картофель, неуточненные консерванты	Лук, чеснок, мясной бульон или жир, другие неуточненные ингредиенты
	Сосиски, болонская копченая колбаса и таким же образом приготовленные сосиски	Мясо	Кукурузный сироп
	Деревенская ветчина	Консервированная ветчина	Неуточненные специи
	Рубленая ветчина	Свежая, консервированная или копченая ветчина, некоторые неуточненные консерванты и приправы	Лук, чеснок, кукурузный сироп
	Смесь из орехов	По меньшей мере 3-4 вида орехов	Антиокислители

Продолжение табл. 10

Категория продуктов	Продукты	Ингредиенты, указанные или не указанные на этикетке: должны содержать	могут содержать
	Креветки (замороженные, сырые, в сухарях)	Креветки, панировка	Неуточненные антиокислители
	Тунец консервированный	Мясо тунца	Неуточненное растительное масло, оливковое масло, соль, MSG, неуточненный протеин, чеснок, лимон, неуточненный овощной бульон и специи
Молочные продукты	Маргарин	Животный или растительный жир	Масло, молоко, соевые бобы, соль, искусственный краситель, неуточненные консерванты, витамины A и D, различные добавки
	Сметана	Молоко	Неуточненные сластители, соль, искусственные или природные ароматизаторы, другие неуточненные ингредиенты
Продукты из зерна	Хлеб, булочки, кексы (белые)	Пшеничная мука	Неуточненный разрыхлитель, молоко, яйца, сахар, дрожжи, кукурузная мука, соя, сульфаты, йод, неуточненные специи, аскорбиновая кислота
	Макароны	Пшеничная мука	Яйца, лук, сельдерей, чеснок, лавровый лист, соль, клейкий глютен, молоко, ирландский мох*
	Рис, неполированный		Рис
			Тальк (минерал), глюкоза
	Пшеничная мука	Пшеница	Ячменная мука, аскорбиновая кислота, неуточненные отбеливатели
Овощи	Любые консервированные	Уточненные овощи	Неуточненные природные ароматизато-

Продолжение табл. 10

Категория продуктов	Продукты	Ингредиенты, указанные или не указанные на этикетке: должны содержать	могут содержать
			ры, лимонная кислота**, уксус
	Спаржа в стеклянных банках	Спаржа	Двухлористое олово
	Продукты из томатов:		
	кетчуп	Помидоры, соль, неуточненный сластитель, лук и/или чеснок, неуточненные специи и/или ароматизаторы	
	томатная паста	Томаты	Пищевая сода, неуточненные ароматизаторы
	томаты консервированные	Томаты	Соль, неуточненные специи и ароматизаторы
Фрукты	Любые консервированные	Уточненный фрукт или фрукты	Уксус, аскорбиновая кислота, неуточненные искусственные или природные подушки, неуточненные сластители
	Яблочное пюре	Яблоки	Соль, неуточненный сластитель, неуточненные искусственные или природные ароматизаторы, антиокислители, неуточненные красители
Напитки	Лимонад	Лимонный сок	Неуточненные консерванты
	Лимонад, окрашенный	Лимонный сок, неуточненные искусственные или природные красители	Неуточненные консерванты
	Апельсиновый напиток	50% апельсиновый сок	Неуточненные консерванты
	Содовая вода	Газированная вода	Неуточненные искусственные или природные ароматизаторы или красители, кофеин, другие неуточненные ингредиенты
Сластители	Тростниковый сироп	Сок тростникового сахара	Соль, неуточненные консерванты; вещест-

Продолжение табл. 10

Категория продуктов	Продукты	Ингредиенты, указанные или не указанные на этикетке: должны содержать	могут содержать
			ва, снижающие пенообразование
	Фруктовый джем и желе	Уточненный фрукт или фрукты	Неуточненные консерванты
	Кленовый сироп	Кленовый сок	Соль, неуточненные консерванты; вещества, снижающие пенообразование
	Сироп сорго	Сок сорго	Соль, неуточненные консерванты; вещества, снижающие пенообразование; антикристаллизаторы и антиотвердители
	Столовый сироп	Неуточненный сахар	Масло, кленовый сироп, мед, неуточненные консерванты, красители
Приправы	Кетчуп — см. Овощи		
	Французская приправа	Томаты, неуточненное растительное масло, уксус	Лимонный и/или сок лайма, неуточненные специи, неуточненные стабилизаторы и эмульгаторы, неуточненные красители, консервант EDTA
	Майонез	Неуточненное растительное масло, яйца***, уксус, лимонный и/или сок лайма	Неуточненные специи и сластители, консервант EDTA
	Приправы к салату	Растительное масло, яйца, уксус, лимонный и/или сок лайма, неуточненные специи	Неуточненные сластители, неуточненный крахмал, консерванты EDTA

* *Продукт из морских водорослей.*

** *Лимонную кислоту можно получить из кукурузы, из черной патоки свекольного сахара, из лимонов или ананасов.*

*** *Майонез без яиц следует называть ‹фальшивый майонез.*

Нормативы, установленные несколько лет назад FDA, требуют, чтобы такие продукты, как, например, хлеб, кетчуп и майонез, содержали определенные стандартные ингредиенты. Куриный суп, в частности, должен содержать известный минимум мяса птицы. Майонез должен содержать яйца, какой-нибудь вид растительного масла и уксус. Однако эти ингредиенты не обязательно указывать в этикетках. И вот этот-то момент наиболее опасен для аллергиков. «Растительное масло» может оказаться соевым, кукурузным, хлопковым, кунжутным или их смесью. Если вы аллергик к одному из этих масел — вам не повезло.

Тот же самый майонез может также содержать MSG и искусственные ароматизаторы — необязательные ингредиенты, которые не всегда указываются на этикетках. Другие продукты содержат неопределенные ингредиенты с туманными названиями «сластители», «крахмалы», «протеины» и «спирт» — ингредиенты, полученные из других продуктов и сохраняющие аллергенные качества этих продуктов. Как видно из таблицы 10, на этикетках нет даже намека на их источник.

К сожалению, все это делает нормативы игрой в «русскую рулетку» для любого аллергика к яйцам, MSG, искусственным ароматизаторам или к чему-либо другому.

Для продуктов, не попавших в категорию нормативных, требования к оформлению этикеток также весьма либеральны. Закон говорит, что все ингредиенты обязаны быть указаны на этикетках в порядке уменьшения веса. Добавки, например консерванты, должны быть поименованы. Пока все хорошо. *Но красители и ароматизаторы — самые распространенные причины аллергических реакций — не обязательно указывать «поименно».* Как правило, чем большей обработке подвергнут продукт, тем больше в нем ароматизаторов (см. таблицу 9); один обработанный продукт может содержать до 125 химических веществ (в среднем – примерно 40). Несмотря на это, изготовитель имеет право скрыть их всех под общим названием «искусственный ароматизатор», не уточняя, какие именно вещества были использованы. То же самое можно сказать о красителях. Если мы видим на этикетке название отдельных добавок, скажем, FD&C желтый № 5, это, главным образом, потому, что изготовители уступили давлению потребителей-аллергиков.

Особенно важны сообщения Б. Фейнгольда и его последователей, которые считают, что поведение очень многих чрезмерно возбудимых детей значительно улучшилось, когда они стали питаться продуктами без искусственных ароматизаторов и красителей (более подробно о работе д-ра Фейнгольда будет рассказано в части V данной книги). Как мы указывали выше, сверхактивное поведение – это только одна из многих возможных реакций, вызванных добавками.

Кстати, бывают аллергики как к натуральным ароматическим веществам (например, к корице, ванилину и мяте перечной), так и к искусственным. Это справедливо и для других натуральных добавок. Фермент папаин, получаемый из папайи и используемый для смягчения мяса, может вызвать астму у чувствительных людей. Кунжутная мука, широко используемая для тортов, хлебов и как связующее вещество в мясных продуктах, может быть получена не только из кунжутных семян, но и из размолотых в порошок апельсиновых корок, так что если у вас аллергия на цитрусовые, вы это сразу почувствуете. Лимонную кислоту, являющуюся натуральным консервантом, вырабатывают из кукурузной или свекольной черной патоки, лимонов или ананасов. Модифицированный пищевой крахмал можно изготовить из пшеницы, кукурузы, сорго, арроурута, тапиоки или картофеля. К сожалению, производители продуктов обычно опускают на этикетках натуральные добавки точно так же, как и искусственные. Кажется, они больше заботятся о сохранении своих так называемых промышленных секретов, чем о здоровье людей.

«Производители продовольственных товаров, не дающие полную характеристику своей продукции на этикетках, представляют значительную угрозу для здоровья быстро растущего количества аллергиков», — говорит Джозеф Б. Миллер, адъюнкт-профессор клиники Медицинского центра при Университете штата Алабамы и член продовольственного комитета Американской коллегии аллергологов.

Что же делает FDA в связи с таким опасным отсутствием информации? Представитель FDA сказал нам, что имеется тенденция к помещению более подробной информации на этикетках продуктов. На данном этапе агентство вежливо попросило изготовителей пищевых продуктов добровольно дать список всех пищевых красителей. Но до тех пор, пока этикетки на продуктах не будут содержать перечень всех ингредиентов до единого, аллергики и родители детей-аллергиков должны быть настороже. Индивидуум, реагирующий на один — два красителя, вынужден будет отказаться от всех продуктов, содержащих искусственные красители. Подобным же образом, аллергику к серным соединениям или нефтепродуктам лучше постараться избегать всех консервантов.

Ваша задача значительно облегчится, если вы станете по возможности воздерживаться от употребления фасованных продуктов, тщательно выбирая из них те, к которым вы и ваша семья относитесь нормально.

И последнее замечание: некоторые люди настолько чувствительны к пластику и к химикалиям, которые он привносит в пищу, что не могут переносить продукты, упакованные в пластиковую оболочку. Если вы подозреваете, что такой продукт может причинить вам неприятность, найдите мясника, который продаст вам мясо в целлофановой упаковке. Покупайте продукты на развес и храните их дома в стеклянных банках.

Как определить присутствие добавок в нефасованных продуктах

Если вы чрезвычайно чувствительны к добавкам, проявляете к нефасованным продуктам такую же бдительность, как и к фасованным. Покупая рыбу, американцы обычно спрашивают у продавца не окунали ли рыбу в какой-нибудь консервант, например, метабисульфит или бензоат натрия. Доктор Роберт У. Боксер, аллерголог из-под Чикаго, сказал нам: «В нашем городе есть небольшой магазинчик, где, согласно рекламе, продают свежую рыбу. Но когда мои родители заглянули туда, они поняли, что рыбу обрабатывают бензоатом натрия как консервантом».

(Кстати, в специализированном рыбном магазине вы скорее найдете знающего работника, чем в большом супермаркете.)

Чтобы иметь возможность купить цыплят, выращенных не на антибиотиках, или яйца, не обработанные пенициллином, американцы вступают в общество потребителей США.

В ресторане вы должны собрать всю свою смелость, чтобы спросить официанта опрыскивают ли у них зелень метабисульфитом или другими консервантами. Обед может быть испорчен приступами сенной лихорадки, крапивницы, астмы или еще чего-нибудь похуже из-за аллергии к неподозреваемой добавке. (Кстати, винные пробки часто вбирают в себя метабисульфит).

Спросите директора вашего местного бакалейного магазина, обрабатывают ли они продукцию. Это более надежно, чем полагаться на ополаскивание продукта под краном, с целью удалить химикалии.

«Люди с тяжелой формой астмы должны очень тщательно промывать салат, — сказал д-р Фоллиерс. — Если вы очень чувствительны, то даже и в этом случае рискуете проглотить достаточно метабисульфита, чтобы начался приступ астмы, или ужасно заболела голова».

Диета без пестицидов

Аллергия к пестицидам, которые вырабатываются из нефти, является разновидностью аллергии к пищевым добавкам, и это может еще более затруднить задачу по изолированию причин аллергии, особенно если у человека очень высокая чувствительность.

«Сегодня человек съел немного винограда, и ничего не случилось. Но три дня спустя он может съесть виноград, обработанный химикалиями, и это принесет ему неприятности», — сказал д-р Фоллиерс.

Д-р Рандольф протестировал пациентов, которые клялись, что у них аллергия к персикам. После употребления персиков, купленных в супермаркете, у одного пациента появилась сыпь и волдыри, у другого начался приступ астмы, а у третьего заболела голова. Однако поев персиков, собранных в заброшенном саду, где фрукты ничем не опрыскивали, все трое чувствовали себя прекрасно. «Благодаря этому открытию,— пишет д-р Рандольф,— пациенты, которые уже давно отказались от фруктов, считая, что из-за них они болеют, снова смогли их есть, конечно, при условии, что фрукты не загрязнены». (*Randolph Th.* An Alternative Approach to Allergies. Lippincott & Crowell, 1979.)

Три вида фруктов — персики, яблоки и вишни — опрыскиваются химикалиями чаще, чем любой другой урожай в Соединенных Штатах. Но фактически ни один продукт, поступающий в торговлю, не избегает залпа пестицидов (убивающих насекомых и грызунов), гербицидов (убивающих сорняки) и фунгицидов (тормозящих рост плесени). А раз плоды были опрысканы, никакое количество воды их не очистит. Срезание кожуры тоже не поможет. Химикалии проникают через кожу растущего фрукта или овоща в самую мякоть. Поэтому, если вы чувствительны к химическим веществам (см. главу 4 «Очистка воздуха») и подозреваете, что у вас аллергия к химикалиям, которыми опрыскивают фрукты или овощи, единственный способ облегчить вашу участь — это пользоваться продукцией, выращенной только на органических удобрениях.

Стремление избежать пестицидов в пище — это одно из многих оснований развести домашний огород с несколькими быстрорастущими карликовыми фруктовыми деревьями, даже если у вас очень немного свободной земли. Консервирование, замораживание или сушка вашего урожая даст вам круглогодичный запас безаллергенных фруктов и овощей по очень хорошей цене: *низкой*.

Другие специфические проблемы с пищей

Если вы отказались от всего, о чем мы упоминали, но продолжаете подозревать, что ваши недуги вызваны пищей, подумайте о следующем:

«Родственники» амброзии. Семена подсолнечника и настой ромашки — члены той же семьи, что и амброзия и хризантема. Если у вас аллергия к амброзии, то вполне может развиться аллергия и к этим продуктам.

Йод. Как внутреннее лекарственное средство йод — это важный минерал, который предотвращает образование зоба. Но 1—3 процента населения в течение какого-то периода имеют аллергию к йоду в пище. Сам йод в строгом смысле слова не является аллергеном. Скорее всего, молекулы йода являются «гаптенами» — химическим веществом, соединяющимися с протеином, который в результате начинает вызывать реакцию.

Для небольшого количества людей чрезмерное потребление богатых йодом продуктов, таких как морская капуста, морская рыба и йодированная соль, может вызвать или усугубить сыпь, экзему и другие кожные реакции. Люди, чувствительные к йоду, вынуждены избегать и других, неожиданных источников йода: определенные лекарства и пищевые добавки, молочные продукты, изготовленные на оборудовании, которое чистят растворами йода, и хлеба, испеченный из теста, содержащего йод.

Алкоголь. Если у вас похмелье от вина, а не от водки, то вы, скорее всего аллергик к винограду, а не к зерну. Если у вас аллергия к зерну, например, пшенице и кукурузе, то несколько глотков бурбона или других видов виски могут вызвать у вас ужасное состояние. А поскольку алкогольные напитки ферментированы дрожжами, вряд ли вам стоит пить ликеры, если вы не переносите дрожжи.

Другими словами, если у вас аллергия к какому-нибудь продукту, не пейте алкогольных напитков, изготовленных из него (Таблица 11 раскрывает происхождение большинства алкогольных напитков, употребляемых в Соединенных Штатах).

Помимо своего основного эффекта, алкоголь любого вида может вызвать осложнения у больных аллергией. Алкоголь усугубляет пищевую аллергию любого вида, расширяя кровеносные сосуды и ускоряя всасывание пищи в кровоток. Один врач рассказал нам о женщине, которая обычно хорошо переносила креветки, если только не сочетала их с коктейлем, — в этом случае у нее высыпала крапивница, опухало лицо и начинался понос.

Сахар. Если у вас аллергия на зерновые или травы, тростниковый сахар может вызвать реакцию. Кукурузный сахар тоже может быть аллергеном. Это же справедливо и для черной патоки из тростника и кукурузы. (Другие люди не переносят свекольный сахар.) Проблема в том, что на продуктовых этикетках не всегда указан сорт сахара или патоки.

«Этикетки на сахаре заведомо неполные, — высказался по этому поводу д-р Рандольф. — А готовые продукты обычно содержат все три вида сахара — тростниковый, кукурузный и свекольный — в виде жидкой смеси. Чтобы избежать аллергии к сахару, готовьте десерты дома — так вы будете знать, что едите».

Таблица 11

Содержание продуктов в алкогольных напитках

● Материал, используемый чаще всего ○ Сырье, используемое в меньших количествах или реже	Зерновые							Фрукты									Разное										Сахар, дрожжи, вода				
	Кукуруза	Ячмень	Рожь	Пшеница	Овес	Рис	Мило (трава)	Виноград	Слива	Лимон	Яблоки	Груши	Абрикосы	Персики	Вишни	Ягоды	Плоды рожкового дерева	Хмель	Можжевельник	Кокосовый орех	Корица	Шоколад	Мята	Смесь трав	Кактус	Картофель	Мед	Свекла	Тростник	Дрожжи	Вода
Спирт																															
Тростник																														●	●
Фрукты	○							●	●	●	●	●	●	●	●	●														●	●
Зерно	●	●	●	●	○	○	●																						●	●	●
Бренди																															
Яблочное	○										●																	○	○	●	●
Абрикосовое	○												●															○	○	●	●
Черничное	○															●												○	○	●	●
Вишневое	○														●													○	○	●	●
Коньяк	○							●																				○	○	●	●
Фруктовое	○							●	●	●	●	●	●	●	●	●												○	○	●	●
Виноградное	○							●																				○	○	●	●
Можжевеловое	○																		●											●	●
Обычное	○							●	●	●	●	●	●	●	●	●												○	○	●	●
Персиковое	○													●														○	○	●	●
Сливовое	○								●																			○	○	●	●
Изюмное	○							●																				○	○	●	●
Бальзамы и ликеры	●	●	●	●	●	○	○	●	●	●	●	●	●	●	●	●				●	●	●	●	●		○	○	●	●	●	●
Джин																															
Тростниковый																			●		●		●	●					●	●	●

Продолжение табл. 11

● Материал, используемый чаще всего ○ Сырье, используемое в меньших количествах или реже	Зерновые							Фрукты									Разное										Сахар, дрожжи, вода				
	Кукуруза	Ячмень	Рожь	Пшеница	Овес	Рис	Мило (трава)	Виноград	Слива	Лимон	Яблоки	Груши	Абрикосы	Персики	Вишни	Ягоды	Плоды рожкового дерева	Хмель	Можжевельник	Кокосовый орех	Корица	Шоколад	Мята	Смесь трав	Кактус	Картофель	Мед	Свекла	Тростник	Дрожжи	Вода
Виноградный спирт	●	●	●	○	○	○	●			●									●		○		○	●				○	○	●	●
Солодовые напитки																															
Эль	●	●	○	○	○	●	○											●													
Пиво	●	●	○	○	○	●	○											●													
Ароматизированное пиво	●	●	○	○	○	●	○	●		●								●													
Разное																										●				●	●
Очищенный спирт				●						○															●				●	●	●
Текила																															
Ром																															
Американский	●							●																○					●	●	●
Ямайский																													●	●	●
Водка																															
Американская	●	●	●	●																									○	●	●
Импортная	○			●																										●	●
Виски																															
Неразбавленное																															
Бурбон	●	●	●	○	○	○	○																							●	●
Кукурузное	●	●	●	○	○	○	○																							●	●
Солодовое	●	●	●	○	○	○	○																							●	●
Ржаное	●	●	●	○	○	○	○																							●	●

Продолжение табл. 11

● Материал, используемый чаще всего; ○ Сырье, используемое в меньших количествах или реже	Зерновые							Фрукты									Разное										Сахар, дрожжи, вода				
	Кукуруза	Ячмень	Рожь	Пшеница	Овес	Рис	Мило (трава)	Виноград	Слива	Лимон	Яблоки	Груши	Абрикосы	Персики	Вишни	Ягоды	Плоды рожкового дерева	Хмель	Можжевельник	Кокосовый орех	Корица	Шоколад	Мята	Смесь трав	Кактус	Картофель	Мед	Свекла	Тростник	Дрожжи	Вода
Пшеничное	●	●	○	●	○	○	○																							●	●
Купированное неразбавленное																															
Бурбон	●	●	●	○	●	●	○																							●	●
Кукурузное	●	●	●	○	●	●	○																							●	●
Солодовое	●	●	●	○	●	●	○																							●	●
Ржаное	●	●	●	○	●	●	○																							●	●
Ржаное с солодом	●	●	●	○	●	●	○																							●	●
Пшеничное	●	●	●	●	●	●	●																							●	●
Купированное	●	●	●	●	○	○	○	○	○	○	○	○	○	○	○	○	○									○		●	●	●	●
Слабое	●	●	●	○	○	○	○	○	○	○	○	○	○	○	○	○	○									○				●	●
Спирт	●	●	●	○	○	○	○	○	○	○																○		●	●	●	●
Канадское (купированное)	●	●	●	●				●	●	○																		○	●	●	●
Некупированное шотландское (все с солодом)	○	●																										○	○	●	●
Купированное шотландское	●	●																										○	○	●	●
Ирландское		●	●	●	●																								○	●	●
Купированное ирландское		●	●	●	●	●		●	●	○																		○	○	●	●

Продолжение табл. 11

● Материал, используемый чаще всего ○ Сырье, используемое в меньших количествах или реже	Зерновые							Фрукты									Разное										Сахар, дрожжи, вода				
	Кукуруза	Ячмень	Рожь	Пшеница	Овес	Рис	Мило (трава)	Виноград	Слива	Лимон	Яблоки	Груши	Абрикосы	Персики	Вишни	Ягоды	Плоды рожкового дерева	Хмель	Можжевельник	Кокосовый орех	Корица	Шоколад	Мята	Смесь трав	Кактус	Картофель	Мед	Свекла	Тростник	Дрожжи	Вода
Вино																															
Абрикосовое	●												●															●	●	●	●
Черничное	●															●												●	●	●	●
Шампанское								●																				●		●	●
Вишневое	●														●													●	●	●	●
Сидр (яблочное вино)	●										●																	●	●	●	●
Лимонное	●									●																		●	●	●	●
Ароматизированное	●							●	●	●	●	●	●	●	●	●								●				●	●	●	●
Фруктовое	●							●	●	●	●	●	●	●	●	●												●	●	●	●
Виноградное	●							●																				●	●	●	●
Медовое	●																										●	●	●	●	●
Абрикосовое	●													●														●	●	●	●
Грушевый сидр (грушевое вино)	●											●																●	●	●	●
Сливовое	●								●																			●	●	●	●
Черносливовое	●								●																			●	●	●	●
Изюмное	●							●																				●	●	●	●
Малиновое	●															●												●	●	●	●
Шерри	●							●																				●	●	●	●
Вермут	○	○	○	○	○	○		●																●				●	●	●	●

С точки зрения аллергии, мед — относительно безопасный заменитель сахара, поскольку очень мало людей испытывают к нему аллергию*.

Лишь крайне редко гречишный мед вызывает реакцию у аллергиков к гречихе, или мед из апельсинового цвета — у аллергиков к цитрусовым. Чистый кленовый сироп тоже безопасен. А сахарин — нет. Он не только сильно подозревается в способности вызывать рак, но, как продукт каменноугольной смолы, может спровоцировать аллергию.

Кофе. Врачи, в том числе д-р Рандольф, убеждены, что кофе следует полностью исключить, если аллергик хочет совершенно избавиться от пищевой аллергии. Кофеин сам по себе способен вызвать у вас сильное сердцебиение, повысить давление, «натянуть» нервы и заставить ваши почки и надпочечники работать без передышки, невзирая на то, аллергик вы или нет.

Переключение на напитки, не содержащие кофеина, не всегда помогает. Врачи сообщают, что у некоторых людей возникает аллергия к химикалиям, применяемым для извлечения кофеина из кофейных зерен. Это доказывает, что кофе, как и любой обработанный продукт, имеет свою долю добавок и пестицидных осадков. Словно для того, чтобы подлить масла в огонь, кофейные зерна поджаривают на газовой плите — а это увеличивает количество источников аллергических реакций (см. главу 4 «Очистка воздуха»). Любители кофе обычно пьют его несколько раз в день, что является верным признаком «аллергической наркомании». Сложите все это вместе — и не стоит удивляться, что кофе вносит хаос в питание многих аллергиков.

---

* По утверждению Американской академии педиатрии, детям младше шести месяцев не следует есть меда, так как было несколько случаев, когда мед вызывал у младенцев ботулизм — очень сильную форму пищевого отравления.

Напитки кола и другие безалкогольные напитки, также содержащие кофеин, могут усилить аллергию. Сюда же относится и шоколад. Ваше самое мудрое решение — отучить себя не только от кофе, но и от всех его «родственников».

Шоколад. Что же такого есть в шоколаде, что заставляет многочисленных аллергиков заносить его в «черный список»? Прежде всего, шоколадные конфеты, соусы, мороженое, пудинги и пирожные полны сахара, который сам по себе приносит много хлопот, как мы только что отметили. Но кроме сахара, в шоколаде есть еще кое-что, виновное в его плохой репутации. В частности, доктор Джозеф Х. Фрайс, работающий в Методистком госпитале в Бруклине (Нью-Йорк), считает, что настоящими обвиняемыми должны стать многочисленные добавки, делающие шоколад таким привлекательным.

Даже «чистый» шоколад — это чрезвычайно сложный продукт. Как и кофе, он содержит метилксантины и другие, подобные лекарствам, вещества. К тому же, он нагружен фенилэтиламином — веществом, которое вызывает головокружение, как при повышении уровня амфетамина.

Если вы действительно «шоколадный» аллергик, то тщательно избегайте его «близких родственников» — не только какао, но и колу. К счастью, природа дала нам продукт из плодов рожкового дерева — кароб, темный сладкий порошок, который может служить заменителем шоколада.

Может быть, виновата вода?

Если вы все перепробовали, но не смогли выявить причину вашего беспокойства, вспомните о воде, которую вы пьете, на которой готовите, и которой чистите зубы. Водопроводная вода может содержать специально добавляемые химические вещества (хлор или фтор), промышленные отходы и сельскохозяйственные химикаты (например, формальдегид), которые неминуемо просачиваются в местные источники воды. Это относится к колодцам, ручьям, рекам или резервуарам.

(Между прочим, если вы обнаружили, что у вас аллергия к фтору — а этим страдает очень небольшое количество людей,— избегайте фтора в зубной пасте, витаминных добавках и с осторожностью лечитесь у стоматолога).

В качестве средства распространения самых разнообразных веществ (даже в величинах, значительно ниже так называемых токсичных уровней) водопроводная вода усиливает аллергию у очень чувствительных людей.

Д-р Ри, специализирующийся на реакциях, вызванных окружающей средой, наблюдал огромное количество симптомов, прямо относящихся к чему-то, содержащемуся в воде,— от сенной лихорадки, насморка, бронхита и астмы до язв во рту, тошноты, поноса, вздутия живота, расстройств мочевыделения и др.

Надеемся, что вы не настолько чувствительны. Но вода — это фактор, которым, конечно, нельзя пренебрегать при попытке найти решение проблемы.

Идеальный способ проверить себя на аллергию к воде таков: в течение двух дней воздерживайтесь от еды, находясь в каком-нибудь контролируемом месте, например, больнице, где воздух не содержит вредных примесей, а затем по очереди пробуйте пить разную воду, например, водопроводную, расфасованную в бутылки, и т. д., чтобы определить, какая вода вызовет реакцию. Если вы проводите тестирование дома, начните с того, что на 4-5 дней замените водопроводную воду родниковой водой в бутылках и понаблюдайте, не стихнут ли ваши симптомы. Обратите внимание: воду надо покупать в стеклянных, а не в пластиковых бутылках. Пластик выделяет химические вещества в воду. Однако, даже это предостережение может быть напрасным: «Родниковая вода транспортируется в грузовиках, обшитых пластиком, и хранится в пластиковых цистернах, а уже затем разливается по стеклянным бутылкам», – говорит д-р Ри. Если симптомы остаются, переключитесь на другой сорт воды, и так до тех пор, пока не определите безвредную для вас воду.

На основании опыта д-ра Ри, вода «Spring House» и «Mountain Valley» – самая лучшая для людей, чувствительных к воде. Далее следуют «Perrier» и «Evian». Другие марки не очень подходят для его пациентов, но это не значит, что они не годятся для вас. В конце концов, от вашей индивидуальной чувствительности зависит, какую воду вы переносите. И, конечно, существенными факторами остаются стоимость и удобство.

Конечно, ваши действия по очистке водопроводной воды обойдутся вам дешевле, чем горы ежедневных запасов фасованной воды. Некоторые люди, чтобы очистить водопроводную воду от аллергенов, кипятят ее в течение 30 минут или ставят ее на ночь в морозильник в открытой стеклянной посуде, чтобы летучие химикалии испарились. Другие приобретают средства для домашней обработки воды.

Пропускание водопроводной воды через обычные древесно-угольные фильтры не решит задачу, если древесный уголь не соединить с каким-нибудь другим очищающим материалом, скажем, активированным углем. Собственно говоря, вы можете вместо древесного угля использовать активированный уголь. Активированный уголь – это древесный уголь, специально обработанный высокой температурой и паром при отсутствии кислорода, поэтому загрязняющие частицы прилипают к нему как к магниту; вода, проходящая через него, чиста, как горная роса. Исследования показывают, что фильтры из активированного угля эффективно удаляют хлор, промышленные химикалии и некоторые пестициды, а также плохой вкус и запахи. Конечно, такой фильтр следует менять через каждые 3 недели или после 75 литров воды.

Лучшие фильтры на активированном угле выходят в двойных канистрах, которые ставят под раковину, а затем подсоединяют к отдельному крану, в обход действующей линии. Они, конечно, дороже, чем небольшие фильтры, подсоединяющиеся прямо к вашему крану. Но если у вас аллергия к воде, стоит их приобрести.

В таблице 12 указаны наиболее эффективные марки и типы фильтров для домашней очистки воды на основе испытаний 30 моделей на активированном угле, проведенных Управлением по охране окружающей среды. Как видно из этой таблицы, ни один фильтр не имеет 100 процентную эффективность. Но это — лучшее, что имеется.

Д-р Ри говорит, что некоторые люди, чувствительные к воде, успешно пользуются дистиллированной водой. Воду нагревают до тех пор, пока она не превратится в пар, а затем вновь превратится в воду. Считается, что химикалии и другие вещества остаются в первой посуде. На самом деле, только «дробная» перегонка избавляет воду от примесей.

Аппараты для перегонки воды имеют немало недостатков: они требуют много воды, и их трудно содержать в чистоте. Если вы решите, что вам все-таки нужен прибор для дистилляции, ищите такой, который был бы прост в обращении.

Таблица 12

Эффективные фильтры для очистки воды на активированном угле

Наименование прибора	Тип	Средний показатель	
		ТГМ* (%)	НСОУ** (%)
Continental Water Filter Model 350	Line-bypass	99	87
Everpure Model QC4-THM	Line-bypass	99	55
Aquacell Bacteriostatic Water-Treatment Unit	Line-bypass	86	23
Hurley Town and Country	Fauset-bypass	69	31
Seagull IV	Line-bypass	70	30

* *Тригалометаны (побочныепродукты хлора). Наиболее частые примеси в воде.*

** *Неочищенный совокупный органический углерод. Общий показатель загрязнения.*

Профильтрованную или дистиллированную воду храните в чистой стеклянной посуде в холодильнике. Можете покупать готовую дистиллированную воду в бутылках, но только удостоверьтесь, что она прошла «дробную» перегонку.

Если у вас действительно аллергия к чему-то, содержащемуся в воде, самое лучшее – это очищать водопроводную воду, а вне дома пить расфасованную.

Ротационная диета (или: по вторникам едим цыпленка)

Если у вас аллергия к какому-нибудь продукту, который вы едите несколько раз в неделю, ваше тело никогда не освободится от этого продукта, и вы никогда не будете хорошо себя чувствовать. Исходя из этого, доктор Герберт Дж. Ринкель, пионер в области лечения аллергии, предложил 4-дневную ротационную диету, чтобы люди сами смогли выработать у себя терпимость к продуктам и не допустить развития какой-нибудь еще аллергии. Сначала вы полностью освобождаетесь от продукта-аллергена на период до шести месяцев, давая вашему телу отдых от аллергических реакций. Затем, вы вновь вводите этот продукт в питание, но не чаще одного раза в четыре дня. 4-дневная отсрочка позволяет уровню антител понизиться, прежде чем вы опять встретитесь с сомнительным продуктом. Например, если в понедельник вы едите говядину, то ни в какой форме не должны ее употреблять до пятницы или дольше. Вместо говядины ешьте цыплят, затем рыбу, затем баранину (или другие виды мяса, в том порядке, какой вы предпочитаете). В конце концов, такое чередование повысит вашу терпимость к говядине или к любому другому аллергену просто за счет более редкого его употребления. И, что лучше всего, ротационная диета позволяет вам есть хотя бы некоторые любимые вами блюда, не страдая от этого.

«Ключ к преодолению пищевой аллергии — это чередование продуктов», — подчеркнул д-р Боксер, один из небольшого, но растущего числа аллергологов в нашей стране, которые теперь предписывают ротационную диету. «Фактически, все, что некоторым людям надо сделать, чтобы контролировать свою пищевую аллергию, — это соблюдать ротационную диету. Если собрать всех аллергиков к пище и не применять ничего, кроме этой диеты, можно на 80 процентов уменьшить их недомогания. Обычный аллергик почти каждый день ест то, что вызывает у него аллергию. Но можно повысить способность переносить этот продукт, просто реже употребляя его в пищу. Скажем, у меня была сильная аллергия к яйцам, но я ел их каждый день, потому что не знал об этом. У меня были самые разные симптомы. И вдруг кто-то советует мне есть яйца каждый четвертый день. Я так и делаю. Через 4, 5 или 6 месяцев, а может быть, через 1-2 года я постепенно почувствую себя лучше. Я могу слегка недомогать каждый 4-й день, затем все меньше и меньше, пока не получу фиксированную пищевую аллергию. А в другие дни мое самочувствие будет неплохим. Таким образом, пациенту становится лучше. Это очень эффективный способ. Некоторые люди приходят сюда, и я их даже не тестирую. Они говорят: Я не хочу тестироваться, или: У меня нет времени, или: Я ненавижу эти иголки. Не посоветуете ли вы что-нибудь другое? — и я сажаю их на ротационную диету. Люди сами могут попытаться это сделать, даже до визита к доктору. Возможно, вы так хорошо себя почувствуете на ротационной диете, что профессиональная помощь вам не понадобится, разве что если у вас очень сильная аллергия. Но в любом случае чередование продуктов не может причинить вреда».

С чего вам нужно начать? Прежде всего составьте список продуктов, к которым у вас нет аллергии, и продуктов, к которым у вас легкая аллергия.

«Полностью исключите из своего питания все те продукты, на которые вы реагируете сразу же и очень сильно,— говорит д-р Рандольф, горячий сторонник ротационной диеты.— Затем позвольте себе раз в четыре дня употреблять продукты, к которым у вас нет аллергии или она очень слабая».

Ниже дана примерная ротационная диета. Но ваша диета может быть совершенно другой. Нет двух человек с одинаковым списком продуктов-аллергенов. И вкусы у всех разные. Планируйте свою диету в соответствии с вашей аллергией. Чтобы помочь вам, в таблице 13 мы даем список обычно употребляемых в пищу продуктов каждого основного семейства продуктов. Например, в «дынный» день (если вы переносите дыню), вы можете выбрать любой из продуктов этого семейства — огурцы, арбуз, мускусную дыня — при условии, что в течение следующих трех дней будете отказываться от продуктов из этого семейства. И так далее. Д-р Боксер подчеркивает, что некоторым потребуется чередовать продукты каждые 7 или 14 дней. Четыре дня — это минимальный рекомендуемый интервал.

Непосредственная польза от ротационной диеты заключается в том, что она предотвращает постепенный рост специфических антител, таким образом, давая вам возможность продолжать радоваться пище, к которой у вас была небольшая аллергия. Доктор Маршалл Манделл, автор двух книг по аллергии, говорит, что со временем ротационная диета позволит аллергику есть 50—70 процентов продуктов, к которым раньше у него была аллергия, то есть, все продукты, кроме тех, которые всякий раз вызывали у него очень сильные симптомы.

«Долгосрочным» эффектом ротационной диеты является то, что она не дает развиваться аллергии к большему количеству продуктов. Стоит также повторить, что ротационная диета увеличит вашу терпимость к аллергенам, поступающим через воздух — к пыльце, пыли, плесени, перхоти животных и химикалиям.

При соблюдении ротационной диеты людям недостает не столько их любимых продуктов, сколько

Примерная ротационная диета

	Воскресенье	Понедельник	Вторник	Среда	Четверг	Пятница	Суббота
Завтрак	Свежая дыня Йогурт Чай с американским лавром	Яйца-пашот Банан Чай с мятой курчавой	Инжир Фундук Апельсиновый сок	Овсяная каша Черника Ананасовый сок	Яблочное пюре без сахара Сыр Чай с ромашкой	Виноград или виноградный сок Картофель Чай с мятой перечной	Грейпфрут или его сок Гречневая каша с медом Родниковая вода с лимоном
Ленч	Эндивий* с винным уксусом, маслом и базиликом Груши с имбирем	Орехи кешью Баклажаны с чесноком, луком и семенами кунжута	Вареная лимская фасоль Тунец 100%-ный ржаной хлеб Персики	Протертая тыква с ананасом и гвоздикой	Крабы Авокадо Клубника	Помидоры с коричневым рисом и семечками подсолнечника	Печеная камбала Фасоль с миндалем
Обед	Вареные креветки, Рис, Шпинат	Бифштекс Картофель Капуста брокколи тушеная	Запеченый цыпленок Батат	Свиные отбивные Вареная тапиока с ванилью	Лососина с эстрагоном Свекла окра	Бараньи отбивные Кресс-салат Морковь	Индейка Спаржа Батат
Легкая закуска	Малина	Смородина	Каштаны	Грецкие орехи	Бразильские орехи	Финики	Арахис

* Растение из рода цикорий.

стихийной возможности съесть то, что они хотят и когда хотят. Лечебная диета любого вида требует, по меньшей мере, некоторой организации и планирования. Если вы привыкли не думать, что у вас будет на обед, пока вы не приедете домой с работы, ротационная диета потребует от вас некоторой самодисциплины. Но испытывать небольшие неудобства все же лучше, чем все время чувствовать себя несчастным. Улучшившееся самочувствие побудит вас придерживаться диеты и доставит вам удовольствие от того, что вы *можете* съесть.

Врачи, лечащие пищевую аллергию ротационной диетой, советуют соблюдать следующие правила, чтобы результаты были лучше:

1. В течение первых нескольких недель попытайтесь избегать всех продуктов, к которым у вас хоть малейшая аллергия,— дайте себе «отдых от аллергии». Если вы хотите, можете начать ротационную диету без этого начального «периода отдыха». Однако, в первые несколько циклов, по всей вероятности, у вас будут проявляться некоторые симптомы.

2. Пополните свои знания о семействах продуктов. Природа полна сюрпризов и изучение «родственных отношений» между продуктами может доставить удовольствие. Например, белый картофель и батат (сладкий картофель) — совершенно чужие друг другу. Тунец и креветки, изюм и чернослив — тоже. Арахис в действительности не орехи, а бобы. Имбирь, гвоздика и корица — три абсолютно разных растения. Поэтому не существует такого заболевания как аллергия ко всем специям, или всем орехам, или всей рыбе. Вы сможете найти подходящие вкусные альтернативы вашим любимым продуктам, выбрав их из членов «неродственных» семейств.

Таблица 13

Семейства продуктов питания

Аллергия к одному члену семейства продуктов часто означает чувствительность к другим членам. Эта сводная таблица распространенных продуктов поможет вам спланировать приятную разнообразную диету и одновременно избежать пищевой аллергии.

Семейство	Растения
Яблоки	Яблони, дикие яблони, груши, айва
Бананы	Бананы и подорожник
Бук	Буковый орешек и каштан
Ягоды	Черника, бойзенова ягода, крыжовник, логанова ягода (гибрид малины с ежевикой), малина, плоды шиповника, клубника
Береза	Фундук, березовое масло
Гречиха	Гречиха, огородный щавель, ревень
Кешью	Орех-кешью, манго, фисташки
Шоколад	Шоколад (какао), кола
Цитрусовые	Грейпфрут, лимон, лайм, апельсин, помелло (грейпфрут), мандарины
Сложноцветные	Артишоки, ромашка, цикорий, одуванчик, эндивий, эскариоль (салат), латук, сафлор, семена подсолнечника, эстрагон. (Амброзия и далматская ромашка принадлежат к этому семейству.)
Хвойные	Ягоды можжевельника (джин) и сосновые орехи
Грибы	Некоторые сорта сыра, грибы, трюфели, дрожжи. (Антибиотики и плесень, вызывающие ингаляторную аллергию, принадлежат к этому семейству.)
Имбирь	Кардамон, имбирь, куркума
Крыжовник	Смородина и крыжовник
Свекла	Свекла, шпинат, сахарная свекла
Зерновые (злаки или травы)	Корень бамбука, ячмень, кукуруза, лимонник, просо, овес, рис, рожь, сорго, сахарный тростник, пшеница, неполированный рис
Вереск	Черника, брусника, голубика, клюква
Лавр	Авокадо, лавровый лист, корица, американский лавр

Продолжение табл. 13

Бобовые	Люцерна, бобы (фасоль обыкновенная, чечевица, лимская фасоль, манго, соя, стручковая фасоль), плоды рожкового дерева, лакрица, горох, арахис
Лилия	Спаржа, лук-резанец, чеснок, лук-порей, лук репчатый, лук-шалот
Мальва	Хлопчатник, гибискус
Дыня или тыква	Мускусная дыня, огурцы, белая мускатная дыня, тыква, кабачки, арбуз
Мята	Базилик, шандра, мелисса, душица (майоран), мята всех видов, розмарин, шалфей, чабер, тимьян
Вьюнок пурпурный	Батат (сладкий картофель)
Шелковица	Плоды хлебного дерева, инжир, тутовые ягоды
Горчица	Хрен, горчица, редис, брюква, турнепс, водяной кресс и разные сорта капусты: белокочанная, брюссельская, цветная, китайская, кормовая, кольраби
Мирт	Гвоздика, перец душистый, гуава
Пасленовые или картофель	Баклажаны, картофель, табак, томаты. Это семейство включает также все продукты, называемые «перец» (кроме черного и белого перца): перец стручковый, зеленый перец, соус из стручкового перца, паприка, перец гвоздичный, красный перец
Пальма	Кокосовый орех, финики, саго
Петрушка	Морковь, сельдерей, лечебные травы, петрушка, пастернак. А также следующие специи: анжелика, анис, тмин, семя сельдерея, кориандр, укроп, фенхель
Слива	Миндаль, абрикосы, вишня, нектарин (гладкий персик), персики, сливы, чернослив, дикая вишня
Грецкий орех	Черный грецкий орех, орех серый, английский грецкий орех, орехи пекана
Ямс	Китайский картофель и ямс

Семейство	**Птицы**
Голубь	Голуби
Утка	Утки, гуси и их яйца
Куропатка	Гривистая куропатка
Фазан	Цыплята, корнуоллские куры, павлин, фазан, перепела и их яйца
Индейка	Индейки и их яйца

Продолжение табл. 13

Семейство	Рыбы
Окунь	Белый окунь и желтый окунь
Треска	Треска (молодая), пикша, хек, сайда, хек серебристый
Камбала	Камбала-лиманда, камбала, белокорый палтус, камбала европейская, морской язык
Скумбрия	Длинноперый тунец, сарда, макрель, голубой тунец
Лосось	Все виды лосося и все виды форели
Семейство	**Млекопитающие**
Корова	Корова (включая телят), буйвол, коза, овца (ягненок и баран), их молоко и молочные продукты
Олень	Канадский олень (карибу), дикий олень (оленина), лось, американский лось, северный олень
Семейство	**Моллюски**
Морской моллюск	Съедобные морские моллюски
Омар	Раки, лангусты, омары
Креветки	Большие и мелкие креветки

Продукты без «родственников»

Нижеперечисленные продукты, употребляемые в пищу во всем мире, являются единственными представителями их биологического семейства.

Арроурут (мука из побегов растения)	Бузина
Мускатный орех	Шафран
Бразильский орех	Льняное семя
Оливки	Створчатая раковина
Каперсы	Виноград
Устрицы	Кунжутное семя
Зубатка полосатая	Свинина
Папайя	Белка
Чикл (основной ингредиент жевательной резинки)	Мед
Хурма	Меч-рыба
Ананас	Киви
Кофе	Тапиока
Мак	Макадамский орех
Крабы	Чай
Кролик	Кленовый сироп
	Ванилин
	Сиг

Есть и другие сюрпризы. Спаржа — родственник луку и чесноку. Огурцы — родственники дыням. Морковь — родственница сельдерею. Работа над ротационной диетой научит вас думать о продуктах совершенно по-другому.

3. Разнообразьте ваш стол. Разобравшись в членах этих, совершенно новых для вас семейств, вы сделаете свое меню более интересным, и вам легче будет соблюдать диету. В пределах известных вам семейств ешьте разнообразные продукты. Это также помогает предотвратить появление новой аллергии.

4. Используйте основные продукты — рыбу, мясо, птицу, фрукты и овощи — по возможности ближе к их естественному состоянию. Избегайте производной или смешанной пищи — смесей, соусов, консервированных продуктов.

5. Чередуйте только полноценную, питательную пищу, а не печенье, лимонады и т. д. «Я советую своим пациентам чередовать продукты, а не хватать куски»,— говорит д-р Боксер. Исключите алкоголь, кофе и табак. (О значении питательной диеты из основных продуктов мы расскажем более подробно в главе 12 «Питание как средство контроля за аллергией».)

6. Отбирайте минимум продуктов для каждой трапезы, старайтесь довольствоваться ими, а не попурри из множества продуктов. 200—250 г жареной рыбы, полтарелки капусты брокколи на пару и большая картофелина — вот типичный обед по ротационной диете.

7. Если возможно, не ешьте один и тот же продукт более одного раза в день.

8. Выращивайте сами как можно больше органических продуктов питания, без добавок или покупайте органические продукты, когда вы абсолютно

уверены, что это именно то, что надо, а не дорогостоящая ерунда с поддельной этикеткой.

9. Не забудьте чередовать специи, масло, на котором вы готовите, и напитки. Соевое, сафлоровое и подсолнечное масла, например, произошли из разных семейств. Среди травяных чаев — лимонник, мята, американский лавр, вербена, гибискус и плоды шиповника не имеют друг к другу никакого отношения.

10. Записывайте все, что вы едите. Иначе практически невозможно соблюдать очередность продуктов.

Если вы прекращаете ротационную диету

Рано или поздно вам придется съесть что-нибудь, чего вы не должны, в основном, потому, что процесс еды — это не только внутренняя потребность, он имеет еще и социальный и эстетический аспекты. Люди ходят на обед к друзьям. Дни рождения и юбилеи празднуют в ресторанах. Прибавьте к этому свадебные торжества, деловые ленчи, даже семейные посиделки (не говоря уже о праздниках!). Немногим удается соблюдать свою диету на все 100 процентов, ведь никто не любит быть отравлять другим удовольствие. Итак, вы съедаете сырную подливку или крокеты из цыплят и надеетесь на лучшее. К счастью, на такой крайний случай есть несколько способов, с помощью которых вы можете уменьшить последствия. Жжение во рту от съеденной пищи снимается удалить кусочком льда. Если симптомы более серьезные, вы можете немедленно вызвать у себя рвоту, засунув пальцы глубоко в горло. Да, это звучит неприятно. Но быстрое облегчение стоит нескольких секунд дискомфорта, и некоторые доктора, у которых мы брали интервью, предлагают этот способ. При желании, вы можете принять слабительное, например, молоко с магнезией, чтобы помочь пище быстрее пройти по кишечнику.

Врачи утверждают также, что минеральные соли — в частности, обыкновенная пищевая сода, разведенная в большом количестве воды, — помогают нейтрализовать действие аллергена, в зародыше подавляя реакцию. Некоторые доктора рекомендуют безаспириновую смесь бикарбоната калия и бикарбоната соды с лимонной кислотой. Для тех, кто не очень хорошо реагирует на соду, альтернативой будет один бикарбонат калия. В аптеках можно его достать.

Достаточно принять щепотку минеральных солей перед вечеринкой или другим событием, где вы не сможете контролировать свою диету, или проглотить бромид после еды. Но не вводите в привычку ежедневное употребление минеральных солей или слабительного — это только крайние средства, чтобы помочь вам справиться с плохим самочувствием в неурочный час. Лучший же способ — избегать продуктов, которые вы плохо переносите.

Аллергологи, проповедующие ротационную диету, советуют пищевым аллергикам всю свою жизнь соблюдать 4-дневную ротационную диету — она не только облегчает имеющуюся аллергию, но и предотвращает новые проблемы. (Не секрет, что противоаллергические уколы плохо помогают). Возможность послаблений в диете зависит от двух обстоятельств: насколько сильна ваша аллергия и насколько важен ваш пищевой аллерген для питания. Если у вас тяжелая форма крапивницы или «раскалывается» голова от того, что вы поели пшеницы, вам не составит труда полностью исключить ее. Но если у вас только легкая усталость или небольшая депрессия, вы, конечно, согласны будете перенести легкий дискомфорт ради удовольствия съесть пирожное. Это ваша добрая воля — соблюдать или нет ротационную диету, а если аллергия у вашего ребенка — заставлять ли его чередовать свою пищу.

Мы не так наивны, чтобы утверждать, что придерживаться ротационной диеты легко. В конце концов, у немногих есть терпение и стойкость выполнять жесткое расписание разрешенных и запрещенных продуктов без всякого послабления в течение многих и многих месяцев. Врачи это тоже знают. Доктор Кендалл Гердес, аллерголог из Денвера (Колорадо), считает, что некоторые люди могут вернуться к своим прежним привычкам в еде при условии периодического возвращения к ротационной диете для того, чтобы повысить свою сопротивляемость к продуктам-аллергенам. «Через три месяца свободного питания, — говорит д-р Гердес, — они должны возвращаться к ротационной диете на три цикла, чтобы восстановить свою толерантность».

Такая снисходительность очень помогает, когда вы пытаетесь заставить своего ребенка придерживаться ротационной диеты, хотя, как сказал д-р Боксер, встречаются дети, которые удивительно охотно соблюдают эту диету. Они могут сказать: «Нет, спасибо, сегодня я этого не ем». В некоторых отношениях дети легче переносят ротационную диету, чем взрослые, поскольку все это кажется им игрой. К тому же у них нет за плечами 20—30-летних привычек, которые они должны изменить.

Но детство полно достаточно важными социальными событиями, такими, как дни рождения, школьные праздники, вводящие в искушение даже самых дисциплинированных детей. В специальных случаях может быть разумнее позволить детям поесть запрещенных кушаний, чтобы не дать им почувствовать, что они отличаются от других детей и что они не так здоровы, как их друзья, — если, конечно, они от этого не заболеют.

Предупреждение пищевой аллергии у детей

Если говорить о детях, подростки подвержены пищевой аллергии больше, чем взрослые. Никогда не рано начать меры по предотвращению аллергий. Даже питание беременных женщин может потом сказаться на чувствительности ребенка.

«Если вы достаточно рано начинаете принимать правильные меры, аллергию можно контролировать, — сказал д-р Фоллиерс. — У меня много таких примеров. Я видел очень серьезных астматиков, у которых было по трое, четверо совершенно здоровых детей».

Развивающийся плод может получить пищевую аллергию через плаценту. Будущие матери должны избегать сильных аллергенов или продуктов, к которым у них аллергия.

И, конечно, «правильные меры» после рождения ребенка включают в себя грудное вскармливание, если это возможно.

«Я много раз сталкивался с тем, что дети, которых кормили грудью первый год или 15 месяцев их жизни, меньше страдают от аллергии, —

говорит д-р Стиглер.— Начиная с рождения, единственное молоко, которое должны получать дети, это грудное».

Чем дольше младенец не употребляет коровьего молока, тем меньше он склонен приобрести аллергию к молоку или к чему-нибудь другому. Как показано в главе 1 «Что такое аллергия?», если изъять коровье молоко из питания малышей, это поможет в дальнейшем предотвратить у них появление непищевой аллергии, например, к пыли и пыльце.

Редакция медицинского журнала «Lancet» указывает, что в коровьем молоке содержится нечто, повышающее чувствительность ко всем видам аллергенов в окружающей среде. По мнению авторов, это может быть вызвано воздействием молока на кишечник. В любом случае, они настоятельно рекомендуют кормление грудью: «...детям, родители которых аллергики, лучше первые шесть месяцев жизни не знакомиться с коровьим молоком. Мы должны быть уверены, что этот простой практический совет найдет отклик у многих родителей, чьи дети генетически предрасположены к аллергии».

«Ничего нет лучше грудного молока,— добавляет д-р Фоллиерс.— Я могу целый час приводить доводы в пользу грудного молока: оно необходимо не только для того, чтобы избежать аллергии к коровьему молоку, но и чтобы запастись антителами, помогающими лейкоцитам противостоять болезни».

«Двадцать лет тому назад я убедил 50—60 процентов матерей кормить грудью,— сказал д-р Стиглер.— Теперь, я думаю, среди моих подопечных только две мамаши не кормят грудью. Так что на данный момент мы имеем 95 процентов. Это, конечно, не 100 процентов — иногда еще встречаются мамаши, которые не хотят кормить, и есть такие, которые не могут».

Предположим, кормящая мать сама является аллергиком.

«Если у матери пищевая аллергия, она должны избегать продукт-аллерген, чтобы не передать свою аллергию ребенку», – советует д-р Стиглер. Грудной ребенок не обязательно наследует мамину аллергию. У мамы может быть аллергия к кукурузе, а ребенок может стать аллергиком к чему-нибудь другому. Даже если у мамы и нет пищевой аллергии, съеденная ею пища может подействовать на ребенка, которого она кормит грудью. «С молоком матери ребенок получает и пшеницу, и сою, и коровье молоко, – говорит д-р Стиглер. – Например, колики у грудного ребенка – это чаще всего аллергия к молоку, но не к молоку матери, а к коровьему молоку, которое она пьет. Если мать воздержится от коровьего молока, то ребенок будет здоров через 2-3 дня».

Иначе говоря, кормящие матери должны избегать продуктов, к которым у них аллергия или к которым их ребенок может получить аллергию, – особенно коровье молоко. Чтобы компенсировать этот источник кальция, д-р Стиглер рекомендует кормящим матерям продолжать принимать содержащие кальций заменители, обычно прописываемые во время беременности, и употреблять другие молочные продукты – источники кальция. (См. главу 12 «Питание, как средство контроля за аллергией», где перечисляются альтернативные источники кальция.)

Когда наступает время вводить в рацион ребенка твердую пищу, не перегружайте его сразу несколькими видами. Следует вводить по одному продукту, чтобы проверить, как переносит его ребенок, прежде чем добавлять другие. Фактически, ротационная диета – это отличный способ для родителей-аллергиков избавить своего ребенка от пищевых аллергий.

«Самое лучшее для матерей – это кормить ребенка грудью в течение целого года, – сказал д-р Рандольф. – И не стоит торопиться вводить новую пищу. А когда начинают это делать, продукты надо чередовать. Например, вместо того чтобы кормить ребенка смесью зерновых три раза в день, следует давать овес через каждые 4 дня, рис через каждые 4 дня, пшеницу и т. д. Ротационная диета должна начинаться с младенчества».

Другими словами, пищевая аллергия может передаваться по наследству – но это не обязательно.

Ваша борьба с пищевой аллергией будет гораздо успешнее, если вы отнесетесь к ней как к игре, в которой вас выставили против способного, но не непобедимого противника. Пользуясь тактикой и «секретной информацией», описанными здесь, вы можете победить.

ГЛАВА 4

ОЧИСТКА ВОЗДУХА

Каждый день каждый из нас вдыхает по две столовых ложки с верхом взвешенных в воздухе частиц: это пыль, пыльца, плесень, дым, уголь, смола, резина, металлы, бактерии, не говоря уже о бесчисленных химикалиях. Две столовые ложки — огромная масса для нашего тела. Однако, большинство из нас могут справиться с этими частицами; наши дыхательные пути оборудованы тончайшими волокнами, так называемыми ресничками, которые помогают извергать всякие загрязняющие вещества из нашего тела.

Но человек с повышенной чувствительностью *не может* с ними справиться. Небольшое количество этих частиц способно уложить его в больницу, например, с приступом бронхиальной астмы, угрожающим его жизни. Другие, обладающие менее высокой чувствительностью, будут страдать меньше. В некоторых случаях аллергики свободно дышат загрязненным воздухом, но такие частицы, как пыль, пыльца, делают их больными. А другие реагируют только на химические частицы, переносимые по воздуху. И есть такие, которые реагируют *на все*.

Очевидно, аллергики просто не могут ладить со всем этим мусором в нашей атмосфере, каким бы мелким он ни казался. Очень многие страдают от «ингаляционных» видов аллергии – и по многим причинам. Превращение лесов и лугов в бетонированные поля ликвидировало природные средства фильтрации воздуха от пыльцы и пыли. А это, в свою очередь, способствовало росту более примитивной растительности – плесени, дрожжей, грибов и бактерий, являющихся сильными аллергенами. Сюда можно добавить общедоступные химикалии, встречающиеся как дома, так и в промышленности: пары от химических чистящих и моющих средств, растворители в мебели, дымовые выхлопы – и это только *малая часть* источников (таблица 14 содержит полный их перечень).

Если бы аллергики больше находились на свежем воздухе, это помогло бы снизить нагрузку на легкие, что значительно облегчило бы их страдания. Но высокие цены на бензин втискивают нас в дома и офисы, усиливая нашу изолированность за наглухо заделанными окнами. В этих насыщенных энергией зданиях объем воздуха в комнате – вместе с примесями и со всем прочим – полностью обновляется *только за много часов*; в зданиях с «утечками», без дополнительной изоляции, воздух обновляется примерно каждый час или два. Значит, живя или работая в «запечатанном» здании, вы проводите массу времени в месте, битком набитом загрязнителями воздуха, которые провоцируют зуд и покраснение глаз, приступы кашля, распухание суставов и другие нелады со здоровьем.

Таблица 14

Обычные источники запахов, испарений и взвешенных частиц, которые могут вызвать аллергию

Множество частиц, содержащихся в воздухе, могут вызвать аллергию при прикосновении. Например, пыльца может вызвать экзему и сыпь на лице (особенно на щеках), если вы находитесь на улице в сезон цветения. Косметика известна своей способностью плохо действовать на кожу и глаза при непосредственном контакте или из-за испускаемого ею аромата. Одежда тоже может вызвать и контактную и ингаляционную аллергию благодаря стиральным порошкам, фабричной обработке, отбеливателям, красителям, сухой чистке и т. д. (См. в главе 7 ‹Контактная (кожная) аллергия подробнее об аллергии, вызванной косметикой и одеждой.)

Источники пыли		
Чердак	Тряпка для стирания мела	Подвал
Курятник	Игрушки	Борьба на ковре или спортивном мате
Половики	Чистка ковров	Пыль на книгах
Метла	Драпировка	Кормодробилка
Строительство	Пылесос	

Плесень

Любое место, где скапливается вода: текущие трубы и краны, застойные канавы, сырые или затопленные подвалы

Сырые полотенца и одежда	Нагромождение мебели	Протечки с крыши на чердак или на стены
Старые матрацы	Поддон для холодильника	Старая пакля вокруг раковин и ванн
Плохо проветриваемые кладовки	Ящики для овощей	Краска
Поролоновые подушки	Резиновый коврик у двери	Подстилка для домашних животных
Растения в горшках	Кожаные изделия	Испарители
Поля под сеном и зерновыми	Поленницы дров	Старые, отслаивающиеся обои и клей

Продолжение табл. 14

Пыльца и цветы		
Цветы, родственные амброзии (золотарник, хризантемы)	Острые запахи некоторых цветов (розы, фиалки, лилии и т. д.)	Деревья Сорные травы Травы
Запахи		
Асфальт и бетон (покрытие крыши, нагретые дорожные покрытия) Выхлопы автомобилей Жидкости для сухой чистки Хлорированные бассейны Автобусные остановки	Жидкое топливо Гаражи Автозаправочные станции Газовые бытовые приборы Керосин Смазочный жир или масло	Газовые зажигалки Механизмы Выхлопы от моторной лодки Нафталин Масляные нагревательные приборы Очистительные заводы
Домашние запахи		
Нашатырный спирт Дезинфицирующие средства Парфюмерия Отбеливатели Пластик (мягкий) Шампунь для ванн Краски Журналы Мел Моющие средства	Ткани (легкостирающиеся синтетические) Шарики и кристаллы от моли Очистители (особенно содержащие четыреххлористый углерод) Мастика Газеты Полирующие средства для мебели Комнатные дезодоранты	Наждачная бумага Порошки для чистки Клей Гуталин, крем для обуви Крахмал Инсектициды Стиральные порошки Бумажные салфетки Средство для мойки окон и мыло
Мех и перья животных		
Животные — собака, кошка, птицы, лошадь, кролик, корова, хомяк,	баран, овца, коза (мохер) и т. д. Перовые подушки	Шерстяные одеяла Поездки в зоопарк, цирк, на ферму

Продолжение табл. 14

Запахи пищи		
Бобы	Рыба, креветки	Специи
Пиво	Мука	Крахмал
Кофе	Запах жарения	Уксус
Яйца	Лук	
Запахи от краски		
Эмаль	Пятновыводитель	Неорганический спирт
Масляная краска	Морилки	Шеллак
Краска-аэрозоль	Латексная краска	Олифа
Лак	Разбавитель	Краска на основе каучука
Дым		
Древесный уголь	Ладан	Сигареты
Камин	Горящий мусор	Лесной пожар
Табак	Костер из опавших листьев	Уголь
Сигары		Курительная трубка
Запах древесины		
Лесоматериалы	Вечнозеленые (включая рождественскую елку)	Опилки
Косметика и средства первой помощи		
Лосьоны после бритья	Румяна и блески	Средства для освежения рта
Пудра	Кольдкремы	Шампуни
Жидкость для снятия лака	Лосьоны для завивки волос	Тени и карандаш для глаз
Антисептики	Спирт для протирания	Кремы для бритья
Кремы для удаления волос	Одеколоны	Кремы для лица
Духи	Губная помада	Лак для ногтей
Вяжущие средства	Сухие духи	Кремы для загара
Лаки для волос	Дезодоранты	

Продолжение табл. 14

Офис и промышленность		
Асфальт	Корректировочная жидкость	Фотоматериалы
Москательные магазины	Бумага	Лента для печатной машинки
Дым	Духи	Запахи от гальваника
Копировальная бумага	Смола	Пластики
Мельничная пыль	Маркеры с фетровым стержнем	Чернила
Трафареты	Фотокопировальная машина	Товары из резины (шины, шланги и т. д.)
Покрытие пола	Подкладка под печатную машину	Пыль на складах
Краски	Формальдегид	Чертежные перья
Запахи серной и соляной кислот		Множительные машины

«Спертый воздух в помещении в 8–10 раз превосходит загрязненный воздух на улице в способности вызвать хронические болезни», – утверждает д-р Рандольф.

Существуют три возможных способа облегчения. Один – очистить всю окружающую среду. Здесь об этом даже и заикаться не стоит. Второй, не менее важный путь, особенно для аллергиков, – создать чистую окружающую среду дома, на работе, где большинство из нас проводят основную часть своего времени. Третий – вы можете создать ваш личный «оазис», незагрязненную комнату в вашем доме, где вы будете спасаться от аллергенов, будь это пыль, пыльца или химикалии. Соединение двух последних средств поможет вам лучше переносить внешний мир.

«Если поместить аллергика в чистую комнату в его доме и очистить как можно тщательнее его рабочее место, удастся существенно снизить аллергию», – говорит Джозеф Дж. Мак-Говерн-младший, доктор медицины, аллерголог из Окленда

(Калифорния), специализирующийся на болезнях, вызванных окружающей средой.

Чем больше загрязнителей вы сможете избежать, тем лучше будете себя чувствовать. В этой главе мы дадим вам полезные советы, как очищать вашу личную окружающую среду от некоторых из наиболее вредоносных аллергенов, переносимых по воздуху. Мы также покажем вам, как увеличить вентиляцию и очистить воздух, не тратя энергии. Запомните: *неважно, к одному или к 50 веществам у вас аллергия, в любом случае, чтобы добиться облегчения, необходимо насколько возможно уменьшить контакт с аллергенами, пользуясь наиболее практичными и эффективными способами, имеющимися в вашем распоряжении.*

Пыль вездесуща

Замечаете ли вы, что чувствуете себя хуже:
— когда занимаетесь уборкой?
— когда первое осеннее похолодание вызывает простуду?
— в библиотеках, кладовых или других пыльных местах?
— когда меняете белье на кровати или переворачиваете матрац?

Если вы ответите утвердительно хотя бы на один вопрос, то вполне возможно, что у вас аллергия к пыли.

Обычная домашняя пыль — одна из наиболее распространенных причин аллергии, особенно респираторной аллергии. Малейшая пылинка может содержать многочисленные и разнообразные предметы: водоросли, бактерии, косметику, хлопковый пух*, капок**, перья, волосы, мельчайшие частицы домашней пыли, частички насекомых, свинец, плесень, кусочки краски, штукатурку, пыльцу, чешуйки кожи, уличную грязь, обрывки обоев, частички шерсти — короче, все, что может переноситься по воздуху.

Вероятно, самые аллергические ингредиенты домашней пыли — это мельчайшие клещики, питающиеся чешуйками кожи, которые мы ежедневно теряем. Домашние пылевые клещи обожают влажность, поэтому постельные принадлежности и чехлы в сырых комнатах представляют для их развития идеальное место. Поскольку против клещей не существует средств без запаха, не раздражающих и не токсичных, лучшая стратегия против них — это ликвидировать источники влаги: починить утечки, проветрить сырые места и, если это не помогает, использовать осушители. Помимо того, что пониженная влажность сдерживает развитие клещей, она также контролирует и пыль, так как пыль склонна прилипать к частицам влаги в воздухе. (Контроль за влажностью поможет облегчить аллергию к плесени, о чем мы расскажем далее).

Как вам должно быть известно, регулярная уборка с применением пылесоса очень эффективна в борьбе с аллергией. Без нее мягкая мебель, коврики, оконные драпировки, игрушки, книжные полки и безделушки, как магниты, собирают пыль, провоцируя аллергические проявления у людей. Сведение беспорядка к минимуму тоже помогает.

---

* растительные волокна, используемые в мебели, постельных принадлежностях, подушках, спальных мешках, матрацах, подкладках, набивных игрушках.

** см. выше

Особенно важно, чтобы не было пыли в детской комнате, если учесть, сколько времени проводит в ней ребенок во время сна или играя. Требования большинства врачей-аллергологов по ведению домашнего хозяйства столь суровы, что по сравнению с этим, армейские правила кажутся совсем нестрогими. Комната ребенка должна содержать только самое необходимое. Первое, от чего надо избавиться, – это коврики на полу и портьеры на окнах. На окнах должны висеть только легко стирающиеся хлопчатобумажные занавески. Абсолютно ничего не должно стоять на платяном шкафу. Нужно убрать мягкие игрушки. Матрацы должны быть в чехлах, не пропускающих пыли, на молнии. Стенные шкафы следует освободить от всего, кроме вещей ребенка – повешенных на плечики, а не сложенных на полках. И последнее: в комнате надо ежедневно вытирать пыль и дважды в неделю делать влажную уборку.

Все это звучит хорошо. Только одна проблема: мало найдется родителей, у которых есть время и энергия следовать подобному совету.

«Большинство мамаш не делают этого, хоть и обещают, – говорит д-р Фоллиерс. – Такой постоянный контроль невозможен».

«Невозможно выполнять все до мелочей изо дня в день, – соглашается мама ребенка – тяжелого аллергика. – Тогда бы я только и делала, что чистила и чистила. Ни для чего остального не оставалось бы времени. К тому же, ребенок ходит в школу, рано или поздно он все равно соприкоснется с пылью. Поэтому я делаю все, что могу, а на остальное не обращаю внимания. Иначе действительно невозможно. Пыль вездесуща».

Тем не менее вы можете многое сделать, чтобы не допустить пыли и при этом не превратиться в женщину, которая только и делает, что целый день скребет и моет. Нужно всего лишь внести несколько изменений в ваш дом. Во многих домах «пыль вездесуща», потому что ее разносят системы воздушного отопления. Если в вашем доме есть такая система, вы можете проверить ее, положив на несколько дней на вентили марлю в 3-4 слоя. Если фильтры в системе исправны, марля останется чистой. Но поскольку большая часть обычных печных фильтров удаляет только 5—10 процентов пыли, ваша марля будет вся в саже — значит, вы дышите пылью. В этом случае можно поставить на все трубки фильтры: из древесного угля, металлические или матерчатые (которые можно мыть). Или, в крайнем случае, хотя бы на трубки, выходящие в спальни или любые другие комнаты, где аллергик проводит много времени. И еще: раз в год перед отопительным сезоном следует вызвать рабочих, чтобы они прочистили всю вашу отопительную систему. (Ниже мы еще поговорим о воздушных фильтрах в разделе о средствах очистки воздуха).

Тип пылесоса, которым вы пользуетесь, тоже имеет значение. Большинство пылесосов, оборудованных воздушным уловителем, работают против вас: они выпускают пыль через выпускное отверстие обратно в комнату, пока вы усердно гоняетесь за каждой пылинкой в углах и щелях. И вряд ли найдется хозяйка, которая не задыхалась бы в облаке пыли, вытряхивая этот мешок,— совершенное бедствие, если вы аллергик.

В противоположность домашним пылесосам, центральные вентиляционные системы избавляют от пыли полностью: их выпускное отверстие выводится за пределы жилых помещений. Более удобное и доступное решение, особенно для тех, кто арендует свой дом или квартиру или кто часто переезжает,— это пылесос с гидроуловителем. Такая модель собирает пыль в воду вместо этого ужасного воздушного мешка, поэтому пыль не поступает обратно в воздух, которым вы дышите. Дополнительное преимущество: пылесосы с гидроуловителем не теряют мощности, как теряют ее модели с мешками, когда те начинают наполняться пылью.

«Они хорошо выполняют свою работу и действительно помогают в случаях аллергии,— говорит д-р Боксер, который рекомендует всем своим пациентам пользоваться пылесосом с гидроуловителем: — У нас в доме такой пылесос уже 14 лет — и до сих пор весьма эффективен».

Еще одна выгода для аллергиков к химикалиям: подобный пылесос имеет приспособления, позволяющие мыть ковры и чехлы, пользуясь нетоксичными очищающими средствами, вместо того чтобы нанимать профессионалов, которые делают это пользуясь сильными химикалиями.

Вот несколько дополнительных советов по борьбе с пылью:

- Покупайте мягкие игрушки, которые можно легко выстирать.
- Избегайте мебели, подушек, диванных подушек, стеганых одеял и спальных мешков, набитым капком (см. этикетки).
- Надевайте влажную марлевую повязку во время любой уборки.
- Чтобы пыль не накапливалась в стенных шкафах, храните одежду в специальных мешках на молнии. Используйте такие же для обуви и свитеров.
- Если в вашем доме имеется обогреватель закрытого типа, отделите переднюю и боковые панели

(если возможно), чтобы убрать пыль. «Жареная» пыль может быть очень сильным аллергеном.

Пыльца: когда весенний ветерок заставляет чихать

Появляются ли ваши симптомы по определенной сезонной схеме, быстро и обильно возникая весной и стихая зимой? Тогда у вас, возможно, аллергия к пыльце – порошкообразной массе мельчайших зернышек, которые каждую весну и лето срываются с деревьев, трав и цветов и разносятся повсюду ветром (а иногда и животными).

Не каждый вид пыльцы вызывает аллергию. Например, сосновая пыльца безвредна, несмотря на то, что сосны сбрасывают тонны этой пыльцы. В то же время амброзия выдает самую распространенную аллергенную пыльцу в Северной Америке. Таблица 15 знакомит с другими известными типами пыльцы, провоцирующей аллергию. Поскольку деревья, травы и сорняки вырабатывают микроскопическую пыльцу, которая легко разносится ветром, их пыльца является более опасным аллергеном, чем пыльца цветов, которая состоит из более крупных, липких частиц и в основном, переносится с цветка на цветок насекомыми. Однако, пыльца деревьев и сорных трав может оседать на цветах – об этом надо помнить, когда вы вносите букет цветов в дом. (Некоторые люди очень тяжело реагируют на аромат роз и других сильно пахнущих цветов.)

Ветер разносит пыльцу на многие километры вокруг: карты-схемы типов и уровней пыльцы в

Таблица 15

Обычные источники пыльцы, вызывающей аллергию

Сорные травы	Деревья	Травы
Одуванчик	Ольха	Бермудская трава
Английский подорожник	Бук	Мятлик (некоторые виды)
Огненный куст	Береза	Костёр
Золотарник	Тополь трехгранный	Тростник обыкновенный
Болотная бузина	Вяз	Джонсова трава
Крапива	Эвкалипт	Овсяница луговая
Нивяник	Лесной орех	Лисохвост луговой
Амарант (красный корень)	Пекан	Овес (культивированный)
Амброзия	Клен	Ежа сборная
Русский чертополох (перекати поле)	Горный кедр	Полевица белая (высохшие стебли)
Полынь	Дуб	Райграс (многолетний и культивированный)
Конский щавель	Оливковое дерево	Сладкие яровые
Колючий амарант	Тополь	Тимофеевка
	Платан	Пшеница (культивированная)
	Орех грецкий	
	Ясень белый	
	Сосна белая	
	Ива	

разных районах страны дают лишь приблизительную картину. Они могут быть верны только при условии слабого ветра или безветрия, а также если бы характеристики ветра оставались постоянными. Конечно, такого быть не может, и сами аллергологи не всегда умеют предсказать, какая пыльца в этом или следующем году будет занесена в город. Переезжая с места на место, чтобы избежать пыльцы, вы не облегчите себе жизнь. Например, уехав из дома, чтобы убежать от амброзии, вы можете на новом месте подхватить аллергию к пыльце кедра, вяза или березы.

К тому же, хотя показатели содержания пыльцы обычно выше за городом, в больших городах, таких, как Нью-Йорк и Чикаго, пыльца тоже есть — опять же благодаря ветру. А высоко в горах и на берегу моря пыльцы меньше всего.

Обычно мы не видим пыльцу. Но аллергики к ней хорошо знают наступление сезона пыльцы. Лиственные деревья — береза, вяз, клен и тополь — обычно дают пыльцу ранней весной; травы — поздней весной и летом; сорняки, например, амброзия, — поздним летом.

Пыльца наиболее опасна в сухой, ветреный день и наименее — когда идет дождь, поскольку вода смывает ее. Уровни пыльцы особенно высоки поздно вечером и рано утром. Поэтому в эти часы лучше оставаться дома при закрытых окнах. Окна следует закрывать и во время сна.

Вполне понятно, что в сезон созревания пыльцы вы не сможете косить траву, вырывать сорняки или играть в поле, не поднимая при этом тучи пыльцы. Но существуют меры, которые помогут вам выйти победителем в борьбе с ней.

- Воздушный кондиционер — это естественный способ защитить дом от пыльцы. Кондиционер в машине сделает поездку за город более терпимой (см. ниже о средствах очистки воздуха).
- Летом следует ополаскивать волосы, придя домой после игры или работы на свежем воздухе и прежде чем ложиться вечером в постель. Иначе даже в хорошо проветренной комнате вы будете испытывать тяжелые симптомы из-за пыльцы, попавшей вам в глаза и в нос.
- Домашние животные переносят пыльцу на шерсти. Не пускайте их в дом в сезон пыльцы, если, конечно, не хотите каждый вечер поливать их из шланга.

- Срежьте всю амброзию на вашем участке. Вы можете спокойно сделать это сами после первого мороза. Наденьте рабочие перчатки и комбинезон, чтобы защитить свою кожу от масел, выделяемых стеблями этих растений. Следующей весной скосите траву, чтобы семена не проросли вновь. Некоторое количество пыльцы амброзии может попасть к вам с соседних полей или с другой стороны города. Но каждое уничтоженное растение — это на миллион зернышек пыльцы меньше для вас.
- Засейте большую часть вашей лужайки менее аллергенной (и трудоемкой) травой, например, миртом или викой. В соединении с азалиями, камнями и дорожками, посыпанными битым кирпичом в изящном стиле японских садов, ваш двор может оказаться красивее, чем просторная зеленая лужайка для игры в гольф у ваших соседей. В то же время, вы избавитесь от затрат на химические пестициды для поддержания картинно-идеальных лужаек — большой плюс для тех, кто чувствителен к химикалиям.
- Избавление дома от пыли и плесени в течение всего года поможет аллергику легче перенести сезон пыльцы. И опять же, уменьшая общую нагрузку родственных раздражителей, можно лечить определенную аллергию.

Плесень

Вы чувствуете себя хуже
— в сырую погоду?
— когда входите в сырой, пахнущий плесенью дом или подвал?

— когда сидите в комнате, заставленной мебелью?
— когда находитесь вблизи сена или соломы (в саду, в амбаре или в цирке)?
— когда вы вблизи компостной ямы или кучи листьев?

Если хоть на один вопрос дан положительный ответ — у вас аллергия к плесени.

Другой вариант проверки:

Вы чувствуете себя *лучше*, когда выпадает снег?

Плесень относится к растениям, называемым грибками. Как и пыльца, ее споры разносятся ветром и вызывают аллергию. Милдью — это черная или белая культура, образуемая спорами плесени. Помойные ведра, сырые подвалы, душевые занавески — наиболее привычные места обитания плесени. Но плесень неприхотлива, ей подойдет любое сырое, теплое, темное и плохо вентилируемое место, причем не только в помещении (из таблицы 14 вы уже знаете наиболее «лакомые» места для плесени). Поищите вокруг вашего дома какую-нибудь утечку или мокрые пятна, которые могут быть источником плесени. Чем скорее вы осушите их, тем лучше.

Главная цель при контроле плесени — уменьшить избыточную влажность в доме. Один врач сообщает, что его собственная плесневая астма очень хорошо реагировала на осушитель в спальне. Ему удавалось снизить влажность до 50 процентов по сравнению с 88 процентным уровнем влажности воздуха в туманной, влажной Вентуре, штат Калифорния. С уменьшением влажности в помещении заметно снизился уровень плесени — и этот доктор перестал пользоваться стероидными лекарствами от своей астмы.

Альфред Замм, врач из Кингстона, штат Нью-Йорк, специализирующийся на видах аллергии, вызванных окружающей средой, дает в книге «Почему ваш дом может угрожать вашему здоровью» следующий совет аллергикам к плесени: «Я рекомендую купить самый мощный осушитель, какой есть, который автоматически отключается, когда влажность падает до приемлемого уровня» (*Zamm A.* Why Your House May Endanger Your Health. Simon and Shuster, 1980).

В отличие от пыльцы, плесень не является сезонной проблемой в строгом смысле, хотя она склонна буйно разрастаться, когда теплеет, и уменьшаться в холодные месяцы. Исключительно дождливое лето дает огромный урожай плесени. Работа в хорошую погоду: уборка листьев, садоводство, косьба травы – приводит в движение споры плесени, поэтому аллергию к плесени можно легко принять за аллергию к пыльце. Сжигание листьев осенью тоже может вызвать приступ.

Грибы и дрожжи родственны плесени, поэтому они часто вызывают реакцию у людей, чувствительных к плесени.

Неудивительно, что те же самые люди могут отреагировать на употребление продуктов, ферментированных плесенью: это острые сыры, например, рокфор или чеддер, выпечка, засахаренные фрукты, соленые или копченые мясо и рыба, соевый соус. Сюда же относятся пиво, вино или сидр, а также употребление уксуса (см. главу 3 «Как составить диету без аллергенов»). Пенициллин тоже получают из плесени. Если у вас аллергия к плесени, то может проявиться аллергия и к пенициллину.

Как предотвратить появление плесени

Избавьтесь от сырости. Вода в подвале может быть признаком трещин в штукатурке, в стенах или дефектов дренажной системы.

Проверьте водосточные трубы. Если ваш подвал становится особенно влажным после дождя, это значит, что вода из водосточных труб стекает слишком близко к фундаменту. В этом случае надо надставить водосточную трубу, чтобы дождевая вода стекала как можно дальше от дома.

Пользуйтесь только легкими моющимися ковриками вместо тяжелых ковров, особенно в цокольных этажах или местах, склонных к сырости и скоплениям воды. Мокрое покрытие — это самое благоприятное место для размножения плесени.

Выведите выходной вентиль бельевой сушилки на улицу, чтобы снизить излишнюю влажность.

Выбросьте весь старый, влажный хлам, который вы накопили в подвале, на чердаке, в стенных шкафах: газеты, книги, журналы, старые коврики, ненужную мебель, старые пропыленные подушки, сломанные игрушки и т. д.

Содержите вещи в чистоте. Никогда не вешайте вещей в шкаф сразу после того, как вы их носили. Держите шкафы, ящики кухонного стола, ванные и холодильники чистыми и сухими.

Развешивайте для просушки сырые полотенца и мочалку в ванной комнате. Растяните мокрые занавески.

Проветривайте помещение возможно чаще. Когда нет ветра, пользуйтесь электровентилятором.

Посыпьте порошком буры в местах распространения плесени, например, дно помойного ведра. Это простое минеральное соединение оказывается очень эффективным средством борьбы с плесенью.

Избегайте обоев. Это рассадник плесени, особенно в ванной комнате. Если вы обожаете обои, добавьте буры или борной кислоты к клею.

(См. таблицу 16, где даны и другие советы, как бороться с плесенью).

Больное место: аллергия к животным

Вы чувствуете себя хуже:

- всякий раз, когда рядом животные?
- когда вы держите в руках плед, носите шубы или шерстяное нижнее белье, спите в шерстяном шарфе или на перовой подушке?

Если да, то у вас, скорее всего, аллергия к шерсти животных, их перхоти и запаху.

Аллергия к перхоти домашних животных — частицам волосинок и кожи, прилипающим к шерсти — может развиться в любое время, даже если ваш любимец живет у вас уже несколько лет. Кошки — самые сильные аллергены, на втором месте стоят собаки. Кролики, морские свинки, хомяки или лошади реже вызывают аллергию. Могут ее вызвать и длиннохвостые попугаи, поскольку аллергия к перьям тесно связана с аллергией к перхоти. Последние исследования показали, что слюна или моча домашнего животного тоже бывают аллергенами.

Кажется, это делает золотую рыбку почти единственным безаллергенным домашним любимцем! Правда, человек может иметь аллергию только к одной породе собак или кошек, но это встречается редко, и распространенное мнение, что, взяв себе короткошерстное животное, можно облегчить болезнь, оправдывается только в некоторых случаях.

«Я встречал длинношерстных собак с шелковистой шерстью, которые были совершенно безвредны, — говорит д-р Фоллиерс, — и короткошерстных собак, перхоть которых была источником больших проблем. Так что это дело случая. Вообще я должен сказать, что человек с целым букетом аллергических проявлений должен держаться в стороне от мохнатых друзей. Но длинношерстная собака во дворе все же лучше, чем любая собака, которая спит рядом с кроватью ребенка».

Некоторые семьи решают эту проблему, постоянно держа своего любимца на улице и приучая своего ребенка-аллергика радоваться ему на расстоянии. А другие не способны чувствовать себя хорошо даже если собака во дворе.

Но удаление животного не всегда приносит облегчение. Перхоть животных и другие их выделения остаются на коврах и в домашней пыли еще много месяцев после ухода животного. Кроме всего прочего, это животное может быть не единственным в жизни вашего ребенка.

«Вы должны быть реалистами, особенно что касается детей, – предупреждает д-р Фоллиерс. – Врач говорит: Никаких животных, а ребенок идет к соседям и играет с их собакой».

Иногда родителям приходится жертвовать собой. Д-р Фоллиерс рассказал историю о мужчине, у которого была аллергия к домашней собаке, но он ничего не говорил об этом своим троим детям, потому что знал: они обидятся на него, если он лишит их этого пса. Поэтому он принимал лекарства от аллергии и продолжал страдать. Несомненно, отказ от домашнего любимца – это одно из самых болезненных решений, которые когда-либо принимает семья. Д-р Фоллиерс рассказывает также историю семьи, которая не хотела признать тот факт, что их собака – источник их неприятностей, до тех пор, пока их любимица не попала под машину и все их симптомы внезапно исчезли.

Иногда аллергическую реакцию вызывает одежда, сделанная из мохера, альпаки, кашемира или козьей шерсти. Источником аллергии могут быть кресла и кушетки, набитые конским волосом, и вещи с первой или пуховой набивкой. Это значит, что люди, чувствительные к перьям, должны держаться подальше от пуховых одеял, спальных мешков и лыжных курток. Врачи часто рекомендуют в качестве заменителя набивку из лавсана. Перьевые подушки можно заменить хлопчатобумажной наволочкой, наполненной старыми свернутыми теннисками. Избегайте поролона — он способствует росту плесени.

Повседневные запахи и испарения

Вы чувствуете себя хуже, ощутив:

— запах средств домашней чистки и моющих средств, например, отбеливателей, нашатырного спирта и политуры?
— испарения от печей, выхлопы автомашин или автобусов, запахи бетонированных дорог, керосиновых нагревателей, мастики, бензина, дым древесного угля или других нефтепродуктов?
— запахи от недавно вычищенной одежды, чехлов и ковриков?
— запах зажигалки, шариков от моли или инсектицидов?
— пары хлорированной воды?
— благоухание мыла или шампуня?
— ароматизированные свечи?

Если да, то у вас аллергия на какие-нибудь химические запахи и испарения.

Например, у некоторых людей аллергия к запахам деревьев, трав и цветов, а не к самой пыльце. Для иных достаточно запаха сосновой обшивки или рождественской елки. Другие настолько чувствительны к рыбе, яйцам или другим продуктам, что даже их запах может сделать их больными.

Какова же связь между запахами и чувствительностью?

«Нос обеспечивает запахам прямой путь в мозг», — объясняет Айрис Р. Белл, доктор медицины, доктор философии, психиатр из Сан-Франциско, интересующаяся влиянием окружающей среды на здоровье. Действительно, рецепторы запаха в мозгу расположены непосредственно позади самых верхних полостей носа. И у людей с повышенной чувствительностью химические запахи, достигая мозга, влияют на образ мыслей и поведение.

«Большая часть токсических газов тем или иным образом снижают доступ кислорода к тканям, — говорит Ф. Сильвер, инженер из Мартинсберга (Западная Вирджиния), который изучает проблему влияния газов на здоровье. — При недостатке кислорода в первую очередь и больше всего страдают мозг и нервная система, снижая способность здраво рассуждать и вызывая проблемы с поведением».

Но когда налицо влияние химикалиев, даже эксперты не всегда могут различить, аллергия это или общее отравление. Усложняет дело то, что некоторые люди невосприимчивы к веществу, которое других делает больными, как заметил д-р Гердес: «На одном конце шкалы — люди, которые живут около химической фабрики и никогда не имеют никаких забот. А на другом конце — люди, которые не могут жить даже на расстоянии 20 миль от этой фабрики, потому что они постоянно болеют. Большинство из нас находятся где-то посередине».

Так называемая умеренная доза — вот где начинаются настоящие неприятности.

«Многие из наших современных достижений сталкивают нас с веществами, не смертельными в малых дозах,— говорит д-р Мак-Говерн.— Но постепенно накапливаясь, химикалии, с которыми вы сталкиваетесь ежедневно (здесь и аэрозольные пестициды, и формальдегиды, фотокопировальные машины, и т. д.) часто достигают токсичного уровня. Даже несмотря на малое количество каждого взноса, они в течение дня складываются в огромные дозы. А раз вы превысили толерантность вашей системы к этим химикалиям, ваша иммунная система повреждается. И вы становитесь аллергиком».

По словам д-ра Гердеса, особо чувствительные люди стоят в первой линии нашего движения во все более и более загрязненное общество. Вещества, которые беспокоят чувствительных людей, не отличаются от тех веществ, которые в увеличенных дозах будут беспокоить большинство из нас.

Иногда чувствительность незаметна до тех пор, пока индивидуум не получит одну большую дозу, которая наконец вызовет нарушение здоровья.

«Например, человек может быть слегка чувствителен к хлору, и вот однажды в городе случайно взрывается цистерна,— говорит д-р Гердес.— Токсичная доза может каким-то образом изменить умеренно чувствительного индивидуума, и с этих пор он больше не сможет переносить хлора (или любое другое химическое вещество). Ситуация осложнится еще и стрессом».

Врачи, с которыми мы беседовали, соглашаются, что не так уж важно, как вы назовете вашу реакцию на химикалии — аллергией, чувствительностью или отравлением. Важно определить, что вас беспокоит, и принять какие-то меры.

Ваш дом отравляет вас газом?

Природный газ рекламируют как чистое топливо. И это в каком-то смысле правда, принимая во внимание его незначительного, по сравнению с горящим углем, деревом или нефтью, вклада в загрязнение воздуха. Но для чувствительных к химическим веществам людей газовые плиты и приспособления доставляют большую неприятность, так как выпускают в атмосферу дома продукты сгорания: закись углерода, формальдегид, окись азота, двуокись азота, а также группу соединений, известных как углеводороды (включая бензин и ацетилен).

Нет нужды помнить все эти названия. Достаточно последовать совету д-ра Рандольфа: «Самое важное, что вы можете сделать, — это отказаться от газовой плиты и нагревателей».

Бельевые сушилки и кухонные плиты должны быть электрическими, что избавит вас от выделений газа. Холодильники тоже должны быть электрическими. Д-р Замм подчеркивает: «Здоровый дом нельзя даже подключать к газовой линии».

Если вы подозреваете, что ваши неприятности вызваны запахом газа, попытайтесь сделать следующее. Проведите несколько дней в доме друга, где газа нет. Если там вы почувствуете себя лучше, а вернувшись домой вновь ощутите те же симптомы, вполне вероятно, что виноват газ. Может быть, вы уже заметили, что вам становится лучше, стоит вам уехать в командировку или в отпуск, или летом, когда нет нужды в газовых обогревателях.

Если вы чувствительны к газу (или к другому ископаемому топливу), переключитесь на электрические домашние приспособления. Если вы дом арендуете или по каким-то причинам нельзя перейти на электричество, вот некоторые альтернативы.

- Поместите вытяжной устройство над газовой плитой. Это может наполовину уменьшить испарения во время приготовления пищи.
- Для удаления оставшихся запахов используйте воздушный фильтр на кухне во время и после приготовления пищи. (Воздушные фильтры мы обсудим в конце главы.)
- Воздушный фильтр, прикрепленный к центральной системе нагрева или охлаждения также поможет рассеять запах газа.

У вас аллергия к домашней работе?

Поддерживая в доме чистоту, сражаясь с пылью и плесенью, многие из нас *чересчур* усердствуют, порой даже во вред своему здоровью – особенно когда встает вопрос об аллергии. Средства для полировки мебели, средства для мытья волос, аэрозоли всех типов, средства дезинфекции, мастика, шарики от моли – все это вносит свой вклад в невидимый туман химических паров в нашем доме. Большинство этих продуктов представляют собой сочетание ингредиентов нефти и угля, ароматов и сложных химических соединений.

«Один из главных факторов хронической болезни сегодня – это моющие и чистящие вещества»,– говорит Дан Р. О'Банион, доктор философии, автор книг о причинах аллергии с точки зрения экологии и питания.

Д-р О'Банион имеет в виду хроническое воздействие аллергена. Мы все слышали ужасные истории о людях, которые смешивали хлорный отбеливатель с нашатырным спиртом и падали замертво. Но повторяющиеся *единичные* маленькие дозы этих и других продуктов представляют риск сами по себе. «Даже слабая доза определенных химикалиев может привести к хроническим бронхиальным спазмам (например, одышке) или аллергическим реакциям у восприимчивых людей», — пишут доктора Роуз Г. Гольдман и Джон. М. Петерс.

Самые худшие домашние преступники — это, вероятно, средства для чистки духовок и освежители воздуха. Средства для чистки духовок — потому, что они самые сильные; любое средство, которое может заменить тяжкую работу по борьбе с полугодовым слоем нагоревшего жира и сока, вытекшего из пирогов, должно быть очень сильным. А освежители воздуха, будь то ароматизированные аэрозоли, или душистые орнаменты, наклеенные на крышку помойного ведра, — потому, что они *добавляют* еще больше химикалиев в дом.

Но вам не понадобятся эти средства. Держите духовку в чистоте, протирая ее каждый раз после того, как вы пользовались ею (и пока она еще теплая), или соскребая твердые спекшиеся частицы железной мочалкой. А самый лучший и дешевый освежитель воздуха, рекомендуемый д-ром Боксером, — открытая коробка простой пищевой соды, Она поглотит все запахи, не добавив при этом своего.

И действительно, пищевая сода — одно из многих простых старинных средств, которое выполняет работу некоторых дорогостоящих, издающих запахи хозяйственных препаратов (см. таблицу 16, где дан более полный список безопасных заменителей почти для каждого вида домашней работы).

Таблица 16

Средства для уборки дома

Работа или средство для уборки	Другой метод или средство для уборки
Освежитель воздуха *для холодильника, стенных шкафов, подвала, кладовой, гаража, рабочей комнаты,для помойного ведра*	1. Открытая коробка с пищевой содой 2. Активированный древесный уголь (заменять каждые 3 месяца или в соответствии с инструкцией) 3. Удаляйте запахи из комнаты или шкафа электрофеном Вымойте ведро раствором буры, затем посыпьте сухой буры на дно ведра
Средство от моли	1. Белый уксус 2. Бура в теплой воде
Крем для обуви (для кожи)	Небольшое количество оливкового или лимонного масла. Затем протереть мягкой тряпочкой
Средство для чистки хромированных частей	1. С помощью мягкой тряпки нанести яблочный уксус, затем протереть бумажным полотенцем 2. Влажной тряпкой нанести мел, затем протереть сухой тряпкой
Средство для чистки кофеварки и чайника (неалюминиевого)	Насыпать пищевой соды на влажную мочалку и протереть
Пеленки	Прополоскать и положить в раствор: 0, 5 чашки буры на 8 литров теплой воды. Замочить на ночь, чтобы отошли пятна и исчез запах. Затем выстирать
Дезинфицирующее средство	Бура в теплой воде
Средство для прочистки засоренных труб: *раковины и ванны*	1. Обильно полить раствором: 1/2 чашки соды и 1 чашка белого уксуса или 3 столовые ложки технической соды или соль и пищевая сода в равных частях 2. Удалить пробку с помощью штока и водопроводного змеевика, которые можно купить в отделе скобяных изделий
мусоропровода	Высыпать 3 столовых ложки буры в трубу. Через 15 минут открыть мусоропровод и в течение нескольких секунд лить холодную воду
Средство для чистки электрического утюга (за исключением тефлонового или других специальных покрытий)	На сковороде смешать белый уксус с солью до густой кашицы. Слегка нагреть и с помощью тряпки потереть смесью дно утюга до удаления темных пятен или подпалин

Продолжение табл. 16

Работа или средство для уборки	Другой метод или средство для уборки
Политура для мебели	Тщательно протереть после обработки пчелиным воском или оливковым маслом или 100% лимонным маслом или смесью пчелиного воска и оливкового масла
Средства очистки общего характера (крашеные стены, деревянные изделия, полы и керамические плитки)	1. В 8 литрах воды развести 1/2 чашки буры и 1/2 чайной ложки жидкости для мытья посуды 2. Бура в теплой воде
Жирные пятна на ковре и чехлах	Втереть пищевую соду в пятно тряпкой или щеткой, затем смести
Удаление с кожи или волос смолы и дегтя	Растительное масло, затем мыло и вода
Драгоценности	1. Украшения на одежде, бриллианты, драгоценные камни: помыть теплой (не горячей) мыльной водой с помощью мягкой кисточки или мягкой зубной щетки. Вытереть насухо очень мягкой материей 2. Жемчуг: нанести несколько капель глицерина и отполировать очень мягкой материей
Стирка:	
отбеливание	Пользуйтесь нехлорированными (кислородными) отбеливателями
моющее средство	Пользуйтесь стиральным порошком без энзимов, пищевой содой или бурой
полоскание	Чтобы удалить следы моющего средства, добавьте в первую воду 1/2 чашки буры или 1/2 чашки белого уксуса
удаление пятен и отбелка	1. В стиральный раствор добавить 1/2 чашки буры 2. Повесить выстиранное белье на солнце для просушки
Чистка металла (нержавеющая сталь; медь, бронза, латунь, олово; не для серебряной посуды и украшений)	1. Смешать столовую соль с лимонным соком и протереть. 2. Смешать 1 столовую ложку соли, 1 столовую ложку муки и 1 столовую ложку белого уксуса. Получится густая смесь. Мягкой губкой или тряпкой нанести на вещь и слегка потереть. Оставить на час. Хорошо сполоснуть теплой водой, вытереть насухо мягкой материей
Удаление налета на двери и резиновой прокладке холодильника	Протереть белым уксусом
Чистка разных поверхностей (пластик, стекло, мрамор)	Протереть солью и тщательно сполоснуть теплой водой
Средство от моли	

Продолжение табл. 16

Работа или средство для уборки	Другой метод или средство для уборки
	Кладите в платяной шкаф марлевые мешочки с сухой лавандой или смесью: 200 г розмарина, 200 г мяты, 100 г тимьяна и 2 столовые ложки долек чеснока
Средство для чистки духовки	1. Протереть сырой тряпкой, пока духовка теплая 2. Почистить стальной стружкой и технической содой
Чистка кофейного ситечка (неалюминиевого)	Налить в чашку воду до краев, добавить 1 чайную ложку буры. Пропустить через ситечко и оставить его на 20 минут. Тщательно прополоскать теплой водой
Средство для чистки кастрюль и сковородок	Замочить в теплой соленой воде, затем протереть стальной стружкой
Средство для чистки холодильника	Протереть губкой раствором: 1 столовая ложка буры на 1 л теплой воды. Сполоснуть холодной чистой водой
Следы крахмала на одежде	Смочить белым уксусом, затем выстирать, как обычно
Порошок для раковин, ванн, кафельной плитки	Насыпать пищевую соду или буру на влажную губку и протереть. Тщательно промыть теплой водой
Средство для чистки серебра	1. Положить в алюминиевую кастрюлю в раствор: 1 чайная ложка винного камня на 1 л теплой воды или 1 чайная ложка пищевой соды на 1 л теплой воды 2. Протереть карбонатом кальция на мокрой тряпке
Средство для мытья окон	1 столовая ложка белого уксуса на 1 л теплой воды или 1/4 чашки белого уксуса на 4 л теплой воды
Средство для очистки ветрового стекла	Протереть влажной губкой с пищевой содой

Если вам необходимо держать под рукой сильные химические средства, храните их в плотно закрытом ящике, лучше всего вне дома, где-нибудь в сарае. Сюда входят: краски, растворители, лаки, скипидар, жидкость для зажигалок, древесный уголь, клеи, сильно пахнущее мыло и моющие средства, политура, швабры и тряпки, хлорные отбеливатели и нашатырный спирт. Когда вы пользуетесь ими, следите, чтобы окна были широко раскрыты и работал вентилятор. После уборки уйдите на несколько часов, чтобы запахи успели исчезнуть.

Когда дело касается покраски, переделки и отделки, у вас нет большого выбора средств, и все они могут сильно пахнуть. Кстати, алкидные краски вообще лучше переносятся, чем латексные или эпоксидные краски, запахи которых ощущаются

Как проверить себя на аллергию к предметам домашнего обихода

Тест с запечатанной банкой

Чтобы проверить ткань, изоляционный или какой-нибудь другой материал, поместите небольшой кусочек в чистую банку. Запечатайте. Поставьте на солнце или в теплое место на два часа (это имитация теплого, плотно закрытого пространства, в котором мы преимущественно живем). Затем снимите крышку и понюхайте воздух, исходящий из банки. Отметьте вашу реакцию на запах. Если симптомов нет, изделие можно использовать.

Тест с крашеной доской

Чтобы проверить краску, лак, краситель или защитное покрытие, сделайте несколько штрихов на старой доске. Пусть хорошо высохнет. Несколько дней спите, положив эту доску под подушку или около кровати. Если появятся какие-нибудь симптомы, значит, у вас аллергия к этому продукту, и вам следует избегать его.

Тест на запах

Если нельзя получить образец продукта, просто понюхайте его на витрине. Многие чувствительные к химическим веществам люди имеют очень острое чутье, позволяющее им узнать продукты, которых они не переносят. Если данный продукт издает неприятный для вас запах, не покупайте его.

еще несколько месяцев. Если вы хотите проверить себя на переносимость к какому-нибудь определенному веществу, прежде чем сделать его постоянной частью вашего дома, предлагаем несколько способов проверки.

Борьба с насекомыми без пестицидов

При опрыскивании с воздуха сельскохозяйственных культур пестициды часто попадают на дома, школы, театры, общественные здания и спортивные лагеря.

«Шведский стол» из домашних пестицидов, стоящих на полке бакалейной лавки рядом со швабрами и кормом для домашних животных, дает нам ложную уверенность в их безопасности. Девять из десяти американских семейств используют пестициды в своих домах, дворах и огородах, но мало кто при этом понимает, что вносит в свое окружение высокотоксичные химикалии. Если мы ворчим, что купленные в супермаркете апельсины чем-то обработаны, то и сами не должны пользоваться пестицидами в наших собственных дворах и кухонных шкафах.

Экзотические, со сложными названиями препараты — это не единственные пестициды, которые могут вызвать реакцию. Многие домашние инсектициды содержат пиретрум, абсолютно натуральный продукт, полученный из цветка растения, родственного амброзии. Если у вас аллергия к амброзии, вы вполне можете быть чувствительны и к пиретруму. Д-р Рандольф предостерегает: «Никогда, никогда не используйте пестициды в помещении».

Если в вашем доме появились термиты и вы не знаете, истребить ли их сейчас или подождать, пока они источат все вокруг, попросите рабочего, чтобы он обработал химикалиями само их гнездо, а не бегал за ними по всему дому. И постарайтесь сделать обработку перед вашим отпуском, чтобы запах улетучился, пока вас нет дома.

В таблице 17 даны безопасные способы, которые вы можете применять в борьбе с насекомыми в доме или вокруг него.

Вы можете даже избежать опрыскивания с воздуха. Одна женщина из Техаса, очень чувствительная к химикалиям, рассказала нам:

«Маленький город, в котором я живу, периодически опрыскивают от москитов. Шесть раз у меня была сильная аллергия на эти запахи, прежде чем я убедила их предупреждать меня. Я сказала им, что если они опять свалят меня, то уже придется вызывать не скорую помощь, а катафалк. Теперь они повесили на свою машину табличку с надписью: Прежде чем выводить машину из гаража, позвоните миссис Шерцер, тел. 278-4817. В этом году сам город не опрыскивали, но опрыскивали округ. Так какой-то человек из округа приехал, постучал в мою дверь в 9 часов утра и сказал: В 6 часов вечера мы будем опрыскивать это место. Времени было достаточно, чтобы уехать из города. Я провожу пару дней у дочери или свекрови, пока воздух не очистится».

Выслеживание формальдегида

Каждый год производятся тысячи тонн формальдегида. Очевидно, что не весь он используется в школьных кабинетах биологии для сохранения

Таблица 17

Борьба с домашними вредителями

Насекомые	Средство
Муравьи	1. Посыпьте красным перцем полы и плинтусы 2. Посадите мяту у дверей дома (муравьи ненавидят мяту) 3. Положите мед и борную кислоту на кусочки бумаги и поставьте в местах скопления
Жучки (в продуктах)	1. Заморозьте муку и крупу на 48-72 часа после покупки и храните, как сказано в п. 2 2. Храните муку, крупу, крекеры, зерновые, печенье и макароны в стеклянных банках в холодном месте. В каждую банку положите лавровый лист
Блохи	1. Минимум через день обрабатывайте пылесосом любимые места пребывания ваших домашних животных 2. Раз в неделю стирайте их подстилки в горячей мыльной воде 3. Купайте вашего любимца с последующим ополаскиванием раствором трав: 1/2 чашки свежего или сушеного розмарина на 1 л кипящей воды (для крупных собак увеличить в 2 раза). Настаивать 20 минут, процедить, охладить. Равномерно облить животное. Вытирать не надо 4. Выкупайте животное и ополосните лимонной водой: тонкие ломтики лимона с кожурой положить в 0, 5 л кипящей воды. Оставить на ночь. Процедить. Губкой, смоченной в настое, протереть животное. Если блох много, проделывайте эту процедуру ежедневно 5. В пищу животного добавлять пивные дрожжи или тиамин (витамин В)
Мухи	1. Покрывайте крышкой ведро с отходами или кладите их в мешки 2. Развесьте липкую бумагу 3. Пользуйтесь у входа в дом электрошоком 4. Компостируйте весь навоз
Огородные вредители	1. Пересыпьте овощи сильно пахнущими травами (например, базилик, лук-резанец, чеснок, лаванда, репчатый лук, мята болотная, мята перечная, розмарин, шалфей) и цветами (например, хризантемы и ноготки) 2. Соедините 3 больших мелко нарубленных луковицы, 1 зубчик чеснока, 2 столовых ложки горького перца и 1 л воды. Смешайте в смесителе. Добавьте 1 столовую ложку мыла и хорошо перемешайте. Процедите и опрыскайте растения 3. Насобирайте полезных хищников: божью коровку, муравьиного льва, богомола, ос
Клещи (на домашних растениях)	Опрыскайте смесью: 4 чашки муки и 1/2 чашки пахты на 20 л воды
Москиты	1. Чтобы они не размножались, надо вылить застоявшуюся воду из бидонов, старых шин и засорившихся или неправильно наклоненных водосточных труб

Продолжение табл. 17

Насекомые	Средство
	2. Используйте «электрошок» у дверей дома 3. Приобретите богомола, природного хищника
Моль	1. Проветривайте одежду раз в неделю или чистите ее жесткой щеткой, чтобы удалить яйца моли и предотвратить ее выведение 2. Стирка одежды убивает моль во всех видах 3. Заверните одежду в бумагу и положите на мороз на 3-7 дней, потом уберите до следующего сезона
Тараканы	1. Содержите дом сухим, без крошек хлеба и остатков пищи 2. Обильно посыпайте борной кислотой в щелях, углах, местах скопления насекомых и вокруг лепных украшений 3. Смешайте 2 столовые ложки муки, 1 чайную ложку какао и 4 чайные ложки буры. Положите на небольшие кусочки бумаги в стратегически важных местах
Термиты	1. Чтобы предотвратить появление термитов, стройте дом из уплотненного дерева 2. Обработайте гнезда минеральными инсектицидами — хромовокислой медью или криолитом (оба ядовиты)
Клещи	1. Капните на клеща спиртом. Как только клещ вытянет голову из кожи, схватите его большим и указательным пальцами, поверните и выдерните. Затем уничтожьте клещей, чтобы они не разводились 2. Густо покройте клеща растительным жиром, размягченным маслом или маргарином, чтобы он задохнулся. Затем действуйте, как в п. 1

лабораторных образцов. Бесцветная едкая жидкость превращается в самую разную, широко распространенную продукцию — от фанеры и ковров до немнущейся одежды. (См. текст в рамке «Изделия, содержащие формальдегид».) Химический формальдегид чрезвычайно неустойчив: он легко распадается и выделяет токсичный газ, который просачивается в воздух и плохо действует на здоровье. Теоретически вредное действие формальдегида объясняет то, что вдыхаемые молекулы газа соединяются в дыхательных путях с протеином, образуя другое вещество, способное вызывать иммунную реакцию, известную как аллергия.

Классические симптомы после небольшой дозы формальдегида: жжение в глазах, головная боль, кожный зуд, сыпь, боль в груди, насморк или заложенность носа, сухой кашель, тошнота, боль в горле. Может быть понос, астма.

«Поскольку формальдегид такой вездесущий, то обыкновенные респираторные заболевания типа астмы и другие явления, например, аллергический дерматит, могут быть чаще вызваны формальдегидом, чем это принято думать сейчас», — говорит доктор Ральф Е. Йодайкен из Центра контроля заболеваний.

Вот случай вызванного формальдегидом заболевания, поразившего *сотни* людей в новом административном здании колледжа (штат Пенсильвания). Проработав в офисе три года, секретари и администраторы приобрели симптомы, описанные выше. В течение дня симптомы усиливались, а дома — вечером и в выходные дни — люди чувствовали себя лучше. Когда наступила зима и заработала отопительная система, всем стало еще хуже. Пригласили группу консультантов, чтобы провести проверку. Оказалось, что причиной был формальдегид, выделяемый мебелью и книжными полками, сделанными из слоистого пластика и слоистой фанеры (два наиболее известных источника формальдегида).

Как и во многих новых домах, меры по экономии энергии свели почти к нулю поступление свежего воздуха в помещения. Поэтому частично способ «лечения» состоял в том, чтобы на две недели оставить открытыми окна, дав доступ свежему воздуху. Простоявшее незанятым целый год, здание было наконец вновь открыто. Персонал возобновил работу — и без всяких неприятностей.

Этот сценарий повторялся вновь и вновь в административных зданиях от Вашингтона до Лос-

Анджелеса. Опыт показывает, что длительное воздействие формальдегида может вызвать рак. На момент написания этой книги наиболее распространенный домашний источник формальдегида – изоляционный материал из пены формальдегида – был запрещен комиссией по безопасности потребительских продуктов. Несколько врачей, с которыми мы говорили, выражают надежду, что если потребители перестанут покупать товары с содержанием формальдегида, изготовители вынуждены будут не выставлять их на рынок.

Но сейчас вы сами должны быть начеку. Прежде чем купить что-либо, читайте этикетки. Смотрите внимательно: формальдегид может «спрятаться» за формол, окись метилена или формалин. Вот еще несколько советов.

- Если вы занимаетесь строительством или что-нибудь переделываете, не пожалейте лишних денег и купите настоящее дерево вместо всякой химии, вроде слоистого пластика.
- Если в вашем доме уже стоит мебель с использованием слоистого пластика и фанеры, покрасьте поверхности краской с низкой проницаемостью.

Изделия, обычно содержащие формальдегид

Освежитель воздуха	Сигаретный дым	Лак для ногтей
Немнущаяся одежда	Освежители рта	Газетная бумага
Химические удобрения	Ковры и портьеры	Обои
Инсектициды и фунгициды	Лак для волос	Фотоматериалы
Древесная фанера	Моющие средства	Пластырь
Огнеупорная материя	Изделия из бумаги	Пластик
Дизельное топливо	Зубная паста	Дезодоранты
Дезинфицирующие средства	Восковая бумага	Мыло
Косметические салфетки	Сухая штукатурка	Шампуни
	Мешки для бакалеи	

- Вместо ковровых покрытий, пропитанных формальдегидом, постелите на пол легко стирающиеся коврики.
- Прежде чем покупать дом, проверьте, есть ли в нем пенная изоляция. Если есть — не покупайте или потом удалите изоляцию.
- Проветривайте ваш дом.

Попытайтесь меньше пользоваться пластиками и синтетикой

В 1957 году в Диснейленде был открыт Дом Завтрашнего дня, сверху донизу отделанный пластиком.

Это футуристическое видение стало теперь реальностью. Пластиковые и синтетические домашние принадлежности и стройматериалы окружают нас со всех сторон. Сюда же относятся одежда и аксессуары из пластика, скрытого под такими словами, как полиэстер, винил, полистирол, ацетат и т. д. Конечно, они дешевые и прочные. Но для людей, чувствительных к химикалиям, проблема заключается в том, что пластики, как и формальдегид, имеют тенденцию «выгазовываться» — выделять в воздух мельчайшие молекулы материала, из которого они сделаны, особенно при нагревании. Если вас окружает синтетика, например, ковровое покрытие на полу, одежда, мебель, то в конце концов вас переполняет это предательское нагромождение запахов, и вы не понимаете, что же происходит, пока не заболеваете.

Но есть простые пути решить эту проблему — начиная с пола и вверх.

«Вслед за избавлением от газовой плиты и газовых бытовых приборов, отказ от синтетических ковров и губчатой резины — самое важное решение с целью облегчить аллергию к химии»,— говорит д-р Рандольф. Следующим шагом будет отказ от виниловых чехлов, скатертей, занавесок, портьер и одежды из полиэстера.

Многие люди, и производители в том числе, возвращаются к натуральным строительным материалам и предметам быта. Это кирпич, дерево, камень, глина, керамическая плитка, плитняк, глиняные изделия, терракота, пенька, ивняк, джутовая мешочная ткань, шерстяные и хлопчатобумажные пледы, металлы, такие, как латунь, медь и железо — все они не выделяют газа. А натуральные волокна — хлопок, лен, шелк и шерсть — опять не желают уступать дорогу синтетическим тканям.

Когда вы хотите что-нибудь купить, ищите непластиковый вариант того, что вам нужно. Если все же вам придется купить пластик, избегайте только что изготовленных вещей. Выгазовывание почти прекращается года через два, особенно у твердого пластика. Мягкие же пластики выделяют газ бесконечно долго. Чем тверже пластик, тем он безопаснее для вас.

«Лучше покупайте деревянную мебель, бывшую в употреблении, чем новую синтетическую, если хотите создать химически чистую комнату в вашем доме»,— говорит д-р Мак-Говерн.

Где дым — там неприятность

Некоторые говорят, что дым — аллерген. Другие говорят, что это всего лишь раздражитель. Но нет сомнения в одном: восемь миллионов аллергиков чувствительны и к табачному дыму.

Курение – не что иное, как загрязнение воздуха, вызванное курящим, и атака на любого, кто находится поблизости. Сигаретный дым содержит не только смолу и никотин, но также *1500* других химических соединений: бензопирен, формальдегид, закись углерода, нитриты, углеводороды, фенолы, аммиак, алюминий, серу, альдегиды, цианистый водород, пиридин и акролин – и это только небольшая часть. Неудивительно, что сигаретный дым – настоящий убийца чувствительных дыхательных путей астматиков!

Действительно, сигаретный дым беспокоит и астматиков, и неастматиков, как показывают исследования, проведенные аллергологом Майклом С. Блейссом и доложенные на ежегодном собрании Американской корпорации аллергологов в январе 1982 г. Независимо от того, курили ли они сами или находились вблизи курящих, 72 астматика и 322 неастматика, состоявшие под наблюдением д-ра Блейсса, испытывали затруднения с дыханием.

Если у кого-нибудь из ваших детей астма, вы окажете ребенку большую услугу, бросив курить. Исследования показали, что девять из десяти детей-астматиков стали чувствовать себя значительно лучше, когда их родители перестали курить.

Но не удивляйтесь, когда ваш аллерголог попросит вас перестать курить, независимо от того, какая у вас аллергия. Если есть хотя бы слабый намек на аллергию, любой вид дыма ухудшит ваше здоровье.

«Помимо рака, который у вас может появиться через 20 лет, курение усиливает нелады со здоровьем, которые у вас есть *сейчас*», – говорит д-р Белл.

В своем доме вам легче контролировать курящих. При необходимости повесьте таблички «Не курить». Если же кто-нибудь ухитрится закурить за вашей спиной, как можно скорее проветрите помещение.

Древесный дым родствен сигаретному. Если у вас в доме есть камин, держите заслонку закрытой, когда в нем не горит огонь. Вставьте спереди стеклянные дверцы. В конце сезона производите чистку трубы и камина, чтобы пахнущая дымом сажа не проникла в ваш дом и вы не дышали бы ею.

(Дым марихуаны тоже относится к аллергенам и может вызвать крапивницу и астму.)

Ваш личный оазис среди химических препаратов

Создание своего убежища от химикалиев увеличивает терпимость высокочувствительных людей к остальному миру, напичканному химией. Более того, личный оазис поддержит вас не только физически, но и психологически, придаст вам уверенности во внешнем мире.

Д-р Мак-Говерн предлагает своим химически чувствительным пациентам:

«Выберите любую спальню в доме и сделайте ее химически чистой. Это совсем нетрудно. Снимите картины со стен. Снимите все портьеры. Уберите ковры и ковровые покрытия. Если под ними деревянный пол, тем лучше. Если нет — лучше всего покрыть пол керамической плиткой. Если керамической плитки нет или она слишком дорогая, можно использовать самую дешевую твердую виниловую плитку».

Самую *дешевую*?

«Самые дешевые, самоклеющиеся плитки тверже и менее токсичны, чем более дорогие изделия. Поверьте моему слову», — говорит д-р Мак-Говерн.

«Затем, — продолжает он, — вынесите всю мебель. Кровать должна быть алюминиевая, на пружинах — раскладушка. Вместо матраца возьмите несколько простых (100% хлопка) одеял. Выстирайте их 6-7 раз с пищевой содой, чтобы удалить следы химической обработки. Положите их одно на другое в виде матраца».

Для подушки д-р Мак-Говерн рекомендует футболки из хлопка, свернутые и вложенные в выстиранную наволочку из хлопчатобумажной ткани.

Прямо-таки жилище спартанца! Но д-р Мак-Говерн имеет основания для такой рекомендации: «По требованию правительства матрацы содержат трудно воспламеняющиеся химикалии. Формальдегиды и пестициды также используются в их изготовлении. Если чувствительные к химикалиям люди спят на матрацах, им никогда не станет лучше».

Другие рекомендации д-ра Мак-Говерна не менее экстравагантны:

«Идите на блошиный рынок или на распродажу и купите два обычных кресла по 10 долларов за штуку. Кстати, поищите и бюро долларов за 25. Готовая мебель годится, если ей уже несколько лет и за это время все запахи красок и морилки испарились. Не забудьте спросить, опрыскана ли мебель пестицидами. Если да — не покупайте. Если нет — вы в безопасности».

И что, люди действительно вносят такие изменения в свой дом?

«Почти 400 человек из наших пациентов спят на металлических кроватях, — говорит д-р Мак-Говерн, — и очень хорошо поправляются».

«А у меня 3500 пациентов избавились от газовых плит», — говорит д-р Рандольф.

Д-р Ри, лечивший тысячи пациентов с аллергией, вызванной окружающей средой, добавляет: «Мы не рекомендуем людям того, чего они не смогут сделать. Это было бы напрасной тратой времени».

Убрать из кухни газовую плиту и снять ковровые покрытия в доме вполне в наших силах. А как же с работой? Или с поездками? И тем не менее даже в этих ситуациях вы можете сделать гораздо больше, чем думаете.

Как избежать плохого дня на работе

После спальни человек большую часть времени проводит на рабочем месте. Может показаться, что на промышленных предприятиях люди больше страдают от аллергий. Д-р Мак-Говерн утверждает, что это не так. Львиную долю страдающих от аллергии, связанной с местом работы, составляют служащие в офисах – секретари, клерки, помощники администраторов, программисты и т. д.

«Почти в каждом большом офисе вы найдете людей с каким-нибудь видом аллергии», – отмечает д-р Фоллиерс. Совсем не удивительно, если посмотреть на офис среднего масштаба. Безуглеродные ленты пишущих машинок отдают нефтью. Фотокопировальные машины выгазовывают множество химикалиев. Бумага содержит формальдегид и другие химикалии, не говоря уже о чернилах. Далее: виниловые кресла, формальдегид в панелях, коврах и потолочных плитах. Маркирующие ручки с фетровым стержнем. Корректирующая жидкость. Лампы дневного света. Дым сигарет. Растения в горшках. Любители духов и лосьонов после бритья. В общем и целом, если у вас повышенная восприимчивость к химикалиям, вы будете чувствовать себя как на химзаводе.

Даже если вам нетрудно найти другую работу, нет никаких гарантий, что на новом месте не возникнут те же проблемы. Итак, лучшее, что вы можете сделать, это остаться и постараться как-то выйти из положения. Вот несколько советов:

- Одно из решений – снизить концентрацию. Если можно, уменьшите содержание химикалиев в атмосфере, которой вы дышите. Откройте окно, пусть помещение проветрится (если, конечно, прямо под вашими окнами не паркуются грузовики или ваши окна не выходят на гараж).
- Постарайтесь уходить из здания один – два раза в день, если позволяет уровень загрязнения наружного воздуха. Прогуляйтесь в обеденный перерыв вместо того, чтобы целый час торчать в кафетерии.
- Если у вас много времени занимают разговоры по телефону, удалите из телефонной трубки ватный тампон, убивающий бактерии. (Не во всех трубках он есть. Чтобы проверить вашу трубку, просто отвинтите крышку микрофона.)
- Накройте ленту пишущей машинки простым куском картона.
- Включите воздушный фильтр (см. раздел о средствах очистки воздуха).

Курение на рабочем месте представляет особую проблему. Выгонять курильщиков в комнаты отдыха – это не решение, поскольку некурящие тоже в конце концов вынуждены туда уходить. Очень многое зависит от того, насколько вам сочувствуют ваш босс и сотрудники. Может быть, ваш врач сможет поддержать вас.

«Я лично написал письма нанимателям по поводу моих пациентов: Этот человек должен остерегаться дыма,— говорит д-р Фоллиерс.— Большинство компаний согласны и входят в положение таких людей. Может быть, они смогут перевести этого больного на другой участок работы. У меня лечились две стюардессы, которые плохо себя чувствовали после обслуживания секций для курящих. Им разрешили обслуживать только передние секции самолета, а другие девушки обслуживали хвостовые секции. Но не всегда это так просто».

Конечно, не обязательно вы будете один такой несчастный в вашем учреждении, а насколько человек — это уже сила, которая легко добьется изменений для каждого.

«Мы добивались закрытия зданий, когда заболевали 100 человек,— говорит д-р Мак-Говерн.— Заболевают два человека в одном офисе, еще два — с четвертого этажа и т. д., пока так или иначе все они не оказываются в моей приемной. Рассказывая свою историю, они говорят: Я работаю по такому-то адресу. И я говорю: Подождите минутку. Другие люди, работающие там же, тоже заболели. Давайте исследуем этот вопрос. Я советую им пойти в свой профсоюз. Или узнать, у кого еще есть аллергия. Или писать в компанию и просить усовершенствовать вентиляцию в здании. Рано или поздно все поймут, что нельзя наглухо запечатывать окна, курить в лицо другим и позволять токсическим веществам накапливаться на рабочем месте. Слишком много людей постоянно нетрудоспособны. Количество жалобы в суд от людей, заболевающих аллергией из-за загрязнения окружающей среды, постоянно растет».

Для некоторых аллергиков достаточно очистки дома, чтобы получить возможность ходить на работу и выполнять свое дело. «Поддержание домашнего оазиса в конце концов сделает вас более терпимым к атмосфере рабочего места», — утверждает д-р Ри.

«Как только пациенты начинают избавляться от химикалиев на своем рабочем месте, — говорит д-р Мак-Говерн, — и чистить свой дом, в основном, устраивая себе безопасную комнату, через несколько дней или неделю им становится легче. У них проясняются мысли, перестают болеть суставы, и т. д. Разница сразу заметна».

Как бы ни назывался смог, все равно им трудно дышать

Рано или поздно все мы выходим на улицу и сталкиваемся с загрязненной внешней средой. Некоторые районы особенно плохи в этом отношении. В Денвере это так называемое «коричневое облако». В других местах его называют смогом.

В зависимости от ингредиентов, из которых состоит смог, он бывает двух типов: Лондонский смог и смог Лос-Анджелеса. Смог Лос-Анджелеса типичен для теплого, солнечного климата с интенсивным дорожным движением. Основные ингредиенты — озон (токсичный «кузен» кислорода), двуокись азота и нефтепродукты, называемые углеводородами. Лондонский смог развивается в промышленных городах и содержит свои собственные раздражители. В обоих случаях, даже если вы не аллергик, у вас могут появиться любые симптомы: раздражение глаз, затрудненное дыхание, нечеткость зрения, кашель, удушье и усталость. Излишне говорить, что смог — это прямая угроза астматикам. Ваш врач во время сильного загрязнения воздуха может быть очень занят или не доступен для вас. Важно суметь самому справиться с этой атакой. (Смотрите текст в рамке «Что делать при сильном загрязнении воздуха».)

Советы автомобилистам

Даже в ясный день поездка в машине чревата для вас воздействием нескольких аллергенов: пыльцы, пыли, автомобильных выхлопов, испарений от асфальта, промышленных выбросов. Лучше закрыть все окна в машине и включить вентиляцию (если она имеется в вашем автомобиле).

Согласно исследованию, проведенному доктором У. Скелленджером из Медицинской школы Мичиганского университета, закрытые окна позволят вам изолировать себя от 90-94 процентов вредных частиц. Кондиционер увеличивает эту цифру до 97 процентов. Проверьте эту систему на чистоту, прежде чем первый раз в сезоне включить ее, иначе в машине появится облако пыли. Следует прочищать вентили и часто менять воду, чтобы в системе не заводилась плесень, иначе вы можете «заработать» сенную лихорадку, затрудненное дыхание или другие респираторные неприятности.

Если у вас проблема с химикалиями, запах новой машины может заставить вас «лезть на стенку». Машины старше двух лет обычно вызывают меньше хлопот, потому что виниловая обшивка уже не так сильно пахнет. В любом случае, воздушный фильтр, подключенный к зажигалке, поможет убрать оставшиеся запахи. И — новая это машина или нет — воздушный фильтр очень полезен при интенсивном дорожном движении или когда вы проезжаете загрязненный участок.

Что делать
при сильном загрязнении воздуха

1. Попытайтесь остаться в помещении с чистым воздухом. Могут помочь кондиционер (если есть), воздушные фильтры и маска на лицо.

2. Не курите и избегайте комнат, полных табачного дыма.

3. Избегайте воздействия пыли и других раздражителей (среди них — лак для волос, инсектициды и другие аэрозоли; краски; выхлопные газы; дым от любого вида огня и запахи вообще).

4. Избегайте ненужной физической активности.

5. По возможности избегайте контактов с простуженными людьми и с носителями респираторных инфекций.

6. Если воздух не проясняется — или даже становится еще хуже, на время покиньте загрязненную территорию.

7. Если вы находитесь под наблюдением врача по поводу астмы или других видов аллергий, попросите вашего доктора дать вам специальные инструкции: какое лекарство, если нужно, вам следует принять; какие симптомы должны заставить вас вызвать доктора; когда и в какую больницу вы должны поехать.

Как пользоваться средствами очистки воздуха

Предположим, вы оказываетесь в месте, где вынуждены вдыхать один опасный аллерген за другим. Вы не можете выйти из комнаты или устранить источники угрозы. Вы даже не можете открыть окно: на улице холодно или окно наглухо закрыто.

Наденьте маску. Легкие, хлопчатобумажные хирургические маски не пропускают частиц пыльцы, пыли и дыма. Для химических паров вам понадобится маска с фильтром из древесного угля. Может быть, вам придется надевать маску только в специальных случаях, например, на совещаниях, где все курят, или если вам нужно сделать фотокопии с целой кипы бумаг, а вы не переносите запаха копировальной машины.

Лицевые маски спасают и тогда, когда наружный воздух особенно плох, считает д-р Сейфер. Причем маски с древесным углем подходят лучше всего. «Конечно, другим людям не понравится ваш вид в маске, особенно если вы сидите рядом с ними в автобусе или в метро. Но маска дает ощутить разницу между хорошим самочувствием и болезнью. Только не входите в маске в банк,— добавляет д-р Сейфер.— Это действительно взбесит окружающих».

В вашем собственном доме или на работе, где вы проводите значительную часть дня, стоит применить более сложные приспособления для очистки воздуха, которым вы дышите.

Увлажнители и осушители. Люди, страдающие астмой и другими видами респираторной аллергии, чувствуют себя лучше, когда дышат влажным воздухом: он предохраняет носовую полость и бронхиальные пути от высыхания. Холодный воздух также раздражает эти пути, и без того очень чувствительные у астматиков. Когда летняя жара сменяется зимним холодом, вам может понадобиться увлажнитель. Однако избыточная влажность в доме способствует росту домашних пылевых клещиков, плесени и грибков и привносит еще больше пыли и пыльцы, вызывающих приступы аллергии и астмы. Значит, летом вам пригодится осушитель.

Влажность в помещении 35—50 процентов наиболее благоприятна как в смысле личного комфорта, так и для предотвращения распространения аллергенов в доме. Проследите, чтобы увлажнитель был снабжен гигрометром, который автоматически выключает прибор, при достижении желаемого уровня влажности. Аллергологи рекомендуют чистить портативные увлажнители и осушители жесткой щеткой, а не растворами сильных дезинфицирующих и моющих средств.

Воздушный теплообменник. Как сказано выше, слишком тесные помещения с плохой вентиляцией — это основная причина скопления химических запахов и роста плесени. Воздушные теплообменники помогают решить проблему без затраты топлива. Они работают по принципу «хороший воздух — внутрь, плохой воздух — наружу». Теплый, выходящий из помещения воздух и холодный, свежий, поступающий снаружи проходят по трубопроводам в стене. Тепло из помещения поступает наружу и смешивается с холодным наружным воздухом. Если вы хотите оборудовать ваш дом теплообменной системой, проследите, чтобы заборные отверстия располагались там, где воздух самый свежий — чтобы не поступали запахи из гаража или кухни вашего собственного или других домов.

Воздушные фильтры

Воздушные фильтры могут быть самых разных размеров, от небольших недорогих настольных моделей до кондиционеров, обеспечивающих весь дом. Некоторые, конечно, никудышные. Но те, которые работают, — это действительно благо.

«Я почти всегда прописываю фильтрацию воздуха, — говорит д-р Боксер. — Уверен, что это помогает. Я встречал астматиков, которым воздушный фильтр оказывал огромную помощь».

«Фильтрация воздуха — это, безусловно, самый естественный способ предупреждения симптомов, — говорит д-р Фоллиерс. — Имеется масса подобных приборов, и каждый надо проверить на эффективность».

Воздушные фильтры можно вставлять в трубопроводы обогревательной системы или в кондиционер. Вы можете купить портативные модели и ставить их в любое место в комнате или даже подвешивать к зажигалке в вашей машине. Портативные приборы можно взять напрокат.

Фильтры с активированным древесным углем. Способность активированного древесного угля поглощать запахи меняется в зависимости от влажности и температуры воздуха в комнате и от концентрации и типа запахов в воздухе. Доктор Гай О. Пфайффер из Маттуна (Иллинойс), изучал такие фильтры и обнаружил, что они очень эффективны для поглощения кухонных и пищевых ароматов (даже от подгоревших блюд, чеснока, лука, сыра и цитрусовых); поглощают также запахи сигарет и табака; запах дизельного топлива и бензина; смога и озона; запахи домашних животных, шариков от моли и духов. Древесный уголь менее эффективен против пыльцы, угольного дыма, плесени, хлора, запаха рыбы и некоторых вредных газов и совсем бесполезен против закиси углерода и формальдегида. Но соединенный с другим типом фильтра, древесноугольный может быть полезен и в этом случае: один фильтр ловит то, что пропускает другой.

Электронные очистители воздуха. Самый распространенный тип электронного очистителя воздуха — это электростатический очиститель, электрофильтр. До некоторых пор электронные очистители воздуха служили стандартным средством лечения астмы и респираторной аллергии. При очистке воздуха они действуют как электромагнит: вентилятор втягивает частицы, бьет их электрическим ударом и собирает на пластине. Заряженные частицы считаются выбывшими из циркуляции. Однако, Дж. Гордон Кинг, консультант по вопросам загрязнения воздуха, пишет, что, хотя электростатические очистители широко рекламируются как имеющие эффективность 95—99 процентов, это не так. В действительности, говорит м-р Кинг, электростатические очистители воздуха для домашнего использования редко захватывают больше 80 процентов частиц в воздухе. Что еще хуже, очень быстро их эффективность может упасть до 20 процентов, особенно в случае крупных частиц, таких, как пыльца.

Это значит, что электростатические очистители воздуха не более эффективны, чем газовая ткань, закрывающая ваш рот. А заряженные частицы, не попадающие на фильтр, оседают на стенах и мебели быстрее, чем без такого очистителя. Ко всему прочему все электронные очистители воздуха вырабатывают озон, высоко токсичный газ, вызывающий у некоторых людей головную боль. Так что, может быть, вы и вообще не захотите возиться с такими очистителями.

НЕРА-фильтр (Высокоэффективный улавливатель частиц в воздухе). Эти фильтры работают гораздо лучше электронных очистителей воздуха. Воздух, очищенный НЕРА-фильтром, согласно Национальному бюро стандартов, на 99,97 процентов освобождается от загрязняющих частиц. Это самый эффективный фильтр на сегодняшний день. Эффективность его сохраняется до 2—5 лет. НЕРА-фильтры хороши против пыльцы, плесени, дрожжей и других грибков, бактерий и вирусов — совершенное благо для аллергиков, страдающих частыми простудами и гриппом. НЕРА-фильтры славятся тем, что за 10—30 минут могут облегчить симптомы сенной лихорадки и астмы. Если добавить перманганат калия (марганцовку) или активированный древесный уголь, НЕРА-фильтр может очистить воздух как от крупных частиц, вроде пыли и пыльцы, так и от тончайших химических запахов.

Для чувствительных в химическом отношении людей лучше НЕРА-фильтры в металлическом корпусе, чем в корпусах, сделанных из прессованного картона (который содержит формальдегид) или пластика.

НЕРА-фильтры творили настоящие чудеса, облегчая ночные приступы астмы у детей-астматиков в летнем лагере в Западной Вирджинии, как сообщает врач лагеря Т. С. Шерр. Д-р Шерр подчеркивает, что НЕРА-фильтры очень важны при лечении аллергической астмы.

НЕРА-фильтры — очень хорошее средство предотвращения ночных приступов астмы у детей зимой. Обычно, в холодные ночи печи работают с большей нагрузкой, поэтому печные вентиляторы приводят в движение больше пыли и, следовательно, вызывают более частые приступы астмы. НЕРА-фильтры были проверены на 18 детях с трудно контролируемой астмой: при работающем фильтре все дети в течение 140 ночей спали, не просыпаясь; без фильтра спокойных ночей было всего 45. «Это не только дало облегчение родителям, которым ночью не надо было вставать к детям по нескольку раз, — говорят исследователи, проводившие этот тест. — Мы считаем, что хорошо отдохнувший ребенок чувствует себя лучше, более работоспособен днем и сильнее сопротивляется болезни». Некоторые дети даже смогли отказаться от лекарств и больше не пропускали занятий в школе.

Кондиционер. Уровень пыльцы в закрытой комнате с кондиционером равен нулю. В комнате без фильтра, с открытым окном уровень пыльцы составляет 1/3 уровня на улице — достаточно, чтобы ухудшить состояние у любого с аллергией к пыльце. Так что кондиционирование воздуха определенно помогает аллергикам. Неизвестно точно, какие кондиционеры отфильтровывают пыльцу лучше: рассчитанные на одну комнату и вмонтированные в окно, или центральные системы для всего дома. Вообще, уровни содержания пыльцы и плесени склонны понижаться в домах с кондиционированием воздуха любого типа, в основном потому, что двери и окна закрыты. Тип кондиционера зависит от того, что вы можете себе позволить.

Усиленный HEPA-фильтром, кондиционер становится наиболее эффективным. Однако, следите за чистотой катушек и фильтров, чтобы не завелась плесень. И не включайте кондиционер на полную мощность: слишком холодный воздух может усилить респираторную аллергию.

Генераторы отрицательных ионов. Эти штуковины генерируют отрицательно заряженные частицы воздуха (ионы), теоретически полезные для нас, и таким образом замещают положительно заряженные ионы, считающиеся для нас вредными. Ученые не спешат поддержать рекламу генераторов отрицательных ионов как благотворно действующих на здоровье. Но если у вас аллергия к частицам пыли, пыльце или дыма, эти генераторы могут оказать вам некоторую пользу, так как отрицательные ионы «путешествуют» по комнате, собирая большие загрязняющие частицы, которые затем электростатически притягиваются к стенам, коврам, портьерам, мебели и другим поверхностям, ближе к полу, очищая таким образом пространство, в котором мы дышим. Однако, одни генераторы делают это лучше, другие — хуже. Устройства, оборудованные коллекционной прокладкой одноразового действия, вероятно, несколько лучше.

Д-р Фоллиерс характеризует генераторы отрицательных ионов таким образом: «В современных научных исследованиях, когда одна группа астматиков пользовалась генератором отрицательных ионов, а другая — прибором, который ничего не производил, существенной разницы в их симптомах не наблюдалось. И все же в отдельных случаях улучшение было настолько поразительным, что я, конечно, посоветовал бы попробовать это средство».

Различные настольные очистители воздуха. Наверно, вы замечали небольшие портативные вентиляторы и фильтры, продаваемые как очистители в соседних с вами магазинах или рекламируемые по телевизору. Размером с настольный телефонный аппарат, эти устройства бывают разных форм и расцветок. Большей частью это небольшой вентилятор с электрическим приводом, который гонит воздух через фильтр. В некоторых содержится активированный древесный уголь или химический препарат, поглощающий запахи и загрязняющие частицы. Иногда эти приборы претендуют на способность задерживать формальдегид.

Мы воздерживаемся рекомендовать настольные приборы, поскольку их способность очищать воздух недостаточно изучена. Учитывая их небольшой размер и громадную работу, которую они должны выполнять, исследователи считают более предпочтительными HEPA-фильтр или кондиционер воздуха.

Любая мелочь может помочь

Мы готовы первыми признать, что девственно чистая среда, полностью лишенная пыли, пыльцы или химикалиев, — это неосуществимая мечта. Однако вы можете реально снизить дозу влияния на вас наиболее вредных аллергенов. Начните с малого, исключая один источник за один раз. И вскоре вы почувствуете себя лучше.

«Аллергия — это обратимая болезнь, — говорит д-р Мак-Говерн. — Если вы поможете вашей иммунной системе, она каждый раз будет вас вылечивать».

ГЛАВА 5

ЛЕКАРСТВА ТОЖЕ МОГУТ БЫТЬ ПРИЧИНОЙ АЛЛЕРГИИ

Аллергические реакции на лекарства обычно не сильные или умеренно сильные – не более чем небольшой зуд или несколько прыщиков. Но иногда реакция на лекарство может быть фатальной. Вот почему аллергики должны узнать как можно больше о лекарстве, прежде чем принимать его, выписано ли оно врачом или куплено самостоятельно.

Аллергия или побочное действие?

Каждое лекарство имеет несколько известных побочных действий – ухудшений здоровья, вызванных этим лекарством, возможность которых изучена врачами. Если же говорить об аллергической реакции, это неожиданная реакция, которая встречается редко. Каждая четвертая отрицательная реакция на лекарства – аллергическая.

Химические процессы, лежащие в основе аллергии к лекарствам, не связаны с реакцией «антиген — антитело» или какой-то другой распознаваемой иммунной реакцией. Однако возможные симптомы идентичны симптомам других видов аллергии: кожная сыпь, астма, крапивница, шок. И реакции происходят только после обычного приема лекарства или после воздействия химически родственного вещества. Поэтому врачи считают чувствительность к лекарствам аллергией, несмотря на отсутствие заметных иммунологических изменений.

Но как же ваш врач узнает, аллергия у вас или побочное действие? Прежде всего, побочные действия, как бы многочисленны и разнообразны они ни были, перечислены на листке-вкладыше к лекарству или в фармацевтических справочниках. Однако, важнее то, что аллергическая реакция имеет скрытый период — обычно от семи до десяти дней — после первого приема лекарства. Другими словами, если сегодня врач пропишет вам пенициллин, то вы отреагируете на него только через неделю. Зато в следующий раз после приема пенициллина вы можете отреагировать немедленно — и очень сильно. И если вы аллергик, ваша реакция не будет зависеть от дозы.

Кожа — это орган, который страдает чаще всего, когда вы принимаете лекарство (внутрь или в виде укола), которое не переносите. (Контактная аллергия на лекарственные аппликации рассматривается подробнее в главе 7 «Контактная (кожная) аллергия» в разделах «Замечание о средствах лечения кожи» и «В первую очередь предотвратить кожную аллергию».) Ниже следует перечень возможных симптомов.

Зуд. Один или в совокупности с другими симптомами, зуд настолько типичен для лекарственной аллергии, что если у вас нет зуда, то вы, скорее всего, не аллергик.

Крапивница. Огромные пятна по всему телу – почти 100-процентный признак аллергии на определенные лекарства, в основном на пенициллин, аспирин и родственные соединения (солин салициловой кислоты), или даже на экстракты для лечения аллергии. Появление пятен, вероятно, есть результат высвобождения гистамина. (См. главу 1 «Что такое аллергия?»).

Сыпь. Сыпь, вызванная лекарством, имеет разные формы и оттенки: от ярко красных зудящих пятен до волдырей или рассеянных по телу точек, напоминающих корь. Иногда сыпь приобретает голубоватый оттенок. Но независимо от формы и цвета, она обычно концентрируется на туловище.

Смешанный вид высыпаний, известный как эритема мультиформная,– это форма сыпи, вызванной лекарством. Прыщи различаются по размеру, форме, виду; они обычно распределяются на икрах и предплечьях; их появление часто сопровождается лихорадкой, общим недомоганием, болью в желудке и животе, болью в суставах. К счастью, все это проходит при прекращении приема лекарства.

Отек Квинке (ангиоздема). Обычно поражает веки, губы, руки и ноги.

Разрывы капилляров (геморрагические высыпания), красные или пурпурные нитевидные завитки под кожной поверхностью, случаются реже, но это признак лекарственной аллергии.

Фоточувствительность. Предположительно, солнечный свет изменяет некоторые лекарства до такой степени, что они легко образуют в коже вещества, вызывающие аллергию. Возникающая в результате вспышка напоминает контактный дерматит или экзему и может не проявиться, пока не пройдут дни или даже месяцы после взаимодействия солнца и лекарства.

Шелушение и осыпание кожи (эксфолиативный дерматит). Нет нужды говорить, что это один из самых сильных признаков лекарственной аллергии. Иногда даже выпадают волосы и отслаиваются ногти. Бывают лихорадка, простуды и общее недомогание. Но не беспокойтесь, что все эти симптомы появятся «вдруг»: они не возникают за одну ночь. Как только заметите первые пятнышки шелушащейся кожи, тут же обращайтесь к врачу, прежде чем ситуация выйдет из-под контроля.

Хотя кожа принимает на себя основной удар в результате действия лекарства, остальное тело тоже не в безопасности. Аспирин может вызвать астму (большинство людей, дающих такую реакцию, действительно являются астматиками). Лихорадка, редко являющаяся следствием аллергии, может развиться как часть реакции на лекарство, и ее легко принять за симптом болезни, от которой лечится пациент. Самая сильная и опасная реакция на лекарство — анафилаксия, обычно вызываемая пенициллином: внезапно падает давление, слабеет пульс, отекает горло и наступает коллапс — и все это в пределах нескольких минут или даже секунд после принятия лекарства. Кстати, анафилаксия гораздо чаще случается после инъекций, чем после орального принятия лекарства.

Наиболее опасные лекарства

Во время одного из наиболее обширных исследований лекарственной аллергии — Бостонской программы совместного наблюдения за действием лекарств — врачи собрали данные у пациентов десяти больница в Соединенных Штатах и восьми иностранных больниц, в общей сложности у 22227 человек. Результаты, представленные в таблице 18, показывают, какие лекарства чаще всего вызывают кожные реакции (зуд, сыпь, крапивница и т. д.). Важно отметить, что женщины реагируют на 50 процентов чаще, чем мужчины, и что тяжесть болезни не имеет отношения к тому, как пациент будет реагировать. Ниже следует краткий перечень лекарств, наиболее часто вызывающих аллергию.

Пенициллин. Это не одно лекарство, а общее название группы антибиотиков. Разные типы пенициллина, полученные из особых плесеней, убивают определенные типы бактерий, делая пенициллины наиболее полезными и популярными лекарствами в мире. Однако, врачи пришли к заключению, что от 1 до 10 процентов населения страдают от аллергии к пенициллину. К счастью, в основном это слабые реакции. Шансы, что реакция будет взрывной, сильной, составляют где-то 1 и 4 из 10000. И только 2 случая из 100000 будут смертельными. Остальные можно контролировать, оказывая срочную медицинскую помощь. (Странно, но люди с аллергией к пенициллиновой плесени, которая иногда встречается в сыре или около дома, большей частью хорошо переносят пенициллин).

Врачи начали понимать, что многие люди, думающие, будто у них аллергия к пенициллину, ошибаются. По-видимому аллергия к пенициллину со временем часто проходит, если избегать этого лекарства. Специалисты клинического исследовательского центра Технологического института в Массачусетсе протестировали 300 детей, которые считались аллергиками к пенициллину, и обнаружили, что только 19 процентов действительно были

Таблица 18

Лекарства, обычно вызывающие аллергические реакции кожи

Лекарства	Реакции на 1000 обследованных
Penicillins:	
ampicillin	52
semisynthetic penicillins (carbenicillin, cloxacillin sodium monohydrate, dicloxacillin, methicillin, nafcillin, oxacillin)	36
penicillin G	16
Gentamicin sulfate	16
Cephalosporins (cephalexin monohydrate, cephaloglycin dihydrate, cephaloridine, cephalothin sodium)	13
Quinidine	12
Dipyrone	11
Mercurial diuretics (meralluride, mercaptomerin sodium)	9,5
Heparin	7,7
Trimethobenzamide hydrochloride	6,6
Nitrazepam	6,3
Barbiturates (amobarbital, barbital, butabarbital butethal, mephobarbital, pentobarbital, phenobarbital, secobarbital)	4,7
Ghlordiazepoxide	4,2
Diazepam (Valium)	3,8
Propoxyphene	3,4
Isoniazid	3,0
Guaifenesin (Guaifenesin and theophylline)	2,9
Chlorothiazide	2,8
Furosemide	2,6
Isophane insulin	1,3
Phenytoin	1,1
Phytonadione	0,9
Flurazepam hydrochloride	0,5
Chloral hydrate	0,2

аллергиками. Исследователи сделали вывод, что количество случаев аллергии к пенициллину завышено и что аллергия не обязательно должна быть постоянной.

В подобном же исследовании два врача и медсестра проверили 19 детей, уже 5 лет считающихся аллергиками к пенициллину, и оказалось, что только пятеро из них все еще оставались аллергиками.

Были также проверены почти 800 человек, считающихся аллергиками к пенициллину. Почти половина из них уже не были больными.

Эти исследования не означают, что вы должны отбросить осторожность и забыть о былых неприятностях с пенициллином. Наоборот: важно знать, есть ли у вас подлинная, активная аллергия к пенициллину. Излечение определенных болезней — например, серьезных инфекции, хронических заболеваний, таких, как кистозный фиброз, венерические болезни — сильно зависит от пенициллина. В таких случаях врачи проводят накожный тест с benzylpenicilloylpolylysine (Pre-Pen), который считается самым слабым, безопасным индикатором аллергии к пенициллину. Иногда врач может справиться с аллергией к пенициллину, давая постепенно увеличивающиеся дозы пенициллина, чтобы снизить чувствительность пациента к лекарству. Если все-таки пенициллин исключается, врач должен найти безопасное лекарство-заменитель.

Аспирин. Аспирин — это общепринятое название ацетилсалициловой кислоты. Хотя аспирин и не фигурировал в Бостонских исследованиях аллергических кожных реакций, аспирин и родственные ему соединения стоят на втором месте в списке лекарств, которые могут вызвать аллергию.

Аллергия к аспирину (которая по неизвестной причине чаще поражает женщин) обычно действует на кожу, вызывая крапивницу. До недавнего времени врачи считали, что полипы в носу — это тоже признак аллергии к аспирину. Впрочем, теперь многие уверены, что это не так.

Однако, по всей видимости, аспирин вызывает астму: каждый пятый астматик винит в этом именно аспирин. У вас сужаются дыхательные пути. Вы тяжело дышите. Ваш нос похож на испортившийся водопроводный кран. И очень часто ваша кожа краснеет и появляется ужасная крапивница. Однако легкие и нос не обладают исключительными правами на аспириновую аллергию. Иногда у людей, чувствительных к аспирину, появляются кишечные спазмы или другое недомогание в области живота, начинается понос, рвота. Некоторые ощущают дрожь, учащенное сердцебиение, запор, даже головные боли. Но наиболее обычные симптомы — это насморк, астма и крапивница.

Аллергия к аспирину не любит одиночества. Согласно одному из исследовании, 76 процентов аллергиков к аспирину были также чувствительны к вдыхаемым частицам (например, к пыльце и пыли), 74 процентов — к некоторым видам пищи и 43 процента — к другим лекарствам. Кстати, аллергия к аспирину обычно сопровождается аллергией к другим обезболивающим лекарствам (анальгетикам), указанным в таблице 19 (это явление называется «перекрестные реакции»). Если вам действительно необходимо болеутоляющее средство, но у вас аллергия к аспирину и анальгетикам, попробуйте ацетаминофен (Tylenol, Tempra, Atasol). Химически не относящийся к аспирину ацетаминофен может служить безопасным заменителем. Так считает Х. В. Дехеджиа, доктор медицины, автор «Книги об аллергии» (*Dehejia H.* The Allergy Book. Van Nostrand Reinhold, 1981).

Таблица 19

Анальгетики (обезболивающие средства), имеющие общие свойства с аспирином

Как правило	Иногда
Fenoprofen	Naproxen
Flufenamate	Sulindac
Ibuprofen	Tolmetin
Indomethacin	
Mefanamate	
Phenylbutazone	

Таблица 20

Лекарства, содержащие тартразин (FD&C желтый № 5)

Altromid-S (в капсулах)	Lanoxin
Aminophylline	Marax
Anusol (свечи)	Methotrexate
Ascorbic acid	Mysoline (суспензия)
Bactrim	Novahistine
Cepacol (полоскание)	Ortho-Novum
Colchicine	Phenergan (сироп)
Coricidin	Phenobarbital
Decadron	Potassium chloride
Dimetane	Prednisolone
Donnagel	Premarin
Dulcolax	Seconal
Ferrous sulfate (таблетки)	TebralHydrochlorothiazide
Ilosone	Triaminic (expectorant DH)
Intal (в желатиновых капсулах)	Tuss-Ornade (жидкость)
Keflex	Xylocaine (мазь)

Таблица 21

Общеупотребительные лекарства, содержащие аспирин (ацетилсалициловую кислоту)

Alka-Seltzer	Bufferin	Percodan
Anacin	Coricidin	Sine-Aid
APC	Empirin Compound	Trigesic
A. S. A. Compound	Excedrin	Vanquish
Ascriptin	Fiorinal	

Как мы упоминали в главе 3, краситель FD&C желтый № 5, или тартразин, часто вызывает серьезные проблемы у людей с аллергией к аспирину. Эти два соединения реагируют перекрестно. Чтобы помочь вам избежать неприятностей в таблице 20 мы даем список широкораспространенных лекарств, содержащих тартразин. По закону, наличие тартразина в лекарстве должно быть указано на листке-вкладыше.

Люди с аллергией к аспирину и его соединениям могут также испытывать аллергию к определенным продуктам, содержащим натуральные салицилаты (которые к тому же считаются причиной гиперактивности). Это абрикосы, вишни, огурцы, смородина, виноград, нектарины, персики, сливы и томаты (см. таблицу 26 в части V).

У детей тоже бывает аллергия к аспирину. Сесиль Коллинз-Уильямс, доктор медицины, и ее коллега рассказывают о четырех детях с плохо контролируемой астмой, которые начинали задыхаться через полчаса — час после принятия аспирина. «Когда соединения аспирина изъяли из их употребления, астма резко пошла на убыль», — пишут эти врачи.

Как видно из таблицы 21, аспирин входит в состав многих патентованных средств от головной боли, менструального недомогания, синусита, болей в спине или пояснице, в области живота и т. д. Если у вас аллергия к аспирину, читайте этикетки на готовой продукции. И спросите вашего дантиста о лекарствах, которые он применяет: некоторые дантисты используют аспирин при лечении зубов.

Вакцины. Вакцина от гриппа, полученная из культур вируса гриппа, выращенных на яйце, провоцирует реакцию у любого больного с аллергией на яйца. Хотя эти вакцины имеют высокую степень чистоты, иногда на вирусах остаются следы яйца. По этой причине специалисты из национального Центрах по контролю заболеваемости в Атланте считают, что людям с сильной аллергией к яйцу нельзя делать прививки от гриппа. Это относится к тем, у кого после употребления яиц распухают губы или язык, затрудняется дыхание или имеет место потеря сознания.

Инсулин. В течение первых нескольких недель инсулиновой терапии у многих диабетиков происходит легкое раздражение кожи в месте инъекции, которое с течением времени проходит. Однако некоторые диабетики реагируют намного сильнее: место инъекции начинает чесаться, мокнуть, становится болезненным при прикосновении. И что еще хуже, человек может заболеть или у него может наступить шок от анафилаксии. Для получения инсулина использую вытяжку из поджелудочной железы свиньи или коровы, поэтому, если у диабетика аллергия к инсулину от одного животного, врачам следует использовать инсулин от другого. Если это не помогает, некоторые диабетики могут контролировать болезнь, тщательно соблюдая необходимую диету или используя менее сильные лекарства, принимаемые через рот, или и то, и другое.

В лекарствах тоже есть добавки

Временами аллергия бывает не на само лекарство, а на одну из различных добавок. Искусственные красители и ароматизаторы обычно добавляются к лекарству, чтобы их приятнее было глотать и чтобы врачи, медсестры и фармацевты могли их различить. Консерванты, наполнители и покрытия являются отличительными признаками медикаментов. Добавка в лекарстве может вызвать аллергию так же, как и пищевые добавки. Например, в свой книге «Почему ваш ребенок чрезмерно возбудим» Б. Фейнгольд, пишет о двух молодых женщинах, принимавших противозачаточные пилюли. У них появились хрипы, кашель, глаза слезились, наблюдалось затруднение дыхания. Они боялись, что у них развилась астма. Однако, оказалось, что все это – проявления аллергии к искусственным красителям в этих пилюлях. (Между прочим, сами гормоны могут вызвать симптомы, похожие на аллергию: заложенный нос, зуд, крапивницу и даже астму).

Многие антигистаминные препараты, и среди них кортикостероиды, бронходилататоры и теофиллин (расслабитель мускулов), часто содержат желтый тартразин. По иронии судьбы, эти лекарства являются основой медикаментозного лечения астмы и респираторной аллергии.

С 1980 года фармацевты-изготовители в Соединенных Штатах обязаны указывать на этикетках к лекарственным средствам наличие тартразина (FD&C желтый № 5), чтобы ни у пациента, ни у врача не возникало проблем.

Капсула или таблетка иногда содержит нехимические добавки, к которым может возникнуть аллергия, – например, крахмал из кукурузы, картофеля, сорго и других продуктов. Лекарства могут также содержать связывающее вещество, полученное из свиного, говяжьего или бараньего жира, – потенциальная проблема для любого с аллергией к этим видам мяса.

Аллергия к наркотическим веществам

Большинство людей принимают лекарства, выписанные врачом, или купленные готовыми в аптеке или супермаркете. Но некоторые медикаменты покупают на улице – они нелегальные. Помимо вреда здоровью, эти вещества еще и вносят свою лепту в возникновение аллергических реакций. Барбитураты могут вызвать не только сыпь, но и шелушение кожи, а также большие волдыри вокруг рта, на бедрах и коленях. Амфетамины становятся причиной появления сыпи и приступов астмы. Кокаин тоже способен вызвать серьезные приступы астмы.

Марихуана содержит виды плесени, которые вызывают аллергию у астматиков. Хотя марихуана не так опасна, при ее курение высвобождаются те же вредные химикалии (такие, как бензопирен и углеводороды), как и при курении обычных сигарет, делая марихуану таким же наждаком для легких астматика, что и табак. Даже если у человека нет астмы, марихуана может спровоцировать покраснение и воспаление век (коньюктивит), понос, сухость во рту, гипогликемию, нарушение мышечной координации, тошноту, дыхательный дискомфорт, спазмы мочевого пузыря и частое мочеиспускание.

Возникнет ли у вас реакция?

Хотя никто не знает точной причины, почему один. человек чувствителен к лекарствам, а другой — нет, определенные известные факторы могут изменить вашу уязвимость.

Природа лекарства. Некоторые лекарства, например, магнезия, редко вызывают аллергические реакции. Другие — пенициллин, аспирин и его соединения, сульфаниламиды — ответственны за 80—90 процентов всех аллергических реакций на медикаменты. Вызовет лекарство аллергию или нет — по-видимому, зависит от его способности (или способности одного из его побочных продуктов) связываться с протеином. Раз у вас аллергия на одно лекарство, значит может появиться перекрестная реакция на химически подобные лекарства. Вспомните о перекрестных реакциях аспирина с другими анальгетиками или тартразином. Поэтому тот, кто реагирует на одно лекарство, может отреагировать и на другие.

Ваш возраст. Дети реагируют на лекарства реже, чем взрослые, вероятно, потому, что употребляют их меньше.

Другая аллергия. Имеются предположения, что люди с аллергическими заболеваниями (сенная лихорадка, экзема, астма и им подобные) склонны быстрее реагировать на медикаменты. Однако другие данные, свидетельствуют против этого. Тем не менее, когда аллергики реагируют на лекарства их реакции значительно сильнее. Так, аллергик выдает анафилактическую реакцию на лекарство в 3—10 раз чаще, чем неаллергик.

Иные условия. Врачи говорят, что риск реагирования увеличивается у людей с хроническими болезнями. Но это, скорее всего, не потому, что люди больны, а потому, что они принимают *очень много* медикаментов.

Способы приема лекарств. Наверно, потому, что кожа — такой чувствительный орган, лекарства, применяемые наружно, чаще вызывают реакцию, чем принятые внутрь. Из-за этого чрезмерного риска определенные вещества, такие, как пенициллин и сульфаниламиды, больше не используются в мазях. Подобным же образом вы можете отреагировать на лекарство, которое вы проглотили, если до этого у вас были проблемы с лекарством, примененным наружно. Например, если однажды у вас вызвал реакцию содержащий ртуть мертиолат, которым вы помазали царапину или порез, вполне возможно, что вы отреагируете и на содержащее ртуть мочегонное.

Однако инъекцированное лекарство скорее вызовет у вас *немедленную* и сильную реакцию, так как быстрее поступит в организм.

Как справиться с аллергией на лекарства

Распознать настоящую аллергию к лекарствам и легко... и трудно. Это сделать легко, если:

— у вас появляются симптомы во время приема лекарства или через несколько дней после прекращения приема;
— симптомы исчезают через несколько дней после прекращения курса лечения;
— ваши симптомы напоминают симптомы тех, у кого аллергия к этому лекарству;
— вы таким же образом реагировали на это лекарство и раньше.

Однако распознать аллергию к лекарству будет трудно, если:

— раньше вы принимали это лекарство без всяких осложнений;

— ваши симптомы напоминают симптомы вашей болезни (например, вызванные лекарством хрипы и спазмы бронхов могут напоминать респираторные проблемы при астме);
— вы принимаете одновременно несколько лекарственных средств;
— реакция не исчезает через несколько недель или месяцев после прекращения курса лечения (например, в случае с лекарствами, от которых тело избавляется постепенно, типа депо-тестостерона и других медленно выводимых гормонов);
— вы по незнанию приняли вещество, содержащее вредные для вас компоненты (например, пенициллин в молоке, или аспирин в готовых лекарственных препаратах).

Накожные тесты с целью определить аллергию — не самый лучший вариант. Во-первых, это рискованно из-за опасности вызвать анафилаксию. Во-вторых, они не дают точного ответа (за исключением пробы на пенициллин, о которой мы говорили выше).

Наиболее сложно распознать реакции на лекарство, теряющиеся в симптомах основной болезни. Например, вам прописали стрептомицин от вируса, и у вас начинается аллергическая лихорадка. Лихорадку можно ошибочно принять за симптом вируса, когда фактически она является реакцией на стрептомицин. А это может быть опасно.

«Слабая реакция на лекарство, если ее вовремя не распознать, способна прогрессировать, и даже привести к роковому исходу», — пишет аллерголог Ричард Д. Де Сварте, помощник профессора Медицинской школы Северо-Западного университета в Чикаго.

Здравый смысл говорит, что, пользуясь каким-нибудь лекарством, вы должны немедленно сообщить вашему врачу о любой необычной реакции, даже если вы несколько дней тому назад перестали принимать это средство. Сделайте так не только ради вашего личного блага, но и чтобы помочь докторам изучать реакции на это лекарство и уменьшить возможный риск при его применении.

При слабых реакциях достаточно перестать принимать лекарство. При обширных поражениях кожи умеренно теплые коллоидные ванны (подробно описанные в главе 7 «Контактная (кожная) аллергия») успокаивают и облегчают зуд. При систематических реакциях, вроде астмы, врач, вероятно, пропишет вам краткий курс антигистаминных препаратов или кортикостероидов, чтобы взять приступы под контроль. Воздерживаясь от лекарства в течение нескольких лет, многие люди теряют аллергическую чувствительность к нему и могут при необходимости принимать его.

Поскольку немедленные реакции более опасны, чем постепенное, запаздывающее появление симптомов, люди с аллергией к лекарствам, а также члены их семей должны прочитать главу 14 «Что делать при острых аллергических состояниях».

Предупреждение — лучшее лекарство

Превентивные меры, описанные ниже, применимы ко всем реакциям на лекарство, включая аллергические.

Запомните самое важное: если у вас аллергия, *не занимайтесь самолечением.*

Как вам уже известно, некоторые из наиболее известных причин лекарственной аллергии — аспирин и другие болеутоляющие средства — можно купить без рецепта в аптеке за углом.

Когда доктор выписывает вам лекарство, основное и главное правило — это осторожный, консервативный прием лекарств: самые малые дозы и как можно более короткий срок.

«Простейший способ облегчить или предупредить аллергические реакции на лекарство — выписывать его только при крайней необходимости,— пишет д-р Де Сварте в книге „Аллергические болезни“.— Медикаменты, и особенно антибиотики, часто используются необоснованно, слишком часто и в течение длительного времени» (*De Swarte R.* Allergic Diseases. J. B. Lippincott, 1972).

Слишком много пациентов требуют «укола пенициллина» при небольшой простуде и насморке, увеличивая тем самым возможность аллергической реакции. Д-р Де Сварте говорит, что из группы в 30 человек, которые умерли от анафилаксии, вызванной пенициллином, только 12 действительно нуждались в пенициллине.

Но действительность такова, что рано или поздно вам обязательно понадобятся лекарства. В идеале, ваш доктор должен быть хорошо осведомлен о негативных реакциях на медикаменты, которые он выписывает. Но даже беглый взгляд на объемные тома справочных изданий, где описаны все возможные реакции на тысячи лекарств, доказывает, что ни один врач не способен держать все это в голове. Врачи должны быть особенно осторожны с новыми лекарствами и быть готовыми к реакциям, о которых еще ничего неизвестно. Например, пенициллин сначала считался лекарством с очень низкой степенью риска. С течением времени, когда все больше и больше врачей стали выписывать его больным, появились реакции.

Вы можете помочь врачу уберечь пациентов от проблем, сами проследив за возможными побочными эффектами. Например, мы с мужем планировали провести отпуск на Карибском море и попросили нашего семейного врача выписать нам какой-нибудь антибиотик, чтобы взять с собой на случай «мести Монтесумы» (поноса) или другого подобного бича туристов. Он выписал миноцин (minocycline hydrochloride) – антибиотик, который посоветовал нам принимать в качестве профилактики, уже за три дня до отъезда – чтобы остановить любую неприятность еще до ее начала. Он сказал, что миноцин широко используется туристами, которые направляются в тропики.

Прежде чем пойти в аптеку за этим лекарством, я посмотрела в «Справочник врача», где сказано, что это лекарство может вызвать фоточувствительность – реакцию кожи на солнечный свет, а это совсем не годится для парочки, которая мечтает о недельном купании и гулянии по пляжу. Мы все-таки взяли выписанное лекарство, но знание о возможной реакции приготовило нас к тому, чтобы при первых же признаках покраснения и зуда кожи прекратить его принимать.

Если вы, ваш ребенок или кто-нибудь из ваших родителей когда-нибудь давали реакцию на какое-то лекарство, обязательно запишите название этого лекарства (торговое название и химическое, например: тиленол ацетаминофен) и как вы на него реагировали. Попросите вашего врача или фармацевта дать вам название подходящих заменителей и возможных скрытых источников родственных химикалиев. Запишите эти сведения в ваш домашний медицинский журнал и ознакомьте с ним медицинский персонал в случае, если вы или ваши родственники оказываетесь в больнице или посещаете другого доктора, (в том числе и дантиста).

И, наконец, когда доктор заполняет вашу историю болезни и спрашивает, принимаете ли вы какие-нибудь лекарства, не забудьте упомянуть такие вещи, как жидкости для освежения рта, витамины, противозачаточные пилюли и свечи. Когда дело касается аллергии к лекарствам, ничего нельзя принимать на веру.

При соблюдении всех этих мер лекарства должны выполнять то, для чего они предназначены, — помогать вам снова стать здоровым.

ГЛАВА 6

ЧТО ДЕЛАТЬ ПРИ АЛЛЕРГИИ К НАСЕКОМЫМ

Большинство людей испытывают мгновенный дискомфорт при укусе пчелы: боль как от булавочного укола; красный волдырь в месте укуса, окруженный бледной, беловатой кожей; и, может быть, сильный зуд. Через пару дней все забыто.

Аллергики (из 250 человек 1 имеет аллергию к укусам насекомых) так легко не отделываются. Площадь вокруг места укуса может распухнуть на целый день. По этому поводу не стоит волноваться. Но если опухоль продолжает оставаться или раздувается вся рука или нога целиком, тогда вам нужен доктор — хотя бы для того, чтобы определить, если ли риск развития реакции, захватывающей все ваше тело (доктора называют ее «системной») и даже угрожающей жизни.

Этот тип реакции может *начаться* достаточно умеренно: сухой кашель, зуд и опухание вокруг глаз, чихание, одышка и обширная крапивница. Если вам повезет, то на этом все и кончится. Но у 4 из 1000 человек учащается пульс, кожа или бледнеет, или краснеет, давление падает; за этим следует затрудненное дыхание, возможны спазмы в области живота, понос, тошнота, рвота, озноб, лихорадка и потеря сознания — и все это в течение 15 минут после укуса. Таковы анафилактический шок; к сожалению, он убивает 40 человек ежегодно. Поэтому даже первые незначительные симптомы следует считать критическими, если в прошлом у вас уже была сильная реакция (см. текст в рамке «Аллергические и неаллергические реакции на укусы насекомых»).

Некоторые выдают не только немедленную реакцию, но и вторую, спустя 10—14 дней. Симптомы могут включать головную боль, общее недомогание, лихорадку, болезненность, лимфатических узлов, боли в суставах.

Знайте своего врага

Насекомых, вызывающих аллергию можно разделить на две группы: жалящие и кусающие.

Жалящие включают в себя пчел, ос и шершней. Неприятности исходят от самок этих насекомых. Вооруженные жалом, расположенным в задней части тела, они вводят свой яд почти также, как это сделал бы врач с помощью иглы для подкожного впрыскивания. Жалящие насекомые вызывают более серьезные аллергические реакции, чем кусающие.

К кусающим насекомым относятся муравьи, москиты, мухи и пауки. С научной точки зрения пауки не насекомые, но поскольку большинство людей считают их таковыми, доктора-аллергологи поступают так же. Кусающие насекомые вводят яд вместе со своей слюной.

Становясь жертвой, вы чаще всего не знаете, кто вас укусил, не говоря уже о том, какую часть тела он при этом использовал. Тем не менее, полезно иметь кое-какие сведения о привычках и средах обитания этих надоедливых существ, чтобы держаться от них подальше.

Пчелы

Пчелы различны не только по внешнему виду, но и по своему нраву. Пчелы медоносные ведут себя спокойно и не тронут вас, если вы на них не наступите, или не потревожите каким-то другим образом, или не возникнет опасность для их улья. Шершни же, наоборот, могут ужалить без всякой причины.

Если к вам подлетит одинокая пчела, вероятно, первым делом вы бешено замашете на нее руками, прогоняя прочь. *Не делайте этого.* Вы только возбудите ее. Медленно идите к ближайшему зданию или автомобилю, чтобы укрыться за ним. Кстати, не убивайте пчел вблизи их гнезда. Это может вызвать распространение запаха, который послужит рою сигналом вылетать для свершения мести. А если один укус – это плохо, то много укусов – уже бедствие. Если, подрезая кустарник или крася дом, вы по невнимательности повредили пчелиное гнездо, поспешите прямиком в какое-нибудь укрытие.

Муравьи

Из 15000 различных видов муравьев огненные муравьи, встречающиеся в юго-восточной части США, создают для подверженных аллергии людей наибольшие проблемы. (Для людей, ей не подверженных, встреча с ними тоже не праздник). Огненные муравьи обычно красного цвета, но они могут изменять его в зависимости от окраски окружающей почвы, подобно хамелеонам. Потревоженные огненные муравьи буквально вырываются из своих муравейников, которые они строят на фермерских полях, стадионах, школьных дворах, в парках и на лужайках. Их укусы жгут как огонь, и вызванные ими симптомы резко отличаются от реакции на укусы других насекомых. На месте укуса образуется увеличивающаяся с течением времени ранка. Примерно за четыре часа вокруг ранки вздуваются маленькие образования, похожие на волдыри, полные прозрачной жидкости. Засыхая, она превращается в мутный гной. Через двадцать четыре часа после укуса, ранку окружает узкое красное кольцо или болезненная опухоль. Это поражение кожи может не проходить от трех до восьми дней. Образуются корки. Появляется шрам. В общем, все это весьма неприглядно. А для людей с высокой чувствительностью укусы огненных муравьев могут оказаться смертельными. Применение иммунотерапии (речь о которой пойдет немного дальше) дает эффект в 90 — 95 случаях из 100. Неплохо, но это все-таки не 100 процентов. Поэтому, раз уж вы живете в стране огненных муравьев, важно знать, что делать, если они вас укусят (см. текст в рамке «Что делать, если вас укусило или ужалило насекомое»).

Москиты

Трудно поверить, что столь маленькое существо способно причинить такие страдания. Вы можете считать, что все беспокойство от укуса москита заключается в самом укусе. Конечно, отчасти так

Аллергические и неаллергические реакции на укусы насекомых

Нормальная реакция

Мгновенная боль. Покраснение в месте укуса вокруг которого образуется беловатая зона или красное пятно наподобие волдыря. Зуд. Раздражение. Жжение. Все следы исчезают в течение нескольких часов.

Местная реакция

Необычно сильный отек, боль и покраснение в районе укуса. Эти симптомы также пропадают через несколько часов.

Аллергия или общая реакция организма

Симптомы первой стадии. Зуд вокруг глаз. Частый сухой кашель. Широкое распространение сыпи. Спазмы горла. Одышка. Тошнота. Рвота. Боль в животе. Головокружение.

Более серьезные симптомы. Затрудненное дыхание. Хрипы и нарушения речи. Затруднения глотания. Смятение. Чувство надвигающейся беды.

Анафилаксия. Цианоз (посинение кожи). Понижение давления. Недержание. Потеря сознания или коллапс.

Токсическая реакция на многочисленные укусы

Головная боль. Понос. Тошнота. Лихорадка. Сонливость. Отеки. Потеря сознания. Судороги.

Замедленная реакция на укусы

Головная боль. Недомогание. Сыпь. Боль в суставах. Поражение лимфатических желез.

Психологическая реакция

Учащенное сердцебиение. Быстрое поверхностное дыхание. Слабость. Головокружение.

Вы должны незамедлительно обратиться к врачу:

- когда местная реакция проявляется в чрезмерных отеках двух суставов ноги, руки или ее кисти или когда из-за укуса отекает горло, нос или глаз, особенно в последнем случае. При укусе, находящемся

вблизи глаза, надо показаться глазному врачу, потому что могут возникнуть осложнения, являющиеся угрозой для зрения;
- когда в результате укуса появляются симптомы общей реакции организма, как бы слабо они ни были бы выражены;
- когда вследствие многочисленных укусов появляются признаки токсической реакции;
- когда не спадает опухоль, возникшая при нормальной или местной реакции (возможно занесение инфекции);
- когда появляются признаки замедленной реакции.

Что делать, если вас укусило или ужалило насекомое

При слабой местной реакции достаточно проведения небольшого лечения, а можно обойтись и без него. Однако, при аллергических или токсических реакциях необходимо соответствующим образом позаботиться о жертве укуса.

- Если жало осталось в ранке, извлеките его с помощью ногтя или тупого ножа. Не пытайтесь выдавливать его: при надавливании в ранку попадает дополнительный яд. (Шмели, осы и шершни не оставляют своих жал, потому что те не имеют зазубрин. У мух и москитов жал нет.)
- Хорошенько промойте место укуса водой с мылом. При укусе паука или мухи обработайте его потом антисептиком.
- Для облегчения боли приложите пузырь со льдом или смочите это место водным раствором пищевой соды.
- Положите повыше руку или ногу, чтобы уменьшить отек (скопление жидкости) и опухоль.
- Будьте начеку, не проглядите симптомы общей реакции организма или необычную опухоль, распространившуюся далеко от места укуса. Если реакция производит впечатление крайне серьезной, воспользуйтесь комплектом для оказания помощи при укусах насекомых и поспешите доставить жертву укуса к ближайшему врачу или в больницу.
- Укусы пауков, называемых «черной вдовой» или «коричневым пауком-отшельником», требуют немедлен-

ной медицинской помощи вне зависимости от симптомов.

- Избегайте накладывать жгуты, высасывать яд из ранки или делать разрез в месте укуса.
- Если это возможно, захватите мертвое насекомое вместе с собой к врачу, чтобы его идентифицировать.

Примечание: Вне зависимости от того, подвержены вы аллергии или нет, сразу же проконсультируйтесь с врачом, если укусы пришлись на лицо, нос, рот или горло — места, наиболее к ним восприимчивые.

оно и есть. Но для аллергиков настоящей бедой является слюна, впрыскиваемая москитом при укусе для разжижения крови жертвы и облегчения ее всасывания через похожий на трубочку хоботок. Аллергены в слюне этих букашек могут вызвать тошноту, сыпь, отеки, головную боль и апатию. Конечно, эти реакции не так страшны, как те, которые вызывают их жалящие собратья. Но тем не менее, это нечто большее, чем просто неприятные ощущения.

Мухи

К мухам, которые обычно являются возбудителями аллергии, в Соединенных Штатах относят мошку, слепней и черных мух.

Мошку иногда называют гнусом (из-за ничтожно малых размеров). Сильный ровный ветер может отогнать ее, но стоит ему стихнуть, как мошка немедленно прилетает обратно.

Хотя слепни обычно кормятся на лошадях, домашнем скоте и оленях, они не прочь полакомиться и человеком. И кусают они очень жестоко, довольно часто вызывая общую реакцию организма.

Никто, однако, не сравнится в способности вызвать всеобщее бегство с черными мухами. (В некоторых местах их называют буйволовыми или индюшачьими мошками). Черные мухи настолько кровожадны, что в случае необходимости прокусывают одежду. Их укусы могут вызвать шок.

Помимо аллергии серьезные неприятности может вызвать инфекция, внесенная при расчесывании места укуса, ведь мухи известны своими отвратительными привычками. Опасайтесь любых признаков воспаления, покраснения, распухания, сочащейся жидкости и боли вследствие укуса мухи. Постарайтесь не чесать укушенное место.

Пауки

Пауки кусают либо случайно, либо если их потревожили. В любом случае, все пауки способны вызвать аллергические реакции. Как и укусы мух, все их укусы должны быть промыты и продезинфицированы, поскольку вы не знаете, где успели побывать эти букашки. Затем приложите пузырь со льдом, чтобы уменьшить опухоль. Будьте начеку, чтобы вовремя заметить общую реакцию организма.

Если вас укусила «черная вдова» или «коричневый паук-отшельник», оба крайне ядовитые, не ждите развития симптомов, а немедленно ищите медицинскую помощь. Многие коричневые пауки похожи друг на друга, поэтому, если можете, убейте этого паука и отнесите к своему врачу для опознания.

Натуральные средства отпугивания насекомых

Самые эффективные средства отпугивания насекомых — репелленты — содержат диэтилтолуамид. На самом деле репелленты не отпугивают мух и москитов, а просто затуманивают их радары. Москиты летят к своей жертве, ориентируясь на влажность, тепло и углекислоту – все то, что выделяет человек, двигаясь или работая на открытом воздухе в жаркий влажный день. Распыленный или жидкий репеллент выделяет вещества, которые блокируют на антеннах мошек поры чувствительности. Поэтому, как только насекомые подлетают к вам, они теряют ориентацию и покидают неприятную для них зону.

Все это звучит замечательно, за исключением двух моментов. Отпугивая кусающих насекомых, репелленты *привлекают* пчел и жалящих насекомых. А некоторые люди могут оказаться чувствительнее к химикатам, содержащимся в репеллентах, чем к самим укусам мошкары.

Для избежания этих неудобств некоторые врачи рекомендуют использовать таблетки тиамина (витамина В) в качестве принимаемого внутрь репеллента. По-видимому, при поглощении большого количества тиамина, часть его попадает в наш пот, создавая запах, отпугивающий насекомых (люди его не чувствуют).

Кроме того, вы можете носить светлую одежду (цвета хаки или из белой ткани как для игры в теннис) с длинными штанинами и рукавами, оставляя как можно меньше участков кожи обнаженными. Натягивайте на окна плотные сетки. Не давайте москитам размножаться, уничтожая их, прикрывая чем-то или осушая заполненные водой места около вашего дома: бочки для дождевой воды, старые канистры и покрышки, застоявшиеся лужи, канавы, дуплистые деревья и пни и заболоченные участки земли. Установите электронный отпугиватель насекомых у вашего крыльца или в том месте, где вы чаще всего находитесь. Покупайте неядовитые ловушки для насекомых.

Возникнет ли у вас реакция?

Вот два вопроса, задаваемые большинством людей об аллергии на укусы насекомых: «Откуда мне знать, есть ли у меня аллергия на насекомых?» «Как я могу сказать, есть ли она у моего ребенка?»

Ни у кого не возникают опасные для жизни реакции при первом же укусе. Однако, сильная местная реакция – увеличивающаяся опухоль, тошнота, слабость и тому подобные симптомы – почти наверняка является предвестником скрытой более серьезной общей реакции организма. Как и при других типах аллергии, эта первая зловещая реакция зависит от ряда факторов:

Кто вас укусил. Каждый, у кого аллергия на пчел потенциально способен дать аллергическую реакцию на ос, шершней и муравьев. Впрочем, степень ядовитости насекомых зависит от вида, и некоторые способны доставить вам больше хлопот, чем остальные.

Количество яда. Естественно, что чем больше яда введено, тем больше шансов на аллергическую реакцию. Но количество яда, которым располагает насекомое, может по разным причинам меняться. Например, ранней весной и поздней осенью медоносная пчела несет в себе немного меньше яда, чем в разгар лета.

Другие виды аллергии. Примерно треть людей, подверженных аллергии на насекомых, страдают от аллергии на лекарства, особенно на такие, которые, подобно пенициллину вводятся подкожным впрыскиванием. В то же время наличие еще какой-то аллергии, по-видимому, не особенно усугубляет восприимчивость к укусам насекомых.

Общее состояние вашего здоровья. Хотя чувствительность к укусам насекомых и не определяется в первую очередь общим состоянием вашего здоровья, оно может влиять на переносимость вами укуса. Уже имея прежде стычку с насекомым, приведшую к более серьезному последствию, чем легкая припухлость, старайтесь избегать дальнейших столкновений. Со всеми подробностями расскажите об этом врачу. Не проявляйте излишнюю браваду: слабые реакции являются могут быть предвестниками опасных для жизни реакций, и нельзя преуменьшать их значение. Эта информация может спасти вам жизнь.

Врачу также надо знать, кто вас укусил. Проблема в том, что большинство из нас не в состоянии отличить одно насекомое от другого и считают каждого, кто их укусил, простой пчелой. Поэтому, если возможно, возьмите тельце насекомого с собой к врачу, даже если оно раздавлено. Некоторые врачи имеют в наличии фотографии распространенных жалящих и кусающих насекомых, подобные тем, которые помогают опознать преступников.

Кожные пробы

Выслушав сообщение об имевших ранее место укусах и вашей реакции на них, врач может также сделать кожную пробу. Немного экстракта втирается в маленькую царапину, либо вводится подкожным впрыскиванием. Как вы уже могли догадаться, при инъекции существует риск спровоцировать сильную реакцию у любого, подверженного аллергии на укусы насекомых. Поэтому такой тест обычно приберегают для людей, дающих отрицательную реакцию на кожную пробу при помощи царапины, но по каким-то причинам все равно продолжающихся считаться аллергиками. Если в результате какого-либо теста появится красный волдырь наподобие укуса москита, это указывает на подверженность аллергии. И чем больше и краснее этот рубец, тем большим аллергиком вы являетесь.

Подобно любым тестам, кожные пробы надежны не на 100 процентов, но, вместе с историей ваших взаимоотношений с насекомыми они могут оказаться достаточно полезными.

Как ни странно, четверо человек из десяти, рассказавших об аллергической реакции на укус и давших положительную реакцию на кожный тест, в дальнейшем никогда больше не реагируют, когда их ужалит или укусит насекомое.

Пуганая ворона куста боится

Вы можете держаться подальше от насекомых. Вся трудность в том, чтобы убедить их тоже держаться подальше от вас. Можно уменьшить вероятность ужасной встречи, следуя советам, помещенным в рамке. Принимая, однако, во внимание численность и проворство летающих и ползающих вредных насекомых, вы не можете быть уверены, что никогда не подвергнетесь внезапному нападению. Для большей верности доктора рекомендуют каждому, испытавшему аллергию на насекомых и положительно реагировавшему на кожный тест, пройти курс иммунотерапии (т. е. снижения восприимчивости к аллергенам).

Как избежать укусов пчел и других насекомых

Не всегда легко держаться подальше от наших подвижных крылатых противников, но можно предпринять некоторые шаги для сведения к минимуму шансов связаться с жалящими или кусающими насекомыми.

Как избежать укусов пчел

- Не приближайтесь к ульям и известным вам гнездам пчел. Обратитесь к пчеловоду, если для образования своей семьи пчелы выбрали место, находящееся в непосредственной близости от вашего дома.
- Убирайте гнезда ос или шершней, пока их размеры еще позволяют взять их в руки.
- Люди, подверженные аллергии на укусы насекомых, должны соблюдать осторожность при пользовании сенокосилкой, подрезании изгороди, ручной косьбе и тому подобных занятиях.
- Старайтесь своим внешним видом и запахом не напоминать цветок в те месяцы, когда пчелы жалят. Безопаснее всего носить одежду светло-зеленого, белого, рыжевато-коричневого цветов, а также цвета хаки. Собираясь выйти на свежий воздух, откажитесь от духов и лосьонов, кремов, шампуней и лаков для ногтей со сладким запахом.
- Не носите развевающуюся одежду и подвязывайте длинные волосы: в них могут запутаться жалящие насекомые и в гневе причинить вам максимальный вред, на который способны.
- Не ходите босиком или в сандалиях, ноги очень уязвимы. Держитесь подальше от полей клевера, садов, где растут цветы и других мест с хлопочущими там пчелами.
- Держите распыляемый инсектицид в «перчаточном ящике» вашего автомобиля (вместе с комплектом для лечения от укусов насекомых) на случай, если в вашу машину залетит пчела, что является весьма обычным делом.
- Если нападение кажется неминуемым, не пытайтесь прихлопнуть пчелу или пчел и не машите руками. Медленно отступайте, сохраняя спокойствие и не делая резких движений. Если отступление невозможно, ложитесь и прикройте голову руками.

- Остерегайтесь мусорных бачков и гниющих фруктов под деревьями — излюбленных мест для пчел, ос и шершней.
- В теплые месяцы отговаривайте подверженных аллергии подростков есть на свежем воздухе мороженое и сладости или пить прохладительные напитки. Они привлекают пчел, ос и шершней.

Как избежать укусов муравьев

- Не приближайтесь к муравьиным кучам.
- Не обнажайте рук, ног и ступней, потому что они чаще всего подвергаются укусам муравьев.
- Не оставляйте продукты разбросанными или неприкрытыми, для муравьев это прямое приглашение войти, даже для огненных муравьев, которые обычно в дома не вторгаются.

Как избежать укусов пауков

- Чтобы лишить пауков их укромных мест, не допускайте скопления мусора и грязи в надворных постройках и в доме. Перенесите пачки газет и груды старой одежды в подвалы и на чердаки.
- Как можно чаще освещайте темные места.
- Всегда надевайте перчатки, вороша кучи всякого старого хлама, остатков еды, камней и тому подобных вещей.
- Если одежду или постельные принадлежности какое-то время не были в употреблении, обязательно вытряхните их перед тем, как ими пользоваться.
- Почаще подметайте или пылесосьте чуланы, углы и места вокруг нагревателей.
- Уничтожайте паутину метлой.
- Сжигайте все найденные вами гнезда с яйцами пауков.

Меры предосторожности особенно необходимы в местах детских игр, ведь дети не только чаще всего становятся жертвами укусов пауков, но и наиболее подвержены любой аллергической реакции.

Все советы о том, как избежать укусов насекомых заимствованы из книги «Насекомые и аллергия и что с ними делать» Клода А. Фрейзера и Ф. К. Брауна. (Fraizer C., Brown F. Insects and Allergy and What to Do about Them. University of Oklahoma Press, 1980).

Иммунотерапия заключается в вакцинации против укусов. Начиная с малой дозы, вытяжки яда насекомых регулярно вводятся под кожу. Доза постоянно увеличивается, пока вы не сможете переносить то количество яда, которое вносится при укусе. В дальнейшем для поддержания невосприимчивости, уколы делаются регулярно раз в неделю во время сезона насекомых и раз в две или три недели в остальное время года. (Иммунотерапия позволяет довольно успешно бороться с аллергией на укусы москитов, но еще более эффективны уколы против аллергии на укусы пчел.)

Иммунотерапия, использующая яд насекомых, довольно безопасна, даже для детей. Тем не менее, ее держат в запасе для людей, склонных к сильным, опасным для жизни реакциям. А поскольку ни одно лечение не дает стопроцентной гарантии, аллергологи настоятельно советуют подверженным аллергии людям иметь при себе комплекты для лечения от укусов насекомых (предписанные врачом), даже после прохождения курса иммунотерапии. В эти комплекты входят адреналин и другие лекарства для немедленного прекращения реакции. Некоторые врачи заходят еще дальше, советуя всем, имеющим даже слабые симптомы аллергической реакции на укусы, не расставаться с этим комплектом. Имейте его всегда под рукой: дома, в машине и так далее.

Благоразумно также носить на себе предупреждающую бирку или браслет, ставящие в известность медицинский персонал, что у вас действительно аллергия на укусы насекомых. Это даст возможность не тратить попусту драгоценное время, если после укуса вы потеряете сознание или ваша речь станет бессвязной. Тогда появившиеся у вас симптомы нельзя будет ошибочно принять за те, которые являются признаками сердечного приступа или какой-то другой болезни.

Мы понимаем, что даже с комплектом для лечения от укусов насекомых, заботливо припрятанным в корзинке для пикника, любой аллергик ужаснется при виде пчелы или паука. Но точное представление о том, как себя при этом вести, должно ослабить тревогу, вызванную тем, что вы осмелились вторгнуться в их владения.

ГЛАВА 7

КОНТАКТНАЯ (КОЖНАЯ) АЛЛЕРГИЯ

Немного найдется людей счастливее тех, кто добился длительного облегчения от кожной аллергии. Аллергия на еду или состав воздуха, безусловно, не подарок, но кожная аллергия может довести даже до депрессии. В конце концов, если у вас опухли глаза, на лице появились пятна или кожа на руках стала сухой и покрылась сыпью, вам не очень-то приятно ходить на работу, заниматься спортом или даже просто с кем-то общаться. А постоянное желание почесаться просто способно свести с ума!

Кожная аллергия простирается дальше простого столкновения в летнее время с ядовитым плющом. Прибавьте косметику и средства ухода за волосами, мыло, моющие средства, одежду, украшения, предметы, которые мы каждый день используем на работе и дома — и вы получите достаточное представление о количестве вещей, способных вызвать кожную аллергию.

Но определить причину вашей аллергии и найти способ облегчить ее может оказаться проще, если вы знаете, с чего начать.

Сочетание симптомов

Если вы подвержены аллергии, то, вероятно, знаете об этом. Если же нет, то симптомы легко выявить, потому что они всегда одни и те же, только в разных вариациях. (В следующем далее описании этих симптомов в скобках приводятся медицинские термины, что позволит вам понять своего врача, когда он будет говорить с вами о кожной аллергии.)

Первым признаком недомогания является покраснение кожи (эритема), иногда сопровождающееся волдырями или пупырышками (папулами) или водяными пузырями (везикулами), из которых может сочиться жидкость. Потом начинается зуд, а через несколько дней красные пятна и пупырышки начнут образовывать на коже твердую шероховатую корку. Если аллергический процесс будет продолжаться, так как вы не перестанете пользоваться косметикой, мылом или одеждой, его вызывающими, кожа полностью превратится в корку и зуд станет еще невыносимее. В целом это явление принято называть экземой или поверхностным дерматитом, особенно если вы обязаны им какой-то пище. Если оно возникло вследствие соприкосновения с чем-то, то его называют контактным дерматитом.

Лицо и в частности веки — наиболее чувствительная часть тела. Веки не только предрасположены к реакции на химические вещества, нанесенные на них или вокруг них (тушь, тени для век и тому подобное), но также реагируют на все, находящееся вблизи. Краска для волос или шампунь на коже головы, духи на шее, прикосновение ядовитого плюща или не вполне просохший лак для ногтей на руках могут быстро вызвать отек, воспаление или шелушение век.

Тыльные стороны ладоней и пальцы также незамедлительно информируют нас о своем «соприкосновении» с источником аллергии. Но кожа на голове, ладони и ступни ног у большинства людей стойко ей сопротивляются.

Конечно, кожные реакции не ограничиваются этими участками тела и не всегда возникают там, где вы их ждете. Аллергия на украшения, например, появляется обычно на мочках ушей, шее, запястьях и пальцах. Но свободно скользящий по руке браслет может воздействовать на кожу в любом месте от запястья до локтя. А при использовании моющих средств брызги могут попасть на кожу поверх перчаток. И к тому же не всегда очевидно, что именно является виновником неприятностей. Торс, подмышки, предплечья и внутренний сгиб локтя — все они реагируют на одежду и духи. Причиной экземы на бедрах могут стать пояс с резинками или монеты и ключи в карманах брюк.

Раздражение или аллергия?

На этой стадии у вас может возникнуть вопрос, действительно ли это кожная аллергия или простое раздражение. Раздражение похоже на начало аллергической реакции: сухость кожи, небольшая сыпь и зуд или, если процесс пошел дальше, припухлость и трещины на коже. Но разница вполне ясна: раздражение может появиться у любого после интенсивного или продолжительного контакта с едкими химикалиями или сильными моющими средствами, а также от частого соприкосновения рук с водой. Раздраженная кожа теряет свои защитные жировые клетки и становится потрескавшейся и воспаленной. У домашних хозяек, буфетчиц и посудомоек руки становятся «тарелочно-кастрюльными» (иногда это называют «экземой домохозяек») из-за полнейшего физического или химического издевательства над их кожей. В таких обстоятельствах раздражение скорее всего появится у *любого* человека.

Аллергическая же реакция появляется в результате контакта с веществом, совершенно безвредным для большинства людей. И обычно проходит от нескольких часов до одного или двух дней между моментом контакта и возникновением дерматита. Например, экзема от крема для рук обычно появляется через несколько дней после начала пользования новым кремом.

Тем не менее, раздраженная кожа более восприимчива и, следовательно, в большей степени подвержена аллергии. А раздражение может усугубить уже имеющуюся кожную аллергию. Поэтому, невзирая на свои различия, аллергия и раздражение кожи идут рука об руку. Фактически, успешная борьба с кожной аллергией в большой степени определяется избеганием любого, не вызванного необходимостью раздражения.

«Почему я?»

Некоторые люди могут буквально купаться в ядоносном плюще и не испытывать ни малейшего зуда. Другие покрываются сыпью, всего лишь прикоснувшись к одежде или меху. Причина этого в том, что наша восприимчивость зависит от ряда факторов, и многие из них мы способны контролировать.

Первым и главнейшим являются продолжительность и частота вашего контакта с виновником аллергии, которые очень многое определяют. Реакция может стать продолжительнее и в том случае, если вы прижимались к нему или терлись об него.

Одним из факторов является также состояние вашей кожи. Инфицированная, воспаленная, обожженная или чем-то раздраженная кожа не в состоянии защитить себя при контакте, способном вызвать аллергию. Уязвима слишком сухая или излишне долго подвергавшаяся действию щелочи кожа (использование при стирке щелочного мыла). То же самое относится к коже, на которой уже идет аллергический процесс. (Далее в этой главе мы дадим вам больше информации о том, как заботиться о коже.)

Пот также может поддерживать реакцию, разлагая и разнося аллергенные и раздражающие вещества, такие, как никель или краска для одежды. Случается даже, что некоторые люди покрываются сыпью только после того, как сильно вспотеют.

Определенные лекарства, например, антигистаминные средства и антибиотики, усиливают чувствительность к солнечным лучам, делают вас более подверженными воздействию солнца и аллергической реакции. Некоторые медицинские мази и лосьоны под действием лучей также могут спровоцировать аллергическую реакцию. Например, антисептические компоненты в некоторых сортах мыла становятся аллергенами только под лучами солнца.

Контактная аллергия чаще всего появляется в зрелом или пожилом возрасте; экзема у детей и молодых людей чаще вызвана едой или вдыханием каких-то веществ. Становясь старше, многие бывают просто застигнуты врасплох неожиданной аллергией на то, чем они всю свою жизнь спокойно пользовались. Кожная аллергия имеет тенденцию все упорнее сопротивляться борьбе с ней по мере того как мы стареем. Частично это вызвано тем, что с годами кожа становится более сухой. Мы используем больше кремов после ванны и содержащих ланолин лосьонов для уменьшения сухости кожи. Однако, увеличивая число лосьонов, мы подвергаем себя воздействию большего количества химикалиев, могущих вызвать аллергию. Поэтому, чем старше вы становитесь, тем больше нежной заботы требует ваша кожа, что включает в себя использование более щадящих лосьонов и сортов мыла.

С годами меняется не только наша чувствительность, но и то, как протекает аллергическая реакция. Хотя зуд остается столь же ужасным, кожа воспаляется не так сильно и на ней образуется меньше волдырей. Взамен этого она имеет тенденцию огрубевать и шелушиться, вследствие самого аллергического процесса, а также из-за сухости немолодой кожи и постоянного ее расчесывания.

Ваше хобби или профессия тоже могут заставлять вас иметь дело с химикалиями или другими веществами. Многие материалы, используемые при занятиях садоводством, плотницким делом, живописью, гончарной работой и скульптурой, способны спровоцировать аллергию. Садоводство требует уничтожения сорняков, применения органических или химических удобрений и инсектицидов. Как органические (например, пиретрум), так и химические (например, malathion), пестициды являются потенциальными возбудителями кожной аллергии. Скипидар, эпоксидная смола, различные клеи, вяжущие материалы, используемые в плотницких работах, также способны спровоцировать кожную аллергию. Кассиры, продавцы, официанты и официантки могут обнаружить у себя аллергию на никель, содержащийся в монетах. Медицинские сестры, врачи и дантисты являются объектами для аллергических кожных реакций на пенициллин, антибиотики, антисептики, металл и тому подобные вещи.

Мы не хотим этим сказать, что вы должны отказаться от своего хобби или уволиться с работы. Просто не забывайте о всех своих обычных занятиях, отыскивая причину внезапно выступившей на коже сыпи.

Скоро станет легче

Облегчение зуда – это первый и необходимый шаг, который надо сделать перед тем, как вы начнете метаться, отыскивая причину своего несчастья. Помимо чисто физического наслаждения от уменьшения зуда, вы также исключите опасность заражения (и возможные шрамы) от постоянного расчесывания кожи. Существует множество эффективных способов справиться с зудом.

Кубики льда, прикладываемые к коже, как только возникнет потребность почесать ее, охладят жар от воспаления.

Холодные примочки успокаивают экзему и способствуют прекращению не только зуда, но и выделений из волдырей. И, по словам Александра А. Фишера, профессора дерматологии на факультете усовершенствования врачей Нью-Йоркского университета и автора учебника по кожным проблемам, чем холоднее примочка, тем она более эффективна. «Примочки из льда с водой, прикладываемые через хлопчатобумажную ткань на 5–15 минут и меняемые по мере необходимости, часто хорошо переносятся и оказывают благотворное влияние», — советует д-р Фишер (*Fisher A.* Contact Dermatitis. Lea and Febiger, 1978).

Мы открыли простой способ приготовить смесь против зуда, рекомендуемую д-ром Фишером. Надо наколоть лед на кубики, высыпать их в целлофановый мешок и истолочь деревянным молотком для отбивания мяса. Затем засыпать разбитый лед в миксер, добавить две столовые ложки холодной воды и, запустив миксер несколько раз, превратить лед в кашицу. Заверните ее в хлопчатобумажную ткань и приложите к раздраженной коже.

Д-р Фишер не одинок в своем благосклонном отношении к холодным примочкам.

«Холодные компрессы со льдом облегчают зуд быстрее и безопаснее большинства лекарств», — говорит Ни К. Теризакис, доцент кафедры дерматологии в Университете штата Луизиана.

Жидкость от солнечных ожогов и висмутовое молочко, нанесенные после влажных компрессов, уменьшат мокнущие волдыри, воспаление и покраснение, говорит доктор Теризакис.

Уксус с водой (1/4 чашки уксуса на 1 литр воды) успокаивает зуд.

Теплые водяные ванны – прекрасное успокаивающее средство, особенно при воспалении вокруг половых органов и на ягодицах или когда воспаление распространилось на большие участки кожи. Успокаивающая ванна является также хорошим способом смыть с себя мази и медикаменты, уже сыгравшие свою роль. Д-р Фишер рекомендует две чашки коллоидного раствора овсяной муки на ванну с водой. Эта смесь называется «коллоидной ванной», потому что мельчайшие частички не оседают на дно ванны, а остаются в воде во взвешенном состоянии и успокаивают кожу. Д-р Теризакис рекомендует и другие компоненты для коллоидных растворов: снятое молоко, сухое молоко, кукурузный крахмал, соду или комбинацию любых из этих ингредиентов. (Коллоидные растворы делают ванну очень скользкой, поэтому будьте предельно осторожны, залезая в нее и вылезая оттуда. Хороший залог безопасности — резиновый коврик для ванны). В зависимости от серьезности вашего случая, примите от одной до трех ванн в день. По мере выздоровления вы будете реже нуждаться в них.

Полежать в теплой ванне приятно даже без коллоидного раствора. В любом случае избегайте горячих ванн и душей.

Мойтесь нафталановым мылом или другим нежным мылом при аллергии на сумах ядоносный.

Увлажняйте свою кожу, постоянно используя после принятия ванны или душа нежный увлажняющий крем для избежания сухости кожи, зуда и других неприятностей. Д-р Теризакис рекомендует кремы Nutraderm, Ultra-Derm, Лосьон Keri, лосьон Shepard (без запаха), крем Purpose, лосьон Nivea и крем Eucerin.

Увлажняйте воздух своей спальни зимой и делайте его суше летом, чтобы ваша кожа испытывала комфорт.

Артур Л. Норинс, профессор дерматологии медицинского факультета Университета штата Индиана, рекомендует некоторые дополнительные меры для уменьшения раздражения, борьбы с зудом и некоторыми другими проявлениями аллергии.

Пользуйтесь одеждой, простынями и одеялами только из чистого хлопка, отказавшись от синтетических или содержащих синтетику материалов.

Новую одежду и простыни сначала постирайте, чтобы удалить химикалии, использованные для придания прочности материи. Мы знаем женщину, все тело которой покрылось безобразной зудящей сыпью после того, как она поспала на совершенно новых простынях. После нескольких стирок спать на них стало для нее безопасно.

После стирки прополощите одежду и постельные принадлежности в чистой воде. Не используйте смягчители для ткани или другие подобные средства для стирки. Убедитесь, что покупаете стиральный порошок, не дающий сильной пены, без водорастворимых энзимов, отбеливателей и других добавок.

Избегайте тесной одежды и тугих повязок. По словам д-ра Норинса, все, что трет вашу кожу, приводит к усугублению ситуации.

Не находитесь на солнце. Покрасневшая, воспаленная или шелушащаяся кожа меньше всего нуждается в поджаривании.

Отдыхайте. Лечение от аллергии требует затрат сил. Если состояние вашей руки или ноги настолько плачевно, что она вся распухла и покраснела, вы можете предоставить ей на несколько дней полный отдых для успешного лечения. Между прочим, если у вас, на ваше счастье, сыпью покрылось все тело, врач может предписать вам несколько дней постельного режима.

У девяти из десяти человек реакции слабы или умеренны. Сильные реакции наблюдаются только в трех процентах случаев. Если у вас серьезные кожные проблемы с поражением 50 или более процентов кожного покрова тела, не дурачьте себя, ставя диагнозы сами. Аллергическая реакция кожи всего тела требует медицинской помощи, а иногда даже особой госпитализации для изоляции больного от воздействия *всех* химикалиев.

Замечание о средствах лечения кожи

Врач-дерматолог может посчитать, что ваша проблема решается использованием мази местно в области поражения или принятием внутрь каких-то лекарств. Д-р Фишер предостерегает, что такие противовоспалительные средства, как парабены (соединения, содержащие парааминo-бензатную кислоту), супрастин и другие обычные ингредиенты мазей, часто сами вызывают аллергию и, следовательно, скорее *усилят*, чем вылечат ее.

Другой врач рассказывает о человеке с кожной аллергией, которого лечили многие доктора, пробуя одно средство за другим и не принося ему никакого облегчения, пока не были приняты во внимание парабены. «Через 24 часа после наложения мази, не содержащей парабены (parabens), состояние его кожи впервые за семь лет начало улучшаться», — говорит доктор Вильям Ф. Шор, дерматолог из клиники Маршфилд в г. Маршфилд (Висконсин).

Д-р Шор отмечает, что бензокаин, широко используемый при «тарелочно-кастрюлечном» и других раздражениях кожи, сам является весьма обычной причиной аллергии. Он настоятельно советует не использовать любую мазь, название которой оканчивается на «каин». Поэтому, если лечение требует применения лекарств местно, очень важно, чтобы врачи прописывали только те, которые не содержат потенциальных аллергенов. Д-р Фишер советует Hytone, Aristocort, Valisone или Lidex.

По тем же причинам врачи категорически предостерегают людей с любым типом кожной аллергии от покупки лечебных лосьонов, продаваемых без рецепта.

Вы должны также остерегаться кортикостероидных кремов или мазей: они могут стать причиной неаллергического воспаления, в дальнейшем переходящего в кожную аллергию. Однако некоторые дерматологи спешат прописать при кожной аллергии прием внутрь кортикостероидов, таких, как преднизолон. Д-р Шор говорит, что при немедикаментозных методах лечения потребность в стероидах может отпасть.

«Мой опыт показывает... что редко возникает необходимость лечить обычного пациента с контактной аллергией систематическим применением кортикостероидов», – сообщает д-р Шор. Исключением является аллергия от контакта с ядоносным сумахом. Он вызывает такую сильную реакцию, что она продолжает развиваться еще долгое время после непосредственного контакта. А образовавшиеся волдыри и опухоли могут лишить вас возможности работать или посещать занятия дольше, чем большинство людей может себе позволить. В таких случаях д-р Шор не видит большого риска в десятидневном или двухнедельном курсе лечения преднизолоном во все уменьшающихся дозах.

Другим исключением для немедикаментозного курса лечения может быть прием антигистаминные препаратов на ночь. Они предохраняют вас от замедляющего выздоровление расчесывания кожи во сне.

Таким образом вы должны попытаться облегчить свое состояние, не принимая лекарств. В продаже, безусловно, имеется достаточно проверенных средств. Однако полное облегчение возможно, если вы держитесь подальше от всего, что вызывает аллергию. После того, как вы научились бороться с зудом, надо выяснить причину его появления.

Разоблачение виновников

В своей простейшей форме кожные неприятности легко связываются с вызвавшей их причиной, что позволяет в дальнейшем избегать соответствующего аллергена. Тем не менее многие люди не имеют ни малейшего представления, почему их неуравновешенная кожа все время грозит покрыться сыпью, часто вопреки отчаянным усилиям поддерживать ее чистой и ухоженной.

Разгадать эту загадку нам помогут ответы на несколько ключевых вопросов.

Где и когда началась эта кожная проблема?

Какого рода работу вы выполняете?

Каковы ваши увлечения?

Чем вы лечите свою кожу?

Какими средствами вы регулярно пользуетесь при работе по дому?

Если ваши проблемы возникли совсем недавно, спросите себя:

Какие покупки я сделал в последнее время? (Украшения, одеколоны, духи и другие принадлежности туалета; новые марки моющих средств; новые простыни или полотенца.)

Какие подарки я недавно получил? (Шарфы, меха, перчатки, свитера и т. д.)

Ношу ли я новую одежду или пользуюсь новой косметикой?

Не опрыскивался ли недавно мой дом средством от насекомых? (Его частички могли осесть на мебель.)

Не ездил ли я недавно за границу? (Мыло и моющие средства других стран часто содержат металлы, наподобие никеля, или химикалии, не входящие в состав такой же продукции в вашей стране.)

Допустим, что какой-то из этих контактов выводит вас на один из получивших печальную известность источников кожной аллергии, перечисленных в таблице 22. Конечно, полный список всех возможных причин и их источников занял бы целую книгу, поэтому вы должны внимательно читать названия, призвав на помощь всю свою сообразительность.

Один бизнесмен пятидесяти двух лет обнаружил, что для определения причины кожной аллергии требуется проделать немалую детективную работу (как и в случае пищевой аллергии). Время от времени без всякой причины он начинал ощущать во рту легкое жжение. Как-то раз его губы и пальцы левой руки покрылись сыпью, похожей на экзему. Через месяц в полости рта образовались волдыри, губы еще больше воспалились, а на ладони и пальцах левой руки появилось сильное раздражение. Серьезно задумавшись над этим явлением, он осознал, что каждый раз оно имеет место или во время деловой поездки за пределы города или сразу же по возвращении из нее. В своей дорожной сумке он держал тюбик красной зубной пасты, которой дома никогда не пользовался. Бизнесмен обратился к своему врачу, тот провел тестирование и, в конце концов, обнаружил, что виновником всего является коричный альдегид, причем произ-

Таблица 22

Обычные причины и источники кожной аллергии

Здесь приведены наиболее часто встречающиеся причины, вызывающие кожную аллергию. В некоторых случаях не все предметы, относящиеся к одной категории, содержат аллерген. Например, не все украшения содержат никель и не все медикаменты содержат бензокаин. Проверьте все предметы, которыми вы регулярно пользуетесь, чтобы определить, не являются ли они возможными причинами кожных реакций.

Растение, соединение или химикат	Обычные источники
Наиболее распространенные аллергены, вызывающие контактную аллергию	
Семейство сумах	Ядовитый плющ, ядовитый дуб, сумах ядоносный
Парафенилендиамин (может иметь пере — крестные реакции с бензокаином, прокаином, парааминобензойной кислотой (PABA) и некоторыми красителями в продуктах питания, лекарствах и косметических средствах)	Красители в одежде, обуви, тканях (особенно черных, голубых и коричневых цветов); краски для волос, краски для меха
Никель и соединения никеля	Украшения, монеты, ключи, пряжки, застежки, дверные ручки, вязальные спицы, наперстки, гидрогенизированные жиры (играют роль катализатора), моющие средства, используемые за пределами США
Каучук и соединения каучука	Резиновые перчатки, резиновые подвязки, клейкие ленты и бандажи, эластичное нижнее белье
Этилендиамин	Консерванты в мазях, аминофиллиновые и теофиллиновые свечи
Другие распространенные аллергены, вызывающие контактную аллергию	
Спирт*	Спиртовые протирания, косметика, медицинские препараты
Антибактериальные вещества	Мыло
Азокрасители (такие, как FD&C желтый № 5)	Продукты питания, лекарства, косметика, шариковые ручки
Бензокаин (этиламинобензоат)	Косметика, медикаменты, мази, суппозитории
Безграфитная копировальная бумага	Канцелярские бланки
Коричное масло (коричный альдегид и другие вещества, содержащие корицу)	Вкусовые добавки в зубной пасте, зубных эликсирах, сластях, безалкогольных напитках, мороженом, выпечке, приправах, различных блюдах, жевательных резинках, вермуте и пиве; ароматизаторы в

Продолжение табл. 22

Растение, соединение или химикат	Обычные источники
	духах, бытовых дезодорантах, освежителях воздуха и солнцезащитных кремах
Медь	Монеты, сплавы металлов, инсектициды, фунгициды (средства против плесени)
ДДТ	Инсектициды
Формальдегид (называемый иногда формалином)	Одежда (из хлопка или материалов, содержащих хлопок, на ярлыках которых указано, что они не мнутся, быстро сохнут, не подлежат глажке), вискоза, вискоза с ацетатным шелком, ткани с полиэфирным волокном, огнестойкие ночные рубашки и одежда, несадящиеся шерстяные ткани, косметика, дезодоранты, инсектициды, бумажные полотенца
Ароматические вещества (перуанский бальзам, древесный деготь, фенилацетилдегид)	Духи, мыло, моющие средства, ароматизированная туалетная бумага
Хна	Краска для волос
Соединения йода	Настойка йода
Жасмин	Духи и ароматизаторы
Ланолин (животный воск)	Мыло, блеск для губ
Льняное масло	Краски, лаки, средства для полировки мебели, мастики
Ртуть	Мази, дезинфицирующие средства, инсектициды
Мускус	Мужские одеколоны и лосьоны после бритья
Типографская краска	Газеты
Фиалковый корень	Ароматизаторы в косметических средствах
Парабены (метилпарабен, этилпарабен, пропилпарабен)	Консерванты в большинстве лекарств и косметических средств
Цветные типографские краски	Цветные фрагменты в газетах и журналах
Дихромат калия	Желтые краски, кожа (дубленая), спички, некоторые отбеливающие вещества, нержавеющие сплавы, лаки, чернила, никелированные изделия, сварочные материалы, линолеумы, цемент, чеканка
Йодид калия	Столовая соль, эмульсии для печати и проявления фотографических пленок
Прокаин (новокаин)	Местная и спинномозговая анестезии
Пропиленгликоль и бутиленгликоль	Маски для лица, средства для очистки кожи рук, увлажняющие кремы
Пиретрум (из семейства амброзии полыннолистной)	Инсектициды
Масло амброзии	Стебель, листва и пыльца амброзии луговой

Продолжение табл. 22

Растение, соединение или химикат	Обычные источники
Резорцин	Косметика, средства для укрепления волос, кожа (дубленая)
Смола (изготовленная из скипидара)	Хозяйственное мыло, клейкая лента, средства для полировки мебели, лаки, клеи, воск для натирки полов
Гипохлорид натрия	Отбеливающие и чистящие средства
Скипидар	Растворитель, средства для полировки, косметика, инсектициды, краски, лаки, жидкие мази для растирания

** У некоторых людей, подверженных контактной аллергии на спирт, может наступить общее покраснение кожи при употреблении спиртных напитков.*

водные корицы были найдены не только в красной, но и во многих других пастах, а также в продуктах питания и некоторых предметах домашнего обихода.

Машинистки иногда обнаруживают у себя аллергию на копировальную бумагу без графита — того типа, который употребляется в делопроизводстве. По сообщению группы дерматологов, из 70 человек с кожной аллергией на руках (в основном выражающейся в покраснении, сопровождаемом жжением и зудом) все 70 испытали полное облегчение, перестав использовать копировальную бумагу безграфитного типа.

Не все возбудители аллергии оказывают одинаковое действие. Некоторые химикалии, металлы или соединения могут вызвать аллергию у 5—10 процентов населения, тогда как другие влияют менее чем на 0,01 процент. И каждый список распространенных причин кожной аллергии является основанием для производителей отказаться от каких-то усовершенствований или ставших популярными новых товаров, заменив их другими.

Главная проблема, однако, не в том, как часто некое вещество вызывает неприятности, а в том, насколько легко его проглядеть при установлении диагноза. Например, парабены широко используются как консерванты и ответственны примерно за 3 процента всех заболеваний кожной аллергией. Но не зная о варварском обращении парабенов с кожей, вы имеете мало шансов на полное выздоровление, и она будет продолжать воспаляться при каждом применении мази, лосьона или какого-то косметического средства, содержащего парабен.

Как видно из таблицы 22, в определенных категориях товаров – косметике, средствах ухода за телом и волосами, мыле, моющих средствах, одежде, украшениях и пищевых добавках – могут содержаться вызывающие аллергию химикалии, металлы или их соединения. (Если не прослеживается никакой связи между вашими кожными проблемами и вещами, которыми вы пользуетесь, всегда существует вероятность, что эти проблемы вызваны пищей. В этом случае глава 3 «Как составить диету без аллергенов» поможет вам выявить виновника).

Подберите себе подходящую косметику

У вас всегда сухие, потрескавшиеся, шелушащиеся или опухшие губы?

Вызывает ли у вас тушь раздражение глаз?

Ощущаете ли вы под мышками зуд после применения дезодорантов?

Вызывают ли определенные марки кремов или пудры раздражение на вашем лице или руках?

Если да, то вы можете оказаться одним из миллионов людей (преимущественно женщин), у которых аллергия на что-то, содержащееся в их косметике. А под «косметикой» подразумеваются кремы для лица, лосьоны, румяна, пудра, карандаши для подведения глаз, тени для век, лак для ногтей и жидкость для его снятия, а также удлинители ногтей, шампуни, краски для волос, средства для завивки и распрямления волос, для удаления волос (депиляторы), кремы для бритья, духи, одеколоны, сухие духи, пена для ванны, зубная паста, зубные эликсиры, даже зубные протезы!

Теперь понятно, почему косметика и другие средства для ухода за телом являются наиболее распространенными причинами кожной аллергии. Как правило, ими пользуются каждый день, нанося прямо на кожу. А мы уже упоминали в предыдущих главах, регулярное что употребление порождает аллергию. Кроме того, в эти средства входят более 5000 различных химикалиев и их соединений, в качестве основ, красителей, ароматизирующих веществ, консервантов и тому подобных ингредиентов, что повышает вероятность непереносимости вами какого-то компонента, в сколь малых количествах он бы ни присутствовал.

Неудивительно, что, по оценке одного врача, приблизительно 85 процентов людей, страдающих аллергией на косметику, даже не осознают, какие вещества ее вызывают. С чего же вам начать?

С кремов и лосьонов. Как утверждает д-р Шор на основании изучения 70 человек, чувствительных к косметике, эти косметические средства ответственны почти за половину аллергических реакций. Это не означает, что кремы и лосьоны более аллергенны, чем остальные косметические средства. Просто люди имеют тенденцию наносить их на уже воспаленную кожу, которая более склонна к аллергическим реакциям. И используют их для всего тела.

Изучение кожных реакций на косметику показало, что наиболее часто их вызывают деодоранты, антиперспиранты, депиляторы (средства для удаления волос), увлажняющие лосьоны, лак для волос, тушь, пена для ванн, крем для век, краска для волос, как окрашивающая так и осветляющая, кремы и очищающие средства для лица и лак для ногтей — именно в перечисленном порядке.

Означает ли это, что женщина с аллергией на косметику должна отказаться от макияжа? И обязаны ли мужчины дать зарок не пользоваться всеми средствами ухода за телом? Вовсе нет. Просто они должны тщательно выбирать косметические средства и применять их с предельной осторожностью.

Действительно ли он «свободен от аллергенов»?

Возможно, вы уже натыкались на рекламу косметики или средств ухода за телом, которые объявляются свободными от аллергенов, что подразумевает их безопасность для людей с кожной аллергией. Однако время от времени вы, вероятно, слышите фразу: «У меня аллергия на средства, свободные от аллергенов». Не исключено, что это относится и к вам.

Так в чем же дело?

Как сообщает FDA, не существует официального стандарта на свободу продукта от аллергенов, кроме того, что данный продукт вызовет нежелательную реакцию с меньшей вероятностью, чем другие продукты того же назначения. Для некоторых производителей это означает просто отказ от ароматизаторов – самой главной причины аллергии на косметику. Другие изо всех сил стараются найти безопасные заменители для возможно большего числа химикалиев, обычно вызывающих аллергию. Поскольку используемые ингредиенты будут меняться в зависимости от производителя, одна тушь для ресниц, например, не вызовет никаких осложнений, тогда как другая создает проблему.

Даже так называемые «свободные от аллергенов» продукты содержат столько компонентов, что их перечень напоминает указатель к учебнику химии в высшем учебном заведении. И каждый из них может спровоцировать начало ваших неприятностей. Например, одна из лидирующих фирм по изготовлению свободной от аллергенов косметики использует парабены (parabens). Поэтому очевидно, что термин «свободный от аллергенов» не подразумевает действительного отсутствия в нем всех возможных источников опасности.

Поскольку косметика не может быть совсем чистотой, производители, объявляющие свою продукцию свободной от аллергенов, должны испытать ее на людях. Один из крупнейших распространителей такой продукции сообщил нам, что они проверяли ее, под руководством дерматолога, неоднократно воздействуя на кожу 600 человек. Только те косметические средства, которые не вызывали за период проверки никаких реакций, были снабжены ярлыками, что они свободны от аллергенов.

Как видите, «свободный от аллергенов» – термин весьма приблизительный. То, что не содержит аллергенов для вас, может содержать их для вашего друга. Если у вас тенденция к аллергической реакции на косметику, наилучший выход – внимательно читать этикетки, следовать инструкциям и проводить кожную аллергическую пробу (смотрите текст в рамке «Проверьте себя сами», помещенный далее в этой главе).

Помещенные далее советы также окажут вам огромную помощь, когда дело дойдет до использования любой косметики, свободной от аллергенов или нет.

Как без риска пользоваться косметикой?

- Прежде всего, запомните, что чем менее она ароматизирована, тем лучше. Наиболее аллергенны духи и косметика с приятным запахом. Помимо обычного покраснения и раздражения кожи они способны на солнце творить удивительные вещи. В местах нанесения духов на кожу (обычно за ушами и на шее) могут появиться коричневые или дымчатые полосы — единственная в своем роде реакция на ароматизаторы. Известно также, что некоторые помады и сорта мыла-дезодоранта вызывают жжение и раздражение только под влиянием солнечных лучей. Если вы все еще хотите побрызгать на себя чем-то приятно пахнущим, приготовьте свою собственную ароматическую воду, опустив лепестки роз или лаванды в кувшин с холодной водой. Прибавьте столовую ложку лимонного сока. Через 10 дней процедите содержимое кувшина и используйте его в качестве тонких освежающих духов.
- Помады обычно изготавливают из жира, воска, красок и духов. Если вам нравится, когда ваши

губы кажутся «влажными», но у вас аллергическая реакция на ланолин, входящий в блеск для губ, нанесите на помаду вазелин. Если у вас реакция на духи, ищите неароматизированную помаду.

- Используйте специальную губку, а не свои пальцы, для наложения крема под пудру, помады и теней для век. (Люди, чувствительные к резине, должны пользоваться латексом или натуральными губками.)
- Чувствительные к никелю люди должны пользоваться машинками для завивки ресниц и пинцетами только из нержавеющей стали. Они также не должны покупать лак для ногтей с металлическим перемешивающим шариком: растворители, входящие в лак, могут выщелачивать никель.
- Для уменьшения вероятности раздражения глаз наносите очень немного туши около внутреннего и наружного уголков глаз. Накладывайте тушь только на две трети длины ресниц, не касаясь их корней.
- Используя тени для век или подводку для глаз, оставляйте вдоль кромок небольшие зоны без макияжа. *Никогда* не подводите внутренний ободок век.
- Не используйте губки для наложения макияжа дольше четырех месяцев во избежание разведения бактерий и опасности внесения в глаза инфекции. Не смачивайте карандаш для подведения глаз, тушь или тени для век слюной: это тоже способствует развитию бактерий.
- Если ваш макияж в течение дня начинает сходить, безопаснее освежить его, чем смывать и наносить заново. Это сводит риск к минимуму.

- Используйте для удаления макияжа, нанесенного на глаза, обычное минеральное масло. Выпускаемые промышленностью средства для удаления макияжа с глаз состоят в основном из минерального масла и ароматизатора. Средства, не содержащие масла, огрубляют и сушат кожу.
- Никогда не ложитесь спать, не сняв предварительно макияж.
- Самое главное: не пользуйтесь никакими раздражающими ваши глаза косметическими средствами в надежде привыкнуть к ним. Раздражение только усилится.
- Найдя косметическое средство, хорошо вами переносимое, его и придерживайтесь. Метание от одной марки такого средства к другой только увеличит опасность подвергнуться действию нового аллергена.
- Для приготовления стягивающего кожу лосьона, не содержащего спирт и не пересушивающего кожу, смешайте 4 части воды с одной частью яблочного уксуса. Нанесите его ватными тампонами.
- Люди с аллергией на кукурузу не должны пользоваться пудрой, содержащей кукурузный крахмал.
- Будьте осторожны, крася ногти, избегайте попадания лака на кожу. Поскольку лак для ногтей перестает быть источником аллергии, как только полностью высохнет, подождите 10 – 15 минут, прежде чем касаться чего-либо, особенно век, лица или шеи.
- Остерегайтесь скопления остатков крема или лосьона под вашими кольцами.
- Эликсиры для полоскания рта могут плохо воздействовать на мягкие нежные ткани внутри рта, включая покраснение, язвы и даже «белые

пятна» на языке. Эти реакции исчезают сразу после прекращения применения эликсира. Если вы чувствуете, что нуждаетесь в освежителе дыхания, жуйте стебель свежей петрушки или сосите ее корень.

- С наибольшей вероятностью аллергию вызывают краски для волос, относящиеся к окислительному типу и, следовательно, содержащие парафенилен диамин. Аллергическая реакция может начаться через несколько часов после применения краски и войти в полную силу через один-два дня. Поэтому кожная аллергическая проба, проведенная прямо перед тем, как парикмахер будет красить вам волосы, не сможет действительно предсказать вашу реакцию.

Другие способы окраски: поэтапная окраска, применение смываемых органических красок (наподобие хны и красящих шампуней) — редко вызывают неприятности. Попросите парикмахера помочь вам выбрать краску, не вызывающую аллергию.

- Принимая солнечные ванны, необходимо пользоваться солнцезащитными лосьонами. Но не бывало ли так, что, воспользовавшись средством от солнечных ожогов, вы тем не менее покрывались красноватыми волдырями? Значит, у вас аллергия на ароматизаторы или бензокаин (benzocain) в этом препарате, а возможно, даже на PABA — в высшей степени эффективный и в других случаях безопасный ингредиент средств от ожогов. Эффективной альтернативой являются средства, содержащие бензофенон (benzophenone).
- Дезодоранты без запаха и средства от пота с хлоргидратом алюминия с меньшей вероятностью вызовут аллергическую реакцию.

Мыло и моющие средства

Работа по дому виновна в 10–15 процентов кожных заболеваний, из-за которых люли обращаются к врачам. Многие чистящие порошки содержат абразивные компоненты: пемзу, тальк, песок, буру, кукурузную муку, которые подобны динамиту в борьбе с запекшимися маслом, жиром, смолой и другими неподатливыми загрязнениями, но в то же время очень сильно воздействуют на склонную к аллергии кожу. От 70 до 75 процентов средств для стирки в Соединенных Штатах содержат энзимы – белки с аллергенным потенциалом. Практически в любое хозяйственное мыло входят такие добавки, как карбонат натрия, фосфат натрия, зола, бура или силикат натрия, которые могут вызвать раздражение, даже если не спровоцируют аллергию. И, конечно, мыло и моющие средства содержат ароматизаторы – такие же сильные аллергены, как духи в косметике.

Мыло и моющие средства могут не только стать непосредственной причиной аллергии, но и усилить другие аллергии. Эти чистящие составы разрушают кератин, прочный белковый компонент кожи, и защитную жировую смазку ее поверхности, ускоряя проникновение через кожу аллергенных химикалиев.

Одна женщина с раннего детства, подверженная сильной аллергии на пыльцу, плесень и различную еду, сообщила нам, что она была избавлена от страданий кожной аллергии примерно до 1970 года, когда в добавки стиральных порошков стали входить энзимы. Ее ноги покрылись зудящей, мокнущей, похожей на экзему, сыпью. Но этой проблемы у нее не возникает пока она пользуется стиральными порошками без энзимов.

Вы тоже можете предохранить себя от мучений, вызванных аллергией на мыло и моющие средства, следуя нескольким простым указаниям.

- Покупайте только белое мыло без запаха, не содержащие антисептиков, ланолина, энзимов и тому подобных веществ. Самые безопасные сорта — это детское мыло и мыло для стирки шерстяных тканей и тканей хорошей выделки.
- Вообще говоря, средства, имеющие простой состав, обладают меньшей способностью вызывать аллергию, чем те, в которые входит много ингредиентов. Читайте этикетки.
- Даже малейшие остатки мыла или стиральных порошков должны быть тщательно смыты с одежды или постельного белья.
- Разливая или отмеривая моющее или отбеливающее средство, старайтесь, чтобы оно не попало вам на руки. Лучше всего покупайте отбеливатель в таблетках или расфасованный по порциям.
- Зимой, когда из-за сухого воздуха кожа более подвержена раздражению от одежды, замачивайте белье перед стиркой и используйте примерно половину рекомендуемого изготовителями количества стирального порошка.
- Снимайте кольца при стирке или использовании мыла, средств для вощения и полировки, чтобы избежать задерживания мыла около кожи.
- Лучше всего при любой работе по дому пользоваться защитными перчатками. Работая с жидкостями, надевайте резиновые перчатки поверх посыпанных тальком хлопчатобумажных для предотвращения слишком сильного потения

рук. Для уменьшения раздражения перчатки лучше носить, не снимая, в течение получаса, а не снимать и надевать их по несколько раз в день. Даже если вы в защитных перчатках, не делайте воду для мытья слишком горячей, чтобы жар не прошел через них и не вызвал раздражения рук.

- Для вытирания пыли или какой-либо другой скучной, грязной домашней работы надевайте хлопчатобумажные перчатки, чтобы не слишком загрязнять руки. Тогда вам не придется тщательно отмывать их с мылом.
- Используйте где только можно щетки на длинных ручках, чтобы уберечь чувствительную кожу рук от попадания на нее горячей мыльной воды или красителей, лаков и политуры.

Предложенные выше советы будут вам полезны независимо от того, подвержены ли вы кожной аллергии или просто ваша кожа легко раздражается. Они помогут вам выносить контакты с другими источниками химикалиев, помимо мыла и моющих средств.

Одежда и обувь

Если говорить об одежде и обуви, то людям, склонным к аллергии, больше подходят натуральные материалы и волокна, чем синтетические. Хлопок является лучшим универсальным материалом — недорогим, прочным и приятным. Остерегайтесь различных типов немнущихся тканей: обычно они содержат формальдегид, основную причину горестей для людей с чувствительной кожей. То же самое относится к специально обработанному хлопку, покрытому крахмалом, клеями, растительными смолами и (поверите ли?) *шеллаком* для придания изделиям прочности, гладкости или шелковистого блеска. Обычно подобным образом обрабатываются такие изделия из хлопка, как тонкая кисея, пике, костюмная ткань, некоторые простыни и сетки от москитов. Декатирование и мерсеризация не оставляют на одежде никаких химикалиев и обычно не представляют опасности.

Льняное полотно и шелк также редко вызывают аллергию и обойдутся вам не так уж дорого, если вы проявите осмотрительность при покупке.

Ничто не сравнится по мягкости и привлекательности с шерстью. Аллергия на натуральную, необработанную шерсть возникает крайне редко. Зуд от нее вызван по большей части не аллергией, а механическим раздражением. Вы можете уменьшить зуд, надевая шерстяную одежду на хлопчатобумажное нижнее белье.

Если вы реагируете на шерсть, какой бы мягкой и пушистой она ни была, существует вероятность, что на самом деле у вас аллергия либо на краску или химикалии, добавленные, чтобы изделие не садилось при стирке, либо на последствия химической чистки.

Если у вас действительно аллергия на шерсть или вы не можете найти шерсть, не подвергавшуюся обработке, носите толстые хлопчатобумажные свитера, вельветовые брюки из чистого хлопка, одежду из замши или искусственной замши. Старайтесь, чтобы вся ваша одежда была такой. Мохер тоже сравнительно безопасен для аллергиков.

По какой-то причине люди, действительно чувствительные к шерсти, хорошо переносят шубы из каракуля — редкость в дешевых магазинах. (Кстати, те, у кого аллергия на кошачью шерсть, не могут носить шубы из меха дикой кошки, оцелота или леопарда, даже будучи в состоянии их себе купить.)

Одежда и ткани из синтетики не должны входить в ваш гардероб, если у вас возбудимая кожа. Они обрабатываются всевозможными химикалиями. Любые синтетические материалы могут вдвойне раздражать кожу, потому что они не «дышат» или не впитывают пот. К наиболее известным синтетическим материалам относятся полиэфир, ацетат, акрил, нейлон, вискоза, эластик, спандекс, триацетат и металлосодержащие ткани (все они продаются и под другими названиями). Мы уже советовали ранее отдавать предпочтение одежде из натуральных тканей. Она продается в большинстве крупных универмагов.

Вопреки распространенному мнению, красители не являются обычной причиной аллергии на одежду. С большей вероятностью причину неприятностей надо искать в одном из средств окончательной обработки ткани, о которых мы упоминали ранее, или в добавке к стиральному порошку. Но если дело действительно в красителях, то аллергенные химикалии содержатся в тканях более темных и насыщенных цветов (особенно черных и темно-синих). Некоторые люди, реагирующие, например, на чулки темных тонов, обнаруживают, что могут без всяких опасений носить более светлые чулки. Красители, используемые для синтетических тканей, более аллергенны, чем красители, применяемые для натуральных тканей — хлопчатобумажных, льняных или шерстяных. Как вы видите, аллергия на один краситель вовсе не означает аллергии на *все* красители. Этим объясняется то, почему так много людей спокойно носят одежду из натуральных тканей, но не переносят синтетики.

Хотя современные красители являются весьма стойкими, краска на одежде может разлагаться под воздействием пота. Вы обнаруживаете, что спокойно ходите в этой яркой тенниске по дому, но чешетесь как безумный, играя в ней на девяностоградусной жаре в гольф.

При химической чистке используются различные сильнодействующие растворители: спирт, газолин, керосин, четыреххлористый углерод, хлороформ, ацетон, бензин, нефть, скипидар и тому подобные вещества. Тщательно проветривайте побывавшие в стирке одежду и одеяла, перед тем как ими пользоваться. Чувствительным людям, может быть, придется ждать до трех недель, пока не выдохнутся запахи. Если вы продолжаете испытывать неудобства, покупайте только ту одежду и те одеяла, которые можно стирать, и делайте это сами, используя «Woolite» или другой мягкий стиральный порошок для стирки изделий высокого качества.

Если виновником является формальдегид, никакая стирка не позволит вам избавиться от этой проблемы. Иногда вы ощущаете запах формальдегида (называемого еще формалином), когда гладите какой-то предмет одежды утюгом или достаете одежду из шкафа. Мы разговаривали с одной женщиной в Далласе, столь чувствительной к формальдегиду, что она не могла находиться дольше нескольких минут в магазине, просматривая вешалки с одеждой, содержащей формальдегид, или примеряя платья, потому что это провоцировало ее аллергию. Поскольку формальдегид используется главным образом для синтетических материалов или для того, чтобы сделать немнущимися хлопчатобумажные ткани, вы можете избежать встречи с этим химикалием, употребляя необработанные изделия из чистого хлопка.

Не забывайте, что обувь и связанные с ней аксессуары тоже могут вызывать аллергию. Если

Проверь себя сам

Кожный контактный тест

Иногда врачи проводят тесты на аллергию к каким-то специфическим веществам или соединениям, помещая подозрительную субстанцию на кожу и наблюдая за реакцией организма. Однако, поскольку существует большое количество таких веществ и соединений, бывает невозможно или затруднительно протестировать каждое из них по отдельности. Поэтому бывает проще нанести на кожу данную ткань, косметическое изделие или иной потенциальный аллерген. Если реакция отсутствует, результат называют отрицательным. Если появляется покраснение или отек, результат положителен и данного продукта следует избегать. Такой тест называют контактным. Вы можете провести его самостоятельно.

Для тестирования косметики нанесите небольшое количество подозреваемого изделия на наиболее чувствительное место — на кожу внутренней поверхности предплечья два раза в течение дня. Если у вас действительно есть аллергия к данной косметике, реакция должна проявиться через один — четыре дня. Можно одновременно провести тестирование четырех видов косметики — по одному на оба предплечья и на подколенные сгибы.

Для тестирования кремов от загара следует нанести небольшое количество крема на предплечье, а затем, прикрыв остальное тело одеждой, провести около пятнадцати минут на солнце. Если у вас обнаружится реакция, несколькими днями позже следует проделать то же с другим видом крема — пока не подберите крем, которым сможете пользоваться без опаски.

Для тестирования ткани, отрежьте небольшой ее кусочек со стороны подкладки, из внутреннего уголка, из другого незаметного места. (Покупая ткань по почте требуйте приложения к отрезу кусочков-образчиков.) Приклейте кусочек к предплечью клейкой лентой или пластырем, на которые у вас нет аллергии.

Не проводите самостоятельного тестирования промышленных химикалиев. Это может привести к серьезному химическому ожогу. Кроме того, тесты следует проводить лишь полностью избавившись от каких-либо аллергических реакций, возникших ранее. В противном случае вы не только рискуете ухудшить свое состояние, но и с большей вероятностью получите неверные результаты теста.

ноги доставляют вам неприятности, носите носки из чистого хлопка и меняйте их по крайней мере один раз в течение дня, особенно в теплую погоду, и тогда ваши ноги быстро излечатся, и останутся здоровыми. (Если возможно, меняйте также и обувь.) Обязательно снимайте спортивные или теннисные туфли после работы на воздухе или занятий спортом. И никогда не носите тесную обувь, особенно длительное время.

Человек с аллергией на химикалии, используемые при дублении кожи, должен периодически заказывать себе туфли из кожи, обработанной растительными красителями. Кстати, летом можно надевать туфли из текстильных материалов

Остерегайтесь ремней, шапок, перчаток, сумок, ремешков для часов, подтяжек, бюстгальтеров, кушаков и поясов с резинками из синтетических материалов. У людей, чувствительных к резине, нет другого выхода, кроме как пользоваться спандексом — не содержащим резину эластичным материалом, применяемым для бюстгальтеров, поясов и резинок для чулок.

Зажимы на резинках для чулок, застежки-молнии и другие застежки обычно содержат никель — очень распространенный возбудитель кожной аллергии. С этой бедой можно бороться, покрывая застежки бесцветным лаком для ногтей или помещая материю между бедром и подвязкой.

«Обезоружьте» аллергию на украшения

Поговорим о никеле. Этот металл является виновником кожной аллергии чаще любого другого металла, возможно, из-за своего широкого распространения. Всюду — от молний и кнопок до монет и бижутерии — содержится некоторое количество никеля.

Более того, соль, входящая в состав пота, разъедает никель. Люди, зимой носящие декоративную бижутерию без всяких проблем, часто сталкиваются с ними летом, когда те же самые украшения вызывают у них зуд и раздражение через каких-нибудь 15 или 20 минут после надевания. Примерно через час кожа покрывается сыпью. Сыпь появляется и в местах сильного давления на кожу, например, там, где тугие зажимы для резинок трут бедра. (Между прочим, тесная одежда вообще может принести большие неприятности, и это еще одна веская причина контролировать свой вес.)

Частицы никеля имеют тенденцию прилипать к клеточкам кожи, поддерживая аллергические реакции даже после прекращения использования тех предметов, о которых идет речь.

Из десяти женщин одна подвержена аллергии на никель, и, в большинстве своем, по словам д-р Шора, это молодые женщины, у которых аллергия на никель развилась после того, как они прокололи уши. Вполне очевидно, что она появилась на мочках ушей, а позднее перешла на запястья, шею или живот благодаря контакту с никелем в часах, браслетах, ожерельях, пряжках и зажимах на резинках для чулок.

Чувствительные к никелю люди прибегают к всевозможным ухищрениям для возведения барьера между своей кожей и никелем. Застежки на серьгах также можно покрыть бесцветным лаком для ногтей (если вы его спокойно переносите). Припудривайте кожу под ожерельем или застегивающимися браслетами. И покупайте оправы для очков из пластмассы или с пластмассовыми дужками.

Если вы собрались проколоть уши, то обратитесь для этого к врачу и попросите его использовать иглу из нержавеющей стали. Первые три недели носите серьги из нержавеющей стали, пока ранки от прокола полностью не заживут. После этого вы без опаски можете носить любые серьги, утверждает д-р Фишер.

Нержавеющая сталь неаллергична, даже если в ее состав входит никель — там он связан настолько прочно, что пот не вымывает его. Некоторые другие металлы, в особенности медь и серебро, сильно окисляются и иногда доставляют неприятности, особенно если они увлажняются потом.

Золото гораздо реже иных металлов вызывает аллергию. Некоторые люди не могут носить ювелирные украшения ни из чего, кроме 24-каратного (100-процентного) золота. Но и «чистое» золото бывает загрязнено примесями никеля и других металлов, а сера и другие компоненты смога способны делать золото тусклым. Кольцо или браслет из такого потускневшего золота могут вызвать реакцию. Кроме того, как выяснилось, некоторые золотые кольца и заколки, произведенные в США до 1950 года, содержат радиоактивное (украденное из рентгеновских аппаратов) золото, способное вызвать рак. Если у вас есть какие-то язвы неаллергического характера, связанные с украшениями, выпущенными до 1950 года, побыстрее обратитесь к врачу.

Продукты и пищевые добавки

Некоторые из тех же консервантов, ароматизаторов и красителей, которые вызывают пищевую аллергию при приеме их внутрь, способны вызывать и кожные реакции — в особенности у поваров, продавцов и домохозяек, часто прикасающихся к продуктам питания. Один врач, например, обнаружил, что экзему на руках шеф-повара по холодным закускам вызвал бисульфит натрия, который, подобно метабисульфиту, используется во многих ресторанах для предотвращения потемнения овощей и фруктов. (В таблице 23 перечислены некоторые пищевые ингредиенты, которые вызывают кожные реакции.)

Таблица 23

Пищевые добавки, которые могут вызвать кожную реакцию при контакте

Не все продукты, перечисленные в правой графе, содержат добавки, о которых идет речь, но возможность этого велика. Для уверенности следует прочитать сведения на этикетках и проделать что-то вроде детективного расследования, описанного в главе 3.

Добавки	Распространенный источник
Искусственные красители	Многие продукты
Перекись бензола	Мука
Гуммиарабик	Сливки и сыры
Карайя	Печенье, пирожные, другие кондитерские изделия
Ланолин	Жевательная резинка
Никель	Гидрогенизированные жиры
Парабензойные консерванты	Томаты, мясные и рыбные продукты, пикули, приправы, соусы
Бисульфит натрия	Фрукты и овощи
Ванилин	Искусственные красители

Известны случаи, когда фрукты, фруктовые соки, овощи и сырое мясо раздражали кожу, ухудшая состояние рук, пораженных аллергией. Если ваши руки воспалены, избегайте прямого контакта с соком лука, чеснока, различных перцев, томатов, цитрусовых и с сырым мясом.

Предотвращение кожной аллергии — первоочередная задача

Многие лекарства и приемы, которые мы рассматривали в предыдущих главах, пригодны для предотвращения контактной аллергии. В то же время, существуют и дополнительные меры, к которым вам следует прибегнуть.

1. Для того чтобы избежать пересыхания и повышенной воспалимости кожи, следует воздерживаться от длительного пребывания в горячей ванне, под горячим душем и вообще излишне частого умывания. После мытья не следует энергично растираться. Лучше высушить кожу, прикладывая к ней мягкое полотенце.

2. Чтобы сохранить нормальную реакцию кожи, используйте нещелочное мыло. (Специалисты очень рекомендуют марки Purpose и Basic.)

3. Не позволяйте детям играть «во взрослых» с использованием вашей косметики. Раннее ее воздействие на организм может привести к тому, что впоследствии разовьется не только аллергия на косметику, но и другие виды контактной аллергии — так утверждает доктор Гюнтер Канн, дерматолог из Норт-Майами-Бич. Неприемлема и косметика, специально предназначенная для несовершеннолетних.

4. Чтобы снизить число потенциальных аллергенов, с которыми вы вступаете в контакт, используйте для ухода за телом наиболее простые средства.

5. Внимательно следите за малейшими симптомами при первой пробе нового средства. Если что-то вас беспокоит, попытайтесь выяснить источник раздражения по списку компонентов и избегайте пользоваться другими средствами с этими компонентами.

Таблица 24

Обычные места поражения и источники никелевой аллергии

Место	Источник никеля
Кожа головы	Заколки, шпильки, булавки
Мочки ушей	Серьги
Канал уха	Попавший туда металлический предмет
Место за ушами	Дужки очков
Веки	Машинка для завивки ресниц
Щеки	Заколки, шипцы для завивки, зубоврачебные инструменты
Шея	Застежка ожерелья, застежка «молния»
Верхняя часть груди	Медальоны
Подмышки	Застежка молния (обычно только на одной стороне тела)
Груди	Проволочная вставка в бюстгальтере
Кисти рук	Ручки дверей, сумок, чемоданов, зонтиков, ключи, монеты
Пальцы рук	Наперстки, иглы, ножницы, монеты, авторучки
Запястья	Браслеты, ремешки часов
Руки	Браслеты
Внутренняя сторона предплечья, локоть	Металлическая ручка сумочки
Бедра	Пряжки подвязок, металлические цепочки, ключи и монеты в карманах
Щиколотки	Браслеты
Верх стопы	Обувная фурнитура
Подошвы	Металлический супинатор
Район паха и вульвы	Безопасная булавка на гигиенической прокладке у женщин
Пулевые раны	Металлические сплавы в пулях и шрапнели (кроме нержавеющей стали)
Послеоперационные участки	Винты, болты, пластины, используемые для имплантации

6. Расслабьтесь! У некоторых людей реакция проявляется лишь при усталости, напряженности, расстройстве и в других подобных ситуациях, ослабляющих защитные силы организма. (См. главу 13 «Дух сильнее аллергии», где этот вопрос рассматривается комплексно.)

7. Заручитесь помощью лечащего врача в борьбе с контактной аллергией. Он должен избегать прописывать вам наружно и внутренне лекарства, известные как кожные аллергены — бензокаин, фурацин, неомицин, пенициллин, сульфаниламиды, аммониевую ртуть, ланолин и скипидар.

8. Если вам предстоит хирургическая операция, предупредите хирурга о том, что у вас реакция на никель. Некоторые, чувствительные к нему люди могут реагировать на хирургические скрепки, применяемые для соединения краев разреза, и на металлические протезы, вводимые в кости.

9. Избегайте пользоваться продающимися готовыми лечебными мазями. Если вы чувствительны к каким-то красителям (вроде FD&C желтый № 11) или консервантам (вроде бензоатов и формальдегида), содержащимся в косметике, у вас будет реакция на те же компоненты, содержащиеся в лечебных кремах и лосьонах. Избегайте также мазей и притираний, в названиях которых есть окончание «-каиновая (ый)».

Конечно, наряду с кожной аллергией у вас могут появиться и другие кожные заболевания, например, гнойничковая сыпь или псориаз. Если, несмотря на все предпринятые меры, проблема не снимается, без колебаний отправляйтесь к дерматологу.

ГЛАВА 8

ПРОЧИЕ НЕОЖИДАННЫЕ АЛЛЕРГИЧЕСКИЕ РЕАКЦИИ

Водитель такси, которое я наняла в Чикаго, сообщил, что у него аллергия на новую подружку. Он не знал, в чем именно дело, но у него появлялась сыпь каждый раз, когда он оказывался рядом с ней. Он был уверен, что причина не в чем-то столь очевидном, как духи или косметика.

Выдумки? Вовсе нет. Несколько дней спустя я нашла возможное объяснение. Специалист по аллергии из того же города рассказал мне, что время от времени в медицинских журналах пишут о повышенной чувствительности к перхоти — мелким частицам волос и кожи человека.

Конечно, я никогда так и не узнала, как пошли дела у водителя такси. Однако его случай относится к одному из нескольких видов странной аллергии, с которыми мне пришлось познакомиться, работая над этой книгой,— видов, которые я перечисляю ниже на случай, если вы или кто-то из ваших знакомых столкнется с довольно необычной проблемой. Некоторые из таких видов аллергии встречаются так редко, что у врачей не хватает данных, чтобы разработать какие-то надежные средства терапии — кроме совета избегать предметов, вызывающих аллергию. (Хотя, возможно, вам не захочется расставаться, скажем, со своей подружкой.)

Солнечный свет

Аллергия к свету — это может звучать как крайнее проявление ипохондрии. И все же такое случается, причем не только с людьми, которые принимают определенные лекарства или подвергаются действию химических соединений, провоцирующих кожные реакции в присутствии света (об этом уже говорилось в предыдущих главах). Однажды, ни с того ни с сего, у людей появляется реакция на свет, как таковой, причем на вполне определенный свет: искусственное освещение или свет, проходящий сквозь оконное стекло, им ничуть не вредит, а прямой дневной свет вызывает реакцию. Кожа у человека краснеет, опухает, становится чувствительной, за исключением тех мест, которые хорошо прикрыты от света одеждой или шляпой,— все, как при солнечном ожоге. Однако кожа начинает гореть уже через несколько секунд после попадания на нее света, а этого времени явно недостаточно для того, чтобы появился солнечный ожог. Иногда жжение кожи сопровождается головными болями, рвотой, резью в глазах. В *очень* редких случаях такая реакция на свет может привести к анафилактическому шоку.

Люди с аллергией к дневному свету не являются завсегдатаями пляжей. Но под землю им прятаться тоже ни к чему. Конечно, их должна защищать одежда, и очень помогают солнцезащитные кремы. Люди с умеренной степенью чувствительности могут повысить свою толерантность к солнечному свету, подвергая его воздействию небольшие участки кожи на краткие промежутки времени.

Низкая температура

Некоторые люди покрываются сыпью, когда летом устремляются в магазин с кондиционированным воздухом. Или когда входят в теплое помещение после уборки снега. Или когда быстро погружаются в холодную воду бассейна или пруда. Или даже при опускании рук в холодную воду.

Явление это называется холодовой крапивницей. И хотя реакцию вызывает снижение температуры, симптомы проявляются в тот момент, когда она вновь повышается до нормы. Есть предположение, что этот рост температуры тела приводит к выделению гистамина и других соединений, ответственных за механизм аллергических реакций (подробнее это объясняется в главе 1 «Что такое аллергия?»). Сыпью может покрыться все тело, но обычно она появляется на местах, непосредственно подвергшихся действию холода,— на незащищенных кистях рук или на лице. При употреблении сильно охлажденной пищи могут заметно опухать губы и язык. Вызванная холодом сыпь иногда сопровождается головной болью, рвотой, сердцебиением и обмороком.

Холодовая крапивница похожа на аллергию к физическим нагрузкам, при которых тоже отмечается повышение температуры тела. Такая аллергия на медицинском языке называется холинергической (это означает, что в возникновении аллергии участвует нервная система). Аллергия к холоду может сопровождаться аллергией к воде — редким и несколько отличающимся вариантом холинергической аллергии.

Не всегда легко объяснить разницу между аллергией к холоду, физическим нагрузкам и к воде. Отчетливо выраженная сыпь, появляющаяся после плавания, может быть вызвана и тем, что вода холодная, и физическим напряжением (если это обогреваемый бассейн), и собственно водой. Чтобы выяснить этот вопрос, врачи проводят тест с ледяным кубиком. Если у вас нет реакции на лед, значит, нет чувствительности к холоду.

Аллергия к низким температурам очень часто бывает одним из симптомов другого заболевания и исчезает при излечении этой болезни. В других случаях аллергия к холоду просто проходит — так же таинственно, как и началась. Если этого не случается, здравый смысл подсказывает, что необходимо предпринять меры против воздействия холода. Когда воздействие холода неизбежно или аллергия создает серьезные неудобства, многие с успехом проводят десенсебилизацию, подвергая себя воздействию понижающихся температур (в холодной комнате или в холодной воде) в течение все более продолжительных отрезков времени, пока не вырабатывается толерантность к холоду.

Если это не удается, то могут помочь антигистаминные препараты. Хотя мы не одобряем постоянного использования лекарств, но все же при определенных обстоятельствах — таких, как эти — применение медикаментов менее опасно, чем риск появления острой реакции на аллерген, встреча с которым неизбежна. (Подробнее о лекарственной терапии см. главу 10 «Лекарства против аллергии и их заменители»).

Физические нагрузки

«Аллергия к физическим нагрузкам» — это может звучать как жалкое оправдание собственного безделья. Однако и в самом деле изредка встречаются люди, у которых даже при легком утомлении появляются отеки и сыпь. Небольшой заплыв в бассейне или несколько минут бега трусцой вызывают у них не только покраснение и зуд кожи, но иногда и головокружения, тошноту, ощущение полного истощения сил. В большинстве таких случаев помогают антигистаминные препараты.

Приступы астмы тоже могут быть вызваны переутомлением. Но затруднения с дыханием возникают и из-за прямого воздействия холодного сухого воздуха на чувствительные дыхательные пути и при этом никак не связаны с сыпью, возникшими от вызванной переутомлением. (См. раздел «Астма» в части V.)

Вода

Аллергия к воде (аквагенная крапивница) встречается редко. Сообщается о наблюдении всего двенадцати пациентов, у которых соприкосновение с водой любой температуры вызывало зуд и разнообразные высыпания. Как и в случаях аллергии к холоду или к эмоциональным факторам, механизм действия объясняется, видимо, выбросом в кровь гистамина. В одном из этих немногих исследованных случаев прием внутрь антигистаминного препарата гидроксизина три раза в день в течение недели эффективно блокировал аллергическую реакцию на воду

Эмоции

В школьные годы актриса Ингрид Бергман была настолько застенчива, что у нее случались приступы, когда приходилось отвечать у доски. Ее пальцы так опухали, что она даже не могла их согнуть. Опухали при этом и губы и веки. Врач сказал, что у Ингрид «аллергическая застенчивость». К счастью для Ингрид и для всего мира кино, школа драматического искусства в конце концов излечила ее. Но ее случай является хорошим примером того, какой может быть аллергическая реакция на сильные эмоции.

Аллергия, запускаемая через механизм эмоций, вызывается не только застенчивостью, но и беспокойством, гневом, страхом, растерянностью — любой эмоцией, которая вызывает повышение температуры тела.

Сперма

Некоторые женщины были удивлены, узнав, что они имеют повышенную чувствительность к сперме партнера. Одна из женщин пережила анафилактический шок, занимаясь сексом с собственным мужем, — реакция со всех точек зрения экстраординарная. Кожная проба подтвердила, что именно сперма ее мужа вызвала образование аллергических антител. Врачи сумели провести десенсибилизацию женщины — примерно так, как проводят десенсибилизацию к цветочной пыльце. Супруги смогли возобновить интимную жизнь.

Презервативы

Вы, конечно, будете веселиться, но дерматиты, вызываемые презервативами, вовсе не редкость. Как правило, реакция начинается с распухания крайней плоти и распространяется на весь фаллос, мошонку и внутреннюю часть бедер. У большинства этих мужчин аллергию вызывает резина, и в этом случае вполне возможно, что они уже сталкивались с таким явлением при контактах с резиной в иных обстоятельствах. Иногда помогает смена марки презервативов.

«Некоторые мужчины методом проб и ошибок выясняют, что одни типы презервативов вызывают у них реакцию, в то время как другие переносятся хорошо», — отмечает д-р Фишер.

Иногда дело не в самой резине, а в присыпке или в смазке, нанесенной на нее. Опробуйте простой сорт без всяких дополнений. В иных случаях некоторым мужчинам, чувствительным к резине, можно рекомендовать перейти на старомодные презервативы, изготовленные из овечьих кишок.

И, конечно, презерватив партнера может быть причиной необъяснимого появления сыпи или воспалительных процессов на вульве или бедрах женщины — даже если у ее партнера нет аллергии к презервативу.

Спермициды

Аллергия к вагинальным спермицидам (это кремы, пены и гели, убивающие сперму), малораспространена, но, тем не менее, встречается. Четыре наиболее «подозрительных» компонента, содержащихся в данных препаратах, это фенилортутный ацетат, сульфат оксиквинолина, гидрохлорид квинина и гексилрезорцинол.

Если избранный женщиной спермицид вызывает у нее сыпь или иные реакции, ей следует поискать заменитель с другими компонентами. Перед тем как использовать данный сорт или тип спермицидов впервые, можно провести тест на руке для выявления восприимчивости (см. текст в рамке «Проверьте себя сами» в главе 7).

Как и в случае с презервативами, то, что хорошо для гуся, может быть плохо для гусыни: даже если у женщины нет реакции на данный вагинальный спермицид, она может возникать у ее партнера.

Женские гигиенические вагинальные спреи

Кроме того факта, что эти спреи не приносят никакой или почти никакой гигиенической пользы, они могут вызывать раздражение и ощущение жжения, если нанести их слишком близко к коже вульвы. Наносимый с нужного расстояния, распыляющий жидкость фреон предположительно испаряется, не достигнув кожи. Но даже и в этом случае неприятность могут доставить ароматические вещества. Кроме того, у партнера женщины может возникнуть сыпь или ощущение жжения пениса, если они занимались сексом вскоре после использования спрея. Стоит ли вообще связываться с этим спреем?

Медная внутриматочная спираль

Сделанная из медных сплавов как внутриматочное противозачаточное средство, она иногда вызывает у женщин сильные аллергические реакции. Классические симптомы — это повторяющиеся высыпания в районе вульвы, внизу живота и на внутренней части бедер. Реже они могут доходить до груди и поясницы. Мази, антигистаминные препараты и лечение кортизоном дают лишь временное облегчение. Единственно надежное средство — удаление спирали и выбор иного метода предохранения от беременности.

ЧАСТЬ 3

ЧТО МОЖЕТ СДЕЛАТЬ ДЛЯ ВАС ДОКТОР

ГЛАВА 9

ТЕСТЫ НА АЛЛЕРГИЮ: ЧТО ОНИ МОГУТ СКАЗАТЬ И ЧЕГО НЕ МОГУТ

В распоряжении врачей есть множество способов проведения тестов на аллергию.

Однако попытки прийти к согласию по вопросу о том, какой тип тестов на аллергию лучше, похожи на попытку выяснить, какой автомобиль самый лучший.

У всех есть свои собственные соображения. Например, некоторые врачи говорят, что самый лучший тест на пищевую аллергию — это тест RAST (с проведением анализа крови), а самые плохие тесты — кожные. Другие придерживаются диаметрально противоположного мнения.

Но какие бы тесты ваш врач ни использовал, важно понимать, что каждый вид тестов на аллергию имеет свои недостатки, и что независимо от результатов вам нужно продолжать внимательно следить за своей диетой и окружением, чтобы помочь врачу правильно диагностировать аллергию.

Кожные тесты

Традиционно кожные тесты были средством диагностирования аллергии. Вот несколько методов такого тестирования.

1. Нанесение капли экстракта аллергена (раствор подозрительного вещества) на кожу и далее — легкое повреждение (скариорикация) кожи каким-либо предметом (скариорикационный тест).

2. Нанесение испытуемого вещества на кожу с нанесением укола (тест уколом).

3. Инъекция испытуемого вещества внутрь кожи (внутрикожная проба).

Когда аллерген вступает в контакт с кожей, клетки-носители (подробно их роль рассматривается в главе 1 «Что такое аллергия?») выделяют гистамин и другие индуцирующие аллергию вещества, которые обычно вызывают воспаление в течение 10—15 минут, если реакция на тест положительная. (Если реакция отрицательная — не происходит ничего.) Возникающая припухлость может быть разной величины — от комариного укуса до ногтя большого пальца. Для того, чтобы отличить раздражение от укола острым металлическим предметом от чисто аллергической реакции, проводится контрольный тест с чистой соленой водой.

Скариорикационный тест наименее чувствителен, зато наиболее безопасен из трех перечисленных, поскольку нанесенный материал можно стереть в том случае, если неожиданно возникнет очень сильная реакция. Он же наименее болезненный из всех, хотя вообще никто не рвется по доброй воле проводить кожные тесты. (Дети особенно склонны поднимать крик при каких-либо операциях с иглами.) Материал, введенный путем инъекции, уже нельзя устранить, зато этот способ наиболее точно отражает склонность к аллергии, улавливая такую низкую чувствительность, которая в иных случаях может не проявляться никакими симптомами.

Тест уколом в принципе является вариантом внутрикожного теста: поскольку жидкость попадает в прокол, она, по сути дела, инъецируется в кожу; такой тест лишь немногим менее чувствителен, чем внутрикожный тест и представляет собой меньший риск. Итак, если ваш врач не приводит каких-то убедительных аргументов в пользу скариорикационного теста или внутрикожного теста, наиболее предпочтителен тест уколом.

Однако, ни один из этих тестов не является 100-процентно надежным. Ирония состоит в том, что они дают более точные ответы в отношении людей, страдающих мгновенными и острыми реакциями, то есть людей, которые чаще всего и без тестов знают, на что у них аллергия. Эти тесты не столь эффективны при диагностике причины возникновения сыпи или экземы, как при установлении причины астмы, сенной лихорадки или других классических аллергических симптомов.

Более того, кожные тесты можно использовать для исследования аллергенности лишь определенных классов веществ. Они бесполезны для диагностирования лекарственной аллергии, за исключением пенициллина, и даже когда проводятся кожные тесты на пенициллин, единственными людьми, подвергающимися таким тестам, являются те, у кого уже установлена аллергия к пенициллину, но тяжелая инфекция требует использования именно этого лекарства. Такой тест используется также для выявления безопасности вакцин, изготовленных на основе яичного белка, если у детей, которые должны подвергнуться вакцинации, отмечалась повышенная чувствительность к куриным яйцам, перьям или цыплятам.

Что касается выявления аллергии к укусам насекомых, кожные тесты зарекомендовали себя исключительно плохо. Весьма ненадежны они и при выявлении пищевых аллергий. Например, у человека может оказаться положительный результат кожного теста на куриные яйца, но если он без всяких проблем поедает эти яйца, значит, такой тест ничего не стоит: в сущности, никакой аллергии к яйцам пациента нет. (В данном контексте положительный результат означает, что у данного человека есть аллергия, отрицательный – что аллергии нет.)

В случаях с цветочной пыльцой и домашней пылью кожные тесты не являются 100-процентно точными. Здесь 100-процентным доказательством будет состояние органов дыхания. Кожный тест на амброзию может быть положительным, но если данный человек свободно дышит в период цветения амброзии, это значит, что у него нет аллергии к амброзии, что бы ни говорили по этому поводу результаты тестов.

Голодание

Некоторые из врачей, считающих кожные тесты ненадежными, используют в качестве теста на пищевую аллергию голодание в течение нескольких дней. В конце концов, самым простым способом выявить, есть ли у вас аллергия на еду, будет прекратить есть и посмотреть, что произойдет. Обычно, если симптомы связаны с каким-нибудь из видов пищевой аллергии, они усиливаются в течение первого, второго или третьего дня, но исчезают на четвертый или пятый день. После этого прием пищи возобновляется.

Во время голодания очень важно пить побольше воды. Организм может существовать, в течение нескольких дней, сжигая свои жировые запасы, но для этого ему нужна вода. В период голодания лучше всего пить дистиллированную воду, так как иногда отмечается чувствительность к веществам, содержащимся в обычной питьевой воде.

Однако голодание бывает тяжелым испытанием, и большинство врачей, использующих его в качестве инструмента диагностики, не рекомендуют людям пробовать делать это самостоятельно, особенно, если у них диабет, гипогликемия, недостаточный вес тела или какие-либо хронические заболевания. В идеальном случае человек, проводящий диагностическое голодание, должен быть изолирован от дома, школы или места работы, чтобы избежать аллергенов, которые могут усиливать реакцию и искажать картину. В некоторых случаях необходимо проводить голодание в условиях больницы.

Из-за неудобств и из-за стресса, испытываемого организмом при голодании, врачи-аллергологи используют тест с голоданием лишь в отношении высокосенсибилизированных людей.

В качестве альтернативы полному голоданию врачи иногда позволяют пациенту лишь какой-то *один* вид пищи за один прием в течение периода проведения теста (от трех до пяти дней). Это однообразно, но не так жестоко.

Ингаляционные провокационные тесты (назальная и бронхиальная провокация)

Поскольку кожные тесты иногда неинформативны, некоторые врачи при выявлении аллергий, вызываемой вдыханием каких-либо веществ, используют метод ингаляции. Например, при тесте на грибок или плесень небольшое количество высушенной, растертой в порошок стерилизованной плесени наносят на кончик зубочистки и втягивают в ноздрю. Если данный человек чувствителен к плесени, симптомы должны появиться в течение пяти минут.

Все вышеперечисленные тесты несут в себе элемент беспокойства – страх возможного появления реакции. И неудивительно: в этом вся идея теста. С точки зрения пациента, идеальным тестом на аллергию является тест, который точен и при котором отсутствует риск острой реакции. Познакомимся с тестом РАСТ.

РАСТ (радиоаллергосорбентный тест)

Тест РАСТ измеряет содержание провоцирующих аллергию антител в крови. Он совершенно безопасен, поскольку проводится в лаборатории на взятом у пациента образце крови. Анафилактический шок, случающийся иногда при проведении тестов на коже, при РАСТ исключается (хотя без укола и тут не обойтись). РАСТ более чувствителен, чем тесты уколом и скариорикационные.

«Единственным упреком в адрес теста РАСТ, является то, что он дорогостоящ,— комментирует доктор Джонатан В. Райт из Кента (Вашингтон).— К сожалению, ни один из остальных тестов даже не приближается по точности к РАСТ».

РАСТ измеряет количество антител в крови, в то время как кожные тесты выявляют лишь воспалительную реакцию — косвенное указание на деятельность антител. Более точное измерение активности антител означает, что при необходимости проведения противоаллергических инъекций (подробности — в главе 11 «Иммунотерапия: вопрос выбора») можно начать с точно выбранной дозировки, причем облегчения следует ожидать через три— четыре месяца. В противоположность этому, инъекции, дозировка которых определяется на основании кожных тестов, должны начинаться с минимальных доз с постепенным их увеличением до оптимальных, что иногда занимает от полугода до года. (Между прочим, по неизвестным причинам у курильщиков уровень антител выше, чем у некурящих. Не забудьте сообщить врачу о том, курите ли вы, чтобы этот фактор учитывался при рассмотрении результатов РАСТ.)

При всех своих преимуществах тест РАСТ небезупречен. Кроме того, что он дорог, он может вызвать у врача искушение полностью доверится ему при установлении диагноза. Например, у многих людей отмечается положительная реакция на зерновые — как по данным кожных тестов, так и по РАСТ — но при этом они спокойно потребляют те же самые зерновые без всяких отрицательных последствий. Подобно всем остальным тестам на аллергию, РАСТ предназначен для того, чтобы дополнять, но не подменять тщательную добросовестную медицинскую диагностику. Так что, многие врачи полагают, что и сейчас наиболее точным методом выявления пищевых аллергенов является метод исключения и повторного введения, описанный в главе 3 «Как составить гипоаллергенную диету».

Спорные методики тестирования

В области клинической экологии врачами создано еще три методики выявления аллергий. Все они весьма спорны, но, тем не менее, кажутся многообещающими.

Внутрикожное титрование весьма сходно с традиционными методиками кожного тестирования, но имеет некоторое оригинальное отличие. Вместо использования стандартной дозы, тест начинается с минимальной дозы, а далее, при последующих увеличениях дозы, проводится измерение припухлости на коже — до тех пор, пока интенсивность реакции не достигает наивысшего уровня, то есть, до прекращения усиления реакции. Врачи, пользующиеся этой методикой, говорят, что она позволяет не только установить степень чувствительности организма к данному веществу, но и выяснить, насколько велика должна быть доза лечебного средства. (Для исключения фактора самовнушения пациентам не всегда сообщают, какой именно вид теста проводится.)

Основная масса врачей-аллергологов, опробовавших эту альтернативную методику кожного тестирования, утверждает, что тесты не дают полной и точной информации (сторонники тестов заверяют в обратном). Однако врачи, хорошо знакомые с методикой тестирования, говорят, что плохие результаты являются следствием несоблюдения методики проведения этих тестов.

Подъязычный тест используется в основном для выявления пищевой аллергии и иногда – аллергии ингаляционной. Экстракт аллергена разводят наполовину глицерином и вводят под язык. Если в течение десяти минут ничего не происходит, пробуют следующий продукт. Если возникает реакция, ее стараются снять с помощью разбавленного раствора пищевого аллергена.

За серию визитов к врачу можно опробовать десятки образцов пищи (обычно бывает достаточно тридцати – сорока). Можно сказать, что такой тест сравним с ведением планомерной войны против продуктов питания. Его эффективность оценивается неоднозначно. Сторонники традиционных методов говорят, что данный тест не дает точных результатов.

Цитотоксический (лейкоцитотоксический) тест тоже применяется для выявления пищевой аллергий. Берется образец крови, ее клетки вводятся в стерильную воду, а затем этот раствор наносится на предметное стекло микроскопа, предварительно смазанное пищевым экстрактом на основе вазелинового геля. Образцы исследуют несколько раз – через 10 минут, через 30–40 минут, через час, через полтора часа и через 2 часа. Определенные изменения в клетках крови рассматриваются как указание на то, что данная пища является аллергеном.

По утверждению врачей, большой плюс цитотоксического тестирования состоит в том, что с его помощью можно диагностировать аллергию к множеству продуктов питания, используя лишь один образчик крови. Вся проблема в том, что цитотоксическое тестирование, возможно, не столь надежно и точно, как утверждают его сторонники.

«Возможно, оно и надежно в том смысле, что два разных лаборанта, проводя тестирование одного и того же лица, получат примерно один и тот же результат, – говорит д-р Белл. – Но нет особых оснований рассчитывать на его достоверность, то есть на то, что положительная реакция действительно обозначает, будто вам нельзя принимать данную пищу. Иными словами, – продолжает д-р Белл, – если токсический тест показывает, что вы чувствительны к пятидесяти видам продуктов (а иногда тест такое показывает), вопрос в следующем: неужели вам и в самом деле нельзя есть все эти продукты без того, чтобы возникли болезненные симптомы?»

Напротив, тест может показать отсутствие реакции на пищу, к которой вы явно сенсибилизированы. Иными словами, у цитотоксического теста тот же, а возможно, и больший потенциал фальшивых положительных реакций, чем у традиционных кожных тестов.

Дополнительным недостатком цитотоксического теста является то, что он не выявляет тип чувствительности организма, даже если остальные показатели точны.

«Нет возможности, посмотрев на слайд, определить, идет ли речь об угрожающей жизни тяжелой астме или о небольшом высыпании», – говорит д-р Белл.

В данный момент цитотоксический тест диагностирует аллергию не лучше, чем кожные тесты. В некоторых аспектах цитотоксические тесты менее точны, чем кожные.

«Я думаю, что на данном уровне развития методики цитотоксический тест способен всего лишь сообщить о том, с организмом может нечто произойти, – говорит д-р Белл. – Но вряд ли его можно использовать для того, чтобы точно выяснить, что вам можно и чего нельзя есть».

Как показывает наш беглый обзор, тесты для выявления аллергии не являются точной наукой. Несмотря на все свои старания, врачи не всегда могут точно выяснить, что происходит в организме аллергика.

При всем их различии у этих тестов есть одна общая черта: для правильного истолкования их нужно соотносить с полной, тщательно проведенной диагностикой пациента. Какими бы сложными ни становились тесты, они не смогут заменить врача, выспрашивающего у вас, детали вашего питания, образа жизни, окружения дома, на работе или в учебном заведении. К сожалению, этот пункт не учитывается при составлении счетов за медицинские услуги, предъявляемых страховым компаниям, несмотря на то, что он является краеугольным камнем в диагностике аллергии.

«Мой совет молодым врачам: внимательно прислушивайтесь к словам пациента, – говорит д-р Фоллиерс. – От него вы узнаете больше, чем после проведения самых дорогих и затейливых тестов».

ГЛАВА 10

ПРОТИВОАЛЛЕРГИЧЕСКИЕ ПРЕПАРАТЫ И ИХ АЛЬТЕРНАТИВЫ

Лекарства не лечат аллергию. В лучшем случае они *иногда* снимают наиболее распространенные симптомы: чихание, насморк, зуд. Часто они бывают очень полезны, предотвращая стремительное наращивание раздражения и беспокойство, вызывающих все более серьезные симптомы аллергии. При этом, одно можно сказать определенно: все эти лекарства способны проявлять неприятные — а иногда и опасные — побочные эффекты. В таблице 25 перечислены некоторые наиболее распространенные отрицательные явления, так что в тексте мы не будем рассматривать их детально.

Достаточно констатировать, что ни одно противоаллергическое лекарство не является полностью безопасным и ко всем следует относиться с осторожностью. Во многих случаях немедикаментозные альтернативные средства действуют не хуже (если не лучше), в особенности, сочетаясь с программой уклонения от контактов с аллергенами.

Некоторые альтернативные пути лечения астмы

Основной симптом астмы – тяжелая одышка. При астме воспаляется слизистая оболочка дыхательных путей, сжимаются мышцы бронхов, в легких скапливается большое количество слизи. Ощущается тяжесть в груди, дыхание становится хриплым.

Очевидный выход – избегание аллергена, будь то цветочная пыльца, домашняя пыль, собачья шерсть или что-то еще. Если это невозможно, астматику вероятно пропишут одно или несколько из следующих лекарственных средств:

- отхаркивающие, разжижающие слизь и стимулирующие кашель, с которым она удаляется из легких (ныне они используются все реже);
- бронхорасширяющие (например, теофиллин) для расслабления мышц бронхов;
- бихромат натрия, если спусковым механизмом приступа является переутомление (в девяти из десяти случаев астмы это именно так);
- кортикостероиды (например, преднизолон) для уменьшения отека и воспаления в легких и на слизистых оболочках.

Существуют, однако, и немедикаментозные средства борьбы с приступами астмы, в особенности в ситуациях, не представляющих серьезной опасности (то есть, в большинстве случаев).

Прежде всего, потребление большого количества жидкости помогает поддерживать консистенцию слизи в легких настолько жидкой, что она может

Таблица 25

Противоаллергические лекарства и их побочные эффекты

Тип лекарства	Общее или химическое наименование	Коммерческое наименование	При каком виде аллергии применяется	Наиболее распространенные побочные эффекты
Антигистаминные препараты	Алкиламин* (прописывается чаще других)	Actidil, Dimetane, Dimetane Exentabs, Polaramine, Polaramine Repetabs, Triten, Triten Tab-In	Сыпь (уртикария), контактные дерматиты, экзема, сенная лихорадка (аллергический ринит)	Вялость, тошнота, боли в области живота, сухость во рту
	Этаноламин	Ambodryl, Benadryl, Clistin, Decapryn, Diafen, Drama- mine, Hispril, SK-Diphen-hydramine, Tavist	Аллергия пищеварительного тракта	
	Этилендиамин*	Nisaval, PBZ, PBZ-SR		
	Фенотиазины	Phenergan, Tacaryl, Temaril		
	Пиперазины	Bonine, Marezine		
	Разное	Atarax, Optimime, Periactin, Vistaril		
Бихроматы	Кромолин натрия Интал	Intal, Lomudal Интал	Астма (аллергическая и вызванная нагрузками), аллергия пищеварительного тракта	Раздражение горла, хрипота, кашель, чихание. Не установлена безопасность для беременных
Бронхолитики	1. Адренергические агонисты:		Астма, сыпь (иногда)	Чувство страха, беспокойство, раздражительность, головные боли, слабость, головокружение, бледность, усиленное сердцебиение, тошнота, бессонница, тремор
	альбутерол	Proventil, Ventolin		
	эфедрин	Ephedrine USP		

Продолжение табл. 25

Тип лекарства	Общее или химическое наименование	Коммерческое наименование	При каком виде аллергии применяется	Наиболее распространенные побочные эффекты
	эпинефрин	Adrenalin Chloride, Bronkaid Mist, Bronkophrine, Prima- tene M, Primatene Mist, Primatene P, Sus-Phrine		
	изоэтарин	Bronkometer, Bronkosol		
	изопротеренол	Aerolone, Duo-Medihaler, Isuprel, Norisodrine		
	метапротеренол	Alupent, Metaprel		
	протокилол	Ventaire		
	тербуталин	Brethine, Bricanyl		
	2. Метилксантины:		Астма	Раздражение желудка или кишечника, тошнота, боли в животе, изжога, обострение язв, временная бессонница, нервозность
	аминофиллин	Aminophyllin, Aminophylline, Phyllocontin		
	окстрифиллин	Choledyl		
	теофиллин	Bronkodyl, Bronkodyl S-R		
Кортикостероиды	1. Аэрозоли:		Сенная лихорадка, полипы в носу, астма	Сухость во рту, хрипы, грибковые инфекции полости рта и горла
	беклametaзона дипропионат	Beclovent		**После каждого приема пищи полощите рот**
	дексаметазон	Decadron Phosphate Respihaler, Decadron Phosphate Turbinaire		
	2. Общего действия:		Все виды аллергии, в особенности острая и хроническая астма;	Отеки, ожирение, появление синяков и растяжений, оволосение тела, бессонница,
	бетаметазон	Celestone		
	кортизон	Cortisone acetate		

Продолжение табл. 25

Тип лекарства	Общее или химическое наименование	Коммерческое наименование	При каком виде аллергии применяется	Наиболее распространенные побочные эффекты
	дексаметазон	Decadron		тревожность, судороги ног,
	гидрокортизон	Различные наименования		"луноликость", (большинство
	метилпреднизолон	Medrol, Methylprednisolone		серьезных симптомов
	параметазон	Haldrone	острая крапивница; реакция на лекарства	появляется, как правило, после
	триамцинолон	Aristocort		длительного приема больших доз). Подавление выработки адреногормонов
3. Наружные (кремы, гели, мази):		Множество наименований	Сыпи (в особенности экземные и контактные дерматиты)	Жжение, раздражения, зуд, сухость, воспаление луковиц волос, язвочки, потеря пигментации и истончение кожи, растяжения, появление синяков, кожные язвы (побочные эффекты зависят от силы, концентрации, средства, длительности применения) Контактные дерматиты могут быть вызваны консервантами, содержащимися в кремах и гелях
	бетаметазон			
	десонид			
	дезоксиметазон			
	дексаметазон			
	флуметазон			
	флуоцинолона ацетонид			
	флуорандренолид			
	галцинонид			
	гидрокортизон			

Продолжение табл. 25

Тип лекарства	Общее или химическое наименование	Коммерческое наименование	При каком виде аллергии применяется	Наиболее распространенные побочные эффекты
	преднизолон			
	триамцинолона ацетонид			
Мягчительные (адреномиметики)	Нафазолин	Privine	Сенная лихорадка, аллергия пищеварительного тракта	Нервозность, головокружение, тошнота, ускоренное сердцебиение
	Оксиметазолин	Afrin		
	Фенилэфрин	Neo-Synephrine		
	Псевдоэфедрина гидрохлорид	Novafed, Sudafed		Не пользуйтесь носовыми мягчительными более 5 дней, это может продлить существование симптомов
	Тетрагидрозолин	Tyzine		
	Зиметазолин	Otrivin		
Отхаркивающие	Иодиды	Organidin, Potassium Iodide USP	Астма	Тошнота, боли в животе, понос; неприятный медный привкус и жжение во рту и горле; заболевания зубов и десен; усиленное слюновыделение
	Кваифенезин	Glycotuss, Robitussin,2/G		Отсутствуют

• *Входит в состав многих готовых средств от простуды, сенной лихорадки и головной боли.*

отхаркиваться. Стало быть, исчезает необходимость применения отхаркивающих средств. (Сухой или шершавый язык у астматика является явным признаком того, что в организме не достает жидкости.) Полчашки – чашка жидкости в час – вот примерный ориентир. (Не пейте холодную жидкость. Холод может вызвать раздражение чувствительных дыхательных путей и приступ бронхиальных спазмов. Кроме того, избегайте всех видов напитков с пищевыми красителями, к которым у вас или вашего ребенка может быть аллергия.)

Потребление теплых жидкостей, таких, как суп, травяной чай или даже просто теплая вода полезно и в другом отношении: как утверждает д-р Фоллиерс, это расслабляет бронхиальные мышцы: «Мы пользуемся этим способом, и он действует. У нас в больнице лежали дети с астмой, и когда они не могли дышать, мы давали им любую теплую жидкость – воду или что-нибудь с легким привкусом вроде чая, теплого сидра или апельсинового сока. Дети успокаиваются, и ничего другого не требуется. Так удается предотвратить панику и обеспечить спокойное дыхание».

Обратите внимание, что д-р Фоллиерс упоминает эмоциональное спокойствие как необходимый шаг, позволяющий контролировать приступ астмы. Внутреннее спокойствие приводит к расслаблению бронхиальных мышц, и во многих случаях удается обойтись без бронхорасширяющих средств.

«Многие дети начинают дышать лучше уже при появлении в комнате врача, еще до использования какого-либо лекарства, – пишет д-р Рапп в своей книге „Аллергия и ваша семья“. – Они знают, что сейчас им помогут, и уже одно сознание этого приводит к расслаблению бронхиальных мышц». Очень важно также, чтобы родители сохраняли

Основное упражнение на глубокое дыхание при астме

Астматики предпочитают дышать, используя мышцы груди и плеч, а не диафрагму и мышцы живота. Таким образом, у них наполняется и опустошается лишь верхняя часть легких. Этот тип дыхания поверхностного, неэффективного, нездорового. Глубокое, полное дыхание является его противоположностью. Научившись полностью вдыхать и выдыхать воздух, астматики могут избавиться от одышки, тяжести в груди, от нехватки воздуха.

Упражнения на глубокое дыхание, если им посвящать по пять минут в день, сокращают потребность в бронхорасширителях и в других лекарствах. Ими можно заниматься лежа, сидя или стоя.

1. Представьте себе, что грудь и живот — это сосуд с воздухом. Когда вы (или ваш ребенок) вдыхаете через нос, вначале медленно заполняется дно этого сосуда, затем он продолжает заполняться до тех пор, пока живот не надуется как воздушный шар. Для того, чтобы убедиться в том, что вы дышите правильно, положите руку на живот чуть выше пупка. Прочувствуйте как приподнимается и опускается диафрагма в процессе дыхания.
2. Как можно медленнее сделайте спокойный выдох ртом. «Сосуд» должен полностью опустеть, а живот — стать плоским до того, как вы начнете следующий, медленный вдох.
3. Повторите. Сделайте по 12 вдохов и выдохов.

спокойствие, тогда ребенок менее склонен впадать в панику.

Для того, чтобы расслабление стало навыком, а не ожидаемой реакцией, и детей и взрослых обучают технике расслабления и дыхательным упражнениям, в зародыше подавляющим панику и предотвращающим развитие легкого спазма, возникшего при сборе грибов, в бурный развернутый приступ астмы. (См. тексты в рамках «Основное упражнение на глубокое дыхание при астме» и «Как ослабить приступ астмы».)

Как ослабить приступ астмы

Американская Ассоциация помощи при легочных заболеваниях рассказывает детям о том, что они, научившись расслабляться, сумеют предотвратить приступ астмы, или остановить уже начавшийся приступ. Нижеописанное упражнение, которым нужно заниматься около пяти минут в день, следует использовать во всех случаях, когда ощущается тяжесть в груди или другие предупредительные сигналы. Для взрослых оно тоже может сотворить чудо!

1. Встаньте и *как можно сильнее* напрягите все мышцы тела, затем глубоко вдохните. Запрокиньте голову, чтобы подбородок смотрел вверх, и стисните зубы. Руки должны быть вытянуты вперед, локти выпрямлены и напряжены, кулаки крепко сжаты, ноги, в том числе пальцы на ногах, напряжены. Побудьте в этой позиции несколько секунд.

2. Теперь расслабьтесь, как воздушный шарик, из которого выпущен воздух. Полностью расслабляйте все мышцы, пока не почувствуете себя вареной лапшой или тряпичной куклой.

3. Плюхнитесь на пол в лежачую позицию и оставайтесь в ней. Закройте глаза. Руки должны быть расслабленными и мягкими. Лицо и ноги тоже расслаблены.

4. Представьте себе, что безвольно лежите на поверхности реки. Сосредоточьтесь на мышечных ощущениях: как приятно, что мышцы такие вялые.

5. Дышите легко и свободно, как будто вы засыпаете в своей уютной постели. Оставайтесь неподвижными и расслабленными, прочувствуйте, как это приятно.

6. Откройте глаза.

Включайте ощущения расслабления, «вареной лапши» во всех случаях, когда ощущаете нервозность, одышку или чувствуете приближение приступа астмы.

Методика расслабления и потребление теплых жидкостей наверняка являются более естественными средствами, чем прием теофиллина, широко используемого бронхорасширителя, краеугольного камня всей системы медикаментозного лечения острых, хронических и тяжелых приступов астмы.

Препараты теофиллина изготавливают из метилксантинов – соединений, родственных кофеину и теобромину (содержащимся в кофе, шоколаде, чае и других продуктах). Поскольку некоторые люди, особенно дети, очень чувствительны к метилксантинам, дозы теофилина всякий раз нужно очень тщательно согласовывать с индивидуальной переносимостью. В противном случае при приеме этого лекарства вы можете почувствовать себя так, будто выпили 30 чашек кофе.

Кромолин натрия – это тоже лекарство с противоспазматическим действием, но его в первую очередь используют для помощи тем астматикам, у которых возникает затрудненное дыхание и хрипы в легких после физической нагрузки. При вдыхании это вещество десенсибилизирует ткани легких и дыхательных путей, делая их невосприимчивыми к стрессу от нагрузки. Используемый как противоаллергическое средство, кромолин натрия *кажется* одним из самых безопасных средств. Но его прием изредка вызывает раздражение горла, хрипоту, кашель и даже... *одышку* (вот уж что меньше всего нужно астматику!).

Исследования показали, что многие обычные средства могут предотвратить вызванные физическими нагрузками приступы, снижая таким образом потребность в кромолине натрия. Среди них: прием витамина С; ношение маски на лице; подбор нужного типа упражнений; предварительный разогрев перед физическими упражнениями. Давайте последовательно рассмотрим эти средства.

Два ученых из Йельского университета открыли способность витамина С снимать спазмы бронхов, вызванные физическими нагрузками. Некоторые из их пациентов получали по 500 миллиграммов витамина С перед тем, как приступить к упражнениям. Витамин С заметно уменьшал интенсивность бронхиальных спазмов, следовавших за нагрузками.

Доктор Нейл Шахтер, один из участников исследования, сообщает: «Витамин С обладает потенциалом противоастматического средства без неприятных или опасных побочных эффектов, присущих медикаментам».

Причина, по которой физические нагрузки вызывают спазм дыхательных путей, может крыться в их обезвоживании, попадании в них пыльцы или других аллергенов, в раздражении, вызванном холодным воздухом, или во всех трех обстоятельствах одновременно. Легкая хлопчатобумажная маска, надетая на лицо, помогает снизить силу этих воздействий. Ученые Национального центра астмы в Денвере обнаружили, что после занятий упражнениями в течение 6 минут с надетой на лицо маской 10 страдавших астмой молодых людей пережили гораздо более легкие приступы, чем раньше, либо обошлись вовсе без них. Исследователи делают следующее заключение: «Простая маска на лице может быть недорогой [нелекарственной] альтернативой при снятии приступов астмы, вызванных физическими нагрузками» и советуют бегунам и лыжникам, страдающим астмой, использовать такую маску.

Шарф, натянутый на рот перед выходом на улицу, оказывает такое же действие. Дыхание через нос, а не через рот помогает согреть и отфильтровать воздух до того, как он попадет в дыхательные пути. Наиболее благоприятные для астматиков виды спорта — это те, в которых краткие интервалы напряженного действия разделены периодами отдыха. Астматик, играющий в бейсбол или футбол, менее подвержены приступам, чем астматикбегун на длинные дистанции. Плавание – еще один прекрасный вид спорта для астматиков при условии, что вода не слишком прохладна и что регулярно делаются перерывы на отдых.

Разогревающие упражнения и техника глубокого дыхания тоже помогают астматикам переносить нагрузки без стресса. Американская легочная ассоциация рекомендует следующие процедуры разогрева для детей, страдающих астмой (взрослые тоже могут ею воспользоваться).

1. Лягте и сделайте 12 глубоких вдохов-выдохов (как описано в выделенных рамкой фрагментах этой главы).

2. Согните колени и примерно в течение минуты делайте упражнение «велосипед». Встаньте.

3. Потянитесь, вытягивая руки над головой, 6 раз.

4. В наклоне коснитесь 6 раз пальцев ног пальцами рук.

5. Положив ладони на голову, проделайте наклоны туловища вправо и влево по 6 раз.

6. Подпрыгните 12 раз.

А теперь отправляйтесь развлекаться!

Стероиды: обращаться осторожно

Кортикостероиды – кортизон и гидрокортизон – это гормоны, вырабатываемые в организме корой надпочечников (железами внутренней секреции, расположенными поверх почек). Использование стероидов (обычно синтетических) при лечении аллергии вызвано не дефицитом этих соединений в организме. Стероиды являются мощным противовоспалительным средством и потому оказывают благотворное влияние на чувствительные, обладающие повышенной раздражительностью дыхательные пути астматика. Но использование стероидов создает ряд серьезных проблем. Как видно из таблицы 25, при их использовании возможность возникновения отрицательных побочных эффектов выше, чем при использовании любых других лекарств. Очень важно помнить, что употреблять их следует лишь при абсолютной необходимости, в минимальных дозах, в течение как можно более краткого периода времени — от одного до пяти дней. Главная проблема заключается в том, что, пока человек принимает синтетические гормоны, его надпочечники автоматически уменьшают или прекращают выделение натуральных стероидов, причем у некоторых людей их синтез не возобновляется в течение нескольких месяцев после того, как прекращено использование кортикостероидов в любой форме (орально, ингаляцией, наружно). Если в течение длительного времени не выделяются натуральные стероиды, организм теряет способность производить необходимые для борьбы с инфекциями эозинофилы и лимфоциты, что подавляет иммунитет к бактериям и вирусам. К тому же, стероидная терапия тормозит рост детей, замедляя образование коллагена, основного структурного материала костей.

Эти побочные эффекты — подавление иммунитета и нарушение образования коллагена — можно устранить с помощью приема высоких доз витамина С. Доктор Хайрем С. Полк-младший и другие исследователи из Медицинской школы Университета города Луисвилля обнаружили, что витамин С снимает воздействие кортизона на иммунную систему и восстанавливает способность белых кровяных телец убивать бактерии. Врачи из Афин обнаружили, что витамин С нормализует формирование коллагена у детей, подвергающихся стероидной терапии.

Кроме приема витамина С, страдающим от аллергии могут помочь и другие меры, устраняющие побочные эффекты лечения стероидами.

- У астматиков, которым проводилась длительная стероидная терапия, часто имелись такие осложнения, как спонтанный перелом костей, катаракта, диабет и язва желудка. Врачи обнаружили, что риск таких осложнений сводится к минимуму, если стероиды вводятся в виде одной дозы по утрам — в период пика собственной активности желез организма.
- Ограничение потребления соли и других соединений натрия может уменьшить отеки — наиболее распространенный побочный эффект при использовании стероидов.
- Вредное воздействие на пищеварительный тракт сводится к минимуму, если лекарство принимают вместе с пищей.
- Риск возникновения кожных симптомов, вроде изменения пигментации и образования рубцов, можно уменьшить, избегая появления на солнце в период приема стероидов.
- Риск переломов костей значительно снижается при одновременном приеме с лекарствами витамина D и препаратов кальция — особенно у женщин в период менопаузы, когда вероятность переломов костей повышается независимо от того, принимаются стероиды или нет.

Врачи ищут возможности избежать ежедневного приема стероидов, с тем, чтобы снизить риск возникновения побочных эффектов. Стероиды в виде аэрозолей — новая лекарственная форма, которую можно вводить прямо в дыхательные пути, причем в меньших дозах, чем при иных способах введения, – тоже могут сократить или даже снять побочные эффекты общего характера.

«Мы наблюдали исчезновение [вызванных стероидами] катаракт у детей, перешедших на аэрозольную форму лекарства», – сообщает доктор Энтони Р. Руклин из Медицинского центра Кросье-Честера в Честере (Пенсильвания).

Некоторые широкоизвестные лекарства ускоряют или замедляют выделение стероидов из организма, тем самым усиливая или ослабляя их ожидаемое влияние. Таким образом, жизненно важно, чтобы прежде, чем выписывать вам стероиды, ваш врач принял во внимание и то, какие лекарства вы будете принимать одновременно со стероидом.

Об иных эффективных немедикаментозных методах лечения астмы см. раздел «Астма» в части V.

Немедикаментозное лечение сенной лихорадки

Как вы, вероятно, уже догадались, антигистаминные препараты блокируют высвобождение гистамина из тучных клеток, уменьшая тем самым классические симптомы аллергии: головную боль, зуд, насморк. Действительно, эти препараты можно использовать при различных аллергических реакциях, которые вызваны выбросом гистамина в организм, например, при появлении сыпи. Однако избыток антигистаминных препаратов может вызвать у человека сонливость. К тому же они сушат слизистые оболочки. Выделения слизистых оболочек при этом становятся настолько густыми, что не удаляются из организма при кашле или чихании и остаются в полости носа и в дыхательном тракте. Таким образом, то, что начиналось с относительно безобидного насморка или сенной лихорадки, может закончиться хроническим болезненным синуситом, непроходящим душераздирающим кашлем или тем и другим сразу. Тогда вам понадобятся отхаркивающие средства.

Вводимые через нос спреи и капли смягчают раздраженную слизистую оболочку носа и дают временное облегчение при сенной лихорадке. Между тем, если очень налегать на них, возникает неприятное явление: через пару недель после прекращения использование спрея или капель слизистые оболочки вновь воспаляются и скопление их выделений принимает еще более тяжелый характер. Если принимать эти лекарства через рот, то могут появиться другие побочные явления, так как они являются адреналиноподобными соединениями и способны вызывать у людей состояние перевозбуждения. Так что для легковозбудимых, нервных людей прием этих лекарств менее всего желателен.

Как видите, стоит только страдающему сенной лихорадкой сесть на лекарственную карусель — и ему будет очень трудно спрыгнуть с нее. Зато травы, упражнения и витамин С помогут избавиться от заложенного носа и прочих несчастий сенной лихорадки без неприятных побочных эффектов, свойственных антигистаминам и отхаркивающим средствам.

Некоторые травы действуют как отхаркивающие, очищая забитые слизистые оболочки. Чай из пажитника, аниса или шандры либо варево из чесночного масла с водой, добавленное в чай, очистят нос за 20 минут. Эвкалиптовые испарения тоже творят чудеса: бросьте горсть листьев в большую кастрюлю кипящей воды и кипятите в течение пяти минут. Потом выключите огонь и, набросив на голову полотенце, дышите паром.

Многие больные обнаружили, что очистке носа способствуют энергичные физические упражнения — бег, ходьба, велосипед. Витамин С, действующий как натуральный антигистаминный препарат, уменьшает отек и воспаление носовой полости, вызывающие неприятное ощущение. И, конечно, очень помогает отсутствие контактов с вашими аллергенами.

Лекарства должны знать свое место

Беременным и кормящим женщинам противоаллергические препараты следует принимать с особой осторожностью, и ни в коем случае не применять для снятия легких симптомов. Доктор Уоллес Р. Пратт заявляет, что нынешний уровень знаний о безопасности приема таких лекарств во время беременности и кормления грудью недостаточно высок. Врачи знают, что некоторые лекарства, включая соединения йода, широко встречающиеся в отхаркивающих средствах, могут вызывать осложнение развития зародыша, если принимать их во время беременности. Другие источники информации говорят, что эпинефрин, бромфенирамин, прометазин, дифенгидрамин, гидроксизин и фенилпропаноламин тоже представляют собой некоторую опасность для развития плода. Хотя нельзя отказаться от применения эпинефрина в случае приступа, угрожающего жизни пациента, д-р Пратт подчеркивает, что ограниченные, неточные знания о безопасности применения многих лекарств во время беременности и кормления грудью требуют осторожности при назначении противоаллергических лекарств этим категориям больных.

Хотя большинство требований предосторожности при использовании противоаллергических лекарств относится к классическим состояниям, таким, как астма, сыпь и сенная лихорадка, использование лекарств при *любых* аллергических симптомах никогда не должно быть случайным, беременны вы или нет.

Из-за потенциального риска медикаментозного лечения, назначая противоаллергические средства, врачи вынуждены принимать во внимание два фактора:

1. *Продолжаются ли приступы аллергии, несмотря на предпринятые попытки уклониться от встречи с виновником аллергии?* Мы вовсе не собираемся отрицать факты спасения жизни астматиков лекарствами. Но в то же время всякий больной (или родители больного) должен приложить все усилия к тому, чтобы контролировать аллергическую астму немедикаментозными средствами: избавиться от собаки, установить воздушный фильтр, тщательно следить за диетой, обучаться приемам правильного дыхания и расслабления – то есть предпринять все, чтобы предупредить возникновение опасного состояния.

«Конечно, лучше выявить причину, чем принимать таблетки, – говорит д-р Фоллиерс. – Если у вас заболевает голова каждый раз после того, как вы полакомились определенным фруктом, не бегите за аспирином, а попытайтесь выяснить: не виноват ли фрукт или способ его обработки?»

2. *Является ли риск отказа от приема данного лекарства выше, чем возможный появления побочных эффектов.* Перемежающийся прием бронхолитиков при приступах астмы – острой, хронической, неподдающейся другим формам терапии – пред-

почтительней риска непоправимых повреждений легких при неконтролируемой астме. И, разумеется, когда человек впадает в анафилактический шок, с потерей сознания, с падением кровяного давления, с прекращением дыхания и с угрозой смерти, единственным способом спасения могут быть лекарства.

«Медикаменты требуют правильного отношения к ним, — говорит д-р Фоллиерс. — Некоторые семьи находятся в полной зависимости от лекарств. Их дом напоминает аптеку, и они непрерывно, одно за другим, принимают различные средства. Другие настолько боятся лекарств, что не принимают их даже тогда, когда это совершенно необходимо».

Все вышесказанное можно в принципе свести к одному хорошему совету: делайте все возможное для контроля аллергического состояния, прежде чем обратиться к лекарствам.

«Не ждать, пока произойдет неприятность, но предотвратить ее — вот секрет успеха любого процесса лечения аллергии, — говорит д-р Фоллиерс. — И если из-за этого аллергологи останутся без работы, я буду только рад».

ГЛАВА 11

ИММУНОТЕРАПИЯ — ВОПРОСЫ ВЫБОРА

Семьдесят лет назад английский врач Леонард Нун открыл, что периодические инъекции разведенной в воде цветочной пыльцы снимает у некоторых людей приступы сенной лихорадки. Так родились противоаллергические уколы.

Вообще идея выглядит внутренне противоречивой: получать облегчение, используя то же вещество, которое доставляет вам страдания. Однако, похоже, что постоянная доза экстракта аллергена истощает запас аллергических антител, увеличивая толерантность пациента к данному аллергену.

Иммунотерапия от аллергии, иногда называемая десенсибилизацией или гипосенсибилизацией, может быть представлена как вакцинация против аллергии.

В сущности противоаллергические уколы действуют по тому же принципу, что и прививки от кори или гриппа, стимулирующие иммунитет к заболеванию путем инъекции препарата живого вируса.

Стандартный курс

Стандартный курс иммунотерапии выглядит довольно просто. Возможно, вы уже проходили через него. После нескольких тестов на аллергию (рассмотренных в главе 9) вы возвращаетесь к врачу и еженедельно или через две недели получаете уколы — перед началом сезона аллергии, во время него или, если необходимо, в любое время года. Терапия начинается с небольшой дозы, увеличивающейся с каждым уколом и продолжается до тех пор, пока вы не доберетесь до защитной дозы. Это может занять неопределенно долгое время, даже несколько лет. При некоторых обстоятельствах процедура может проводится ежедневно или даже по нескольку раз в день. Например, если аллергия к цветочной пыльце выявлена всего за три-четыре месяца до начала сезона цветения растений, вас могут пропустить по ускоренной программе. Если у вас высокая степень аллергии к укусам пчел или других ядовитых насекомых, ваш врач захочет подтянуть вас до защитной дозы в минимальное время. (Этот минимум, между прочим, составляет 8 недель.)

Врачи также с успехом проводят десенсибилизацию людей, которым необходимы инъекции антибиотиков, от аллергии к пенициллину.

В конце концов, проводите вы программу неспешно или форсированно, число необходимых вам уколов остается одинаковым. Да и возможность появления нежелательных реакций примерно та же самая. (О да, такая вероятность всегда существует.) Временами некоторые ощущают легкий зуд и отек в месте инъекции в течение одного-двух дней. Если реакция бывает более сильной или продолжительной, с ощущением жара и недомогания, дозу приходится сокращать.

Конечно, это может сделать терапию менее эффективной. Анафилактические реакции редки, но тем не менее случаются, и по этой причине вам не следует оставаться одному в течение часа после укола (хотя известны случаи, когда такие реакции происходили с задержкой более, чем в час). Одно из исследований показало, что каждый четвертый случай нежелательной реакции объясняется ошибкой человека — введением не того экстракта или не в том количестве, которое нужно.

Так называемая оптимальная доза — это доза, которая слишком мала для того, чтобы вызвать тяжелую реакцию, но достаточно велика для того, чтобы снять симптомы. Иногда лечение оказывается безуспешным только потому, что экстракт хранился слишком долго или в неподходящих условиях и потерял свои свойства.

Если оставить в стороне вопрос о малопривлекательности процедуры, связанной со множеством уколов, нужно отметить некоторые недостатки стандартной иммунотерапии. Нет нужды разъяснять, что если кожные тесты, на основе которых разрабатывалась программа иммунотерапии дали ошибочные результаты (а это случается), то такая терапия будет бесполезна. Иными словами, если скарификационный тест показал, что у вас аллергия на пыль, а на самом деле у вас повышенная чувствительность к плесени, инъекции экстракта пыли вам не помогут.

Даже если кожные тесты оказываются верными, нужно помнить, что существуют препараты лишь для некоторых распространяющихся по воздуху аллергенов. Поскольку разные виды цветочной пыльцы вызывают схожие реакции, лечение пыльцой одного вида часто снимает реакцию на пыльцу другого вида. Однако людям, у которых аллергия на пыль, повезло меньше: они подвергаются влиянию почти бесконечного числа компонентов пыли, многих из которых, возможно, не окажется в составе инъекции. Иммунотерапия от кошачьей и собачьей перхоти в большинстве случаев оказывается неэффективной. Большинство аллергологов рекомендуют в таких случаях избавляться от животных. Вообще не существует стандартных препаратов, от пищевой аллергии, от аллергии, вызванной ядовитым плющом, укусами мух, блох и комаров, от крапивницы, экземы, аллергических контактных дерматитов и мигреневых головных болей.

К счастью, стандартная иммунотерапия, похоже, достаточно хорошо защищает от одного из наиболее опасных видов аллергии — от реакции на укусы ядовитых насекомых. Но ввиду довольно частого проявления нежелательных реакций организма иммунотерапию от яда насекомых применяют большей частью в тех случаях, когда человек действительно рискует получить сильную реакцию на укус. В число таких людей входят те, у кого положительный кожный тест, а также люди, у которых после укуса возникает приступ астмы, и взрослые, дающие реакцию в виде крапивницы.

Даже при тех видах аллергии, при которых иммунотерапия действенна, она редко бывает *единственной* формой необходимого лечения. Для достижения более значительных результатов часто продолжают использоваться такие лекарства, как бронхорасширяющие и антигистаминные препараты. И, конечно, лекарства обычно остаются последним средством медицинской терапии при тех аллергиях, для которых не разработаны средства иммунотерапии.

Нейтрализационная терапия — многообещающая альтернатива

Разочарованные несовершенством традиционной иммунотерапии, некоторые американские врачи (большинство из них — клинические экологи) пытаются развить систему тестирования и иммунотерапии, открытую несколько лет назад, и известную как курс титрования растворами и взвесями и нейтрализационная терапия. Этот вариант стандартной иммунотерапии по-прежнему заставляет пациента проводить много времени в кабинете врача, делать уколы и тратить довольно большие суммы денег. Однако, в некоторых отношениях он устраняет недостатки традиционной иммунотерапии.

Серийное тестирование растворами, о котором говорилось в главе 9, производится на коже (хотя некоторые врачи используют метод введения капель тестирующих экстрактов под язык — для людей, не очень любящих уколы). Врачи проводят тестирование на несколько распространенных аллергенов и на те, к которым данный индивидуум, по-видимому, особенно чувствителен. В этом отношении данный тест схож со стандартными тестами. Однако здесь испытуемого тестируют не одной определенной концентрацией каждого экстракта, но по возможности целой серией из 15—20 уколов растворами с все увеличивающейся концентрацией, с интервалами примерно в десять минут. Всякий раз отмечается размер вздутия и характер симптомов. Доктора, поднаторевшие на обычном тестировании, используют дозу, которая не вызывает симптомов, — «точку отсчета» — как основу для расчета оптимальной дозы при этой терапии. И опять же, оптимальной считается доза, которая слишком мала для того, чтобы вызвать реакцию, но достаточна, чтобы считаться лечебной. Доктора полагают, что таким образом они получают лучшее представление не только о том, к чему аллергия у их пациента, но и о том, какова его индивидуальная реакция. Более того, они утверждают, что лечебные дозы можно использовать для нейтрализации или выключения реакции на аллерген. Обычно терапевтическая доза гораздо меньше той, что используется при стандартной иммунотерапии и выявление ее требует одного-двух сеансов тестирования (стоит сравнить этот срок с периодом полугодичного лечения для достижения поддерживающей дозы при стандартной терапии). Врачи, использующие методику нейтрализации, утверждают, что по достижении лечебной зоны некоторые люди испытывают немедленное облегчение.

Крупное различие между этими двумя видами терапии состоит в том, что некоторые врачи, использующие нейтрализационную терапию, дают своим пациентам на дом заранее приготовленные дозы экстрактов, чтобы помочь выработать толерантность к пищевым и воздушным аллергенам, к которым у них имеется повышенная чувствительность. В стандартной терапии это используется редко, за исключением препаратов адреналина, который дается пациенту на случай тяжелой реакции при пчелином укусе или при появлении других серьезных симптомов.

Другое важное различие состоит в том, что нейтрализационная терапия используется для снятия чувствительности к автомобильным выхлопам, табачному дыму, формальдегиду и другим соединениям, контакта с которыми трудно избежать, хотя в этом отношении ее эффективность значительно ниже, чем в случаях с обычными аллергенами.

«Люди всегда просят нас сделать уколы от загрязненного воздуха, – говорит д-р Фоллиерс, аллерголог традиционного направления. – Увы, подобных уколов не существует».

Многие врачи полагают, что, в отличие от обычной терапии, терапия нейтрализационная может быть с успехом использована для лечения пищевой аллергии, поддерживая надежду в тех многочисленных людях, которые являются аллергиками к пшенице, ячменю и другим широкораспространенным продуктам питания.

И стандартный и нейтрализационный методы терапии, по-видимому, эффективны в восьми из десяти случаев, и оба они сравнительно безопасны: их используют без ограничений и для молодых людей, и для стариков, и для беременных женщин, и даже для тех, кто в данный момент болеет простудой или гриппом. Для человека, который многие годы проводил стандартную иммунотерапию и не получил от нее облегчения, нейтрализационная терапия выглядит многообещающей.

Это действительно то, чего вы хотите?

Что ни говори, но когда доходит до дела, уколы оказываются все-таки неприятной штукой: сидеть в приемной врача утомительно, визиты отнимают много времени. Поэтому многие лелеют надежду избавиться от каких бы то ни было противоаллергических уколов: и тот и другой методы обходятся довольно дорого, если учитывать чувство беспокойства, неудобство, затраты времени и денег.

Как с точки зрения эффективности, так и с точки зрения удобств оказание самопомощи, подход, предусматривающий личный контроль за своей аллергией, может свести к минимуму необходимость и в стандартной и в нейтрализационной терапии. Без колебаний пользуйтесь помощью врача в выявлении того, к чему именно у вас аллергия. После этого посвятите себя методическому управлению своим питанием и окружением — так, как это описано в данной книге — для того, чтобы максимально обезопасить от аллергии свой собственный мир. Подобный подход, с уколами или без уколов, несомненно, потребует поначалу значительных усилий и размышлений. Но если речь идет о полном безболезненном освобождении от симптомов, то выиграть вы можете только таким путем.

Часть 4

СОЗДАНИЕ ЗАЩИТНОЙ СИСТЕМЫ ОРГАНИЗМА

ГЛАВА 12

ПИТАНИЕ КАК СРЕДСТВО БОРЬБЫ С АЛЛЕРГИЕЙ

Питание и аллергия влияют друг на друга по многим параметрам. Прежде всего, многие люди, страдающие аллергией, не получают всех нужных компонентов питания. Пищевая аллергия может вынудить некоторых из них отказаться от тех продуктов, с которыми они привыкли получать какие-то витамины или минеральные вещества. Например, люди, которые не могут пить молоко или есть молочные продукты, возможно, будут страдать дефицитом кальция. Аллергики к цитрусовым не получат достаточного количества витамина С. Некоторые дотошные врачи и диетологи выяснили также, что поскольку истощение организма обусловлено аллергией, люди с подобными проблемами особенно нуждаются в повышенных дозах витаминов и минеральных веществ и что эти вещества могут даже помочь в *лечении* аллергии.

Но количества витаминов и минеральных веществ, способных оказывать терапевтический эффект, бывают столь значительными, что приходится полагаться на специальные препараты. Между тем, люди с пищевой аллергией должны выбирать эти препараты не менее тщательно, чем продукты питания, с тем, чтобы избежать аллергий, вызываемой красителями и другими компонентами препаратов.

К моменту написания этой книги лишь несколько человек в нашей стране вели серьезные исследования взаимосвязей между питанием и аллергией. Однако, те, кто этим занимается, подчеркивают, что правильное питание — нужные вещества в нужной форме и в нужном количестве — может очень помочь в борьбе с аллергией. Лин Дарт, диетолог и начальник отдела питания в Центре по контролю за окружающей средой, Даллас, говорит: «Мы изучаем вопросы питания в течение двух лет. Без этого наша работа была бы гораздо менее эффективной».

На помощь приходит витамин С

«Потребность в витамине С у некоторых аллергиков, повышена,— сообщила нам Л. Дарт.— У многих людей большие дозы витамина С, вплоть до восьми граммов орально, с интервалами по три—четыре часа, снимают симптомы аллергии. По всем стандартам это очень большие дозы витамина С. Но именно при таких дозах исчезают реакции или симптомы».

Для установления индивидуальной дозировки, способной прервать возникновение аллергии, Л. Дарт проводит тщательную работу. Начальная доза составляет три грамма, а затем увеличивается по грамму вплоть до исчезновения симптомов. (Л. Дарт предупреждает, что столь высокие дозы аскорбиновой кислоты могут вызывать желудочно-кишечные расстройства, поэтому следует пользоваться препаратами, в которых витамин С находится в форме аскорбинатов).

«В среднем эффективная доза составляет пять — восемь граммов, — продолжает она. — Трудно сказать, каков механизм действия витамина: то ли срабатывают его свойства антиоксиданта [которые предотвращают повреждение клеток], то ли играет роль укрепление иммунной системы, то ли важны антигистаминные свойства витамина. Так или иначе, мы широко пользуемся им».

Витамин С «скашивает» сенную лихорадку

Что касается сенной лихорадки, сомнений нет: витамин С действует как *натуральное* антигистаминное вещество, помогающее снять воспаление и слезоточивость глаз и насморки, спровоцированные выделением гистамина. Исследователи Методистской больницы в Бруклине, проверив 400 пациентов, установили, что при высоком содержании в крови витамина С понижается содержание гистамина — и наоборот. Когда 11 пациентов с низким уровнем содержания витамина С и высоким уровнем гистамина стали получать ежедневно по 1000 миллиграммов (1 грамм) витамина С, симптомы сенной лихорадки исчезли в течение трех дней.

Стюарт Фрейер, доктор медицины, отоларинголог из Бенингтона (Вермонт), прописывает витамин С при сенной лихорадке, давая своим пациентам относительно высокие дозы: «Как правило, это пять граммов и больше», — говорит он.

Кстати, советы д-ра Фрейера пригодятся и тем, кто принимает вместе с витамином С препараты кальция:

«Высокие концентрации витамина С способны связывать кальций и вымывать его из костей. Избавляясь от излишков витамина, организм одновременно выбрасывает с мочой и кальций,– поясняет он.– Витамин С может также соединяться с кальцием, содержащимся в продуктах питания. и мешать его усвоению. С дефицитом кальция не будет проблем, если принимать витамин С не в виде простой аскорбиновой кислоты, а в виде аскорбината кальция, или если в дополнение к аскорбиновой кислоте вводить в организм соответствующее количество кальция,– заверил нас д-р Фрейер.– Обычно я рекомендую своим пациентам в сезон сенной лихорадки принимать по 400–600 миллиграммов доломитового кальция в день».

Биофлавоноиды и витамины группы В помогают витамину С.

Для получения максимального эффекта от приема витамина С в сезон сенной лихорадки сочетайте его с цитрусовыми. Исследования, проводившиеся на животных, показали, что биофлавоноиды, содержащиеся в цитрусовых, могут изменить обмен веществ в благоприятную сторону, увеличивая концентрацию витамина С в некоторых тканях и повышая его усваиваемость.

Брайан Лейбовиц, консультант по вопросам питания из Портленда (Орегон), обнаружил, что биофлавоноиды, содержащиеся в цитрусовых, снимают ряд жалоб у жертв сенной лихорадки.

Один из таких несчастных каждое лето запирался в своем доме, зная, что только первые морозы освободят его из этой снабженной кондиционером тюрьмы, убив амброзию, которая делала его совершенно больным. Все это время он принимал антигистаминные препараты — 8 раз в день, и все же страдал. Лейбовиц рекомендовал этому пациенту специальную диету, включавшую в том числе и 6 граммов цитрусовых биофлавоноидов в день. Несколькими неделями позже, в самый разгар сезона сенной лихорадки, молодой человек смог обойтись без лекарственных препаратов.

«Я не раз отмечал, что пациенты, не реагировавшие на витамин С, шли на поправку, если начинали одновременно с ним принимать биофлавоноиды», — сообщил нам Лейбовиц.

Д-р Фрейер, со своей стороны, находит, что витамин С лучше действует, если принимать его совместно с комплексом витаминов В, а в особенности — с пантотеновой кислотой.

«Я рекомендую принимать 200—500 миллиграммов пантотеновой кислоты в день, плюс еще 50 миллиграммов комплекса витаминов В, — говорит он. — В случаях, когда у пациента отмечается пониженная усвояемость витаминов (а у аллергиков такое явление не редкость), я прописываю и панкреатические ферменты. Они помогают расщеплять в организме продукты питания, способствуя лучшему усвоению витаминов».

Астма уступает витаминам и магнию

Иногда астма бывает попросту тяжелой формой сенной лихорадки и, по утверждению Лейбовица, в этих случаях хорошо поддается лечению биофлавоноидами. «В принципе, кромолин натрия — стандартное лекарство, применяемое при астме — является не чем иным, как синтетическим аналогом биофлавоноида».

Как и в случае с сенной лихорадкой, витамин С исключительно благотворно действует на астматиков. Данные одного из исследований показывают, что астматики, принимавшие в день по 1000 миллиграммов витамина С, в четыре раза реже страдали приступами, чем те, кто получал вместо витамина «пустышку» — не содержащую активных веществ таблетку. После прекращения приема витамина приступы возобновлялись с той же частотой, что и раньше. Защитная роль витамина С рассматривается также в главе 10.

Некоторые новые исследования открывают перспективы использования магния для облегчения дыхания при астме. Доктор Зак Х. Хаддад, профессор иммунологии и аллергологии в Медицинской школе Южнокалифорнийского университета, наблюдал 30 детей, страдающих астмой. Затем 20 из них начали получать в день от полулитра до литра обогащенной магнием минеральной воды (сортов Appolinaris, Hepar и Vittel). Остальные десять детей не получали дополнительных источников магния. Через три месяца у детей из первой группы было отмечено повышение уровня магния в крови и одновременно — облегчение симптомов астмы.

Не забывать про кальций и железо

Кроме тех случаев, когда дополнительное количество кальция необходимо в связи с приемом витамина С, он особенно нужен людям с аллергией к молоку или лактозе.

«Мы наблюдаем кальциевый дефицит у людей всех возрастов, вынужденных соблюдать диету в связи с аллергией», – говорит о своей работе Лин Дарт.

Правда, в немолочных продуктах тоже могут содержаться умеренные количества кальция, но проблема состоит в том, что для получения рекомендуемой дневной дозы в 800 миллиграммов вам придется съедать по шесть чашек капусты брокколи, или по две с половиной чашки миндаля, или соответствующие количества других продуктов.

«Поэтому мы полагаемся на препараты глюконата кальция или на другие его комплексы, если нет индивидуальных противопоказаний», – говорит Л. Дарт.

«Железо является другим элементом, дефицит которого наблюдается у людей, придерживающихся ротационной диеты или других противоаллергических диет. Таким людям трудно набрать дневную норму в 18 миллиграммов. Даже не ограничивая диету, женщине бывает сложно получить нужную дозу, а при пищевой аллергии сделать это очень сложно, почти невозможно. В этом случае приходится прибегать к препаратам железа в виде фумаратов, цитратов, глюконатов или сульфатов. Но я не советую принимать только одно железо. Хороша комбинация железа, витамина С, витаминов B_6 и B_{12}, фолиевой кислоты и марганца (часто на такие препараты наносят маркировку „hematinic“)».

«Селен – вот еще один элемент, от дефицита которого страдают многие наши пациенты, – продолжила Л. Дарт. – Думаю, это вызвано повышенными нагрузками на иммунную систему, так что в организме не хватает как раз тех веществ, которые приходится усиленно расходовать, – селена и витамина С».

Л. Дарт отметила также частую нехватку у аллергиков витаминов А, С, B_6 (тиамина) и ниацина.

Цинк излечивает экзему

Для здоровья кожи исключительно важен цинк. В сочетании с витаминами A, D, E и с жирными кислотами цинк может помочь выздоровлению от экземы, одной из наиболее распространенных форм аллергии. Д-р Райт успешно опробовал на сорока пациентах терапию, основанную на использовании цинка.

В принципе цинковая терапия начинается с доз по 50 миллиграммов три раза в день в сочетании с двукратным приемом витамина С в дозах по 1000 миллиграммов. В случае обострения к этим препаратам добавляется прием столовой ложки рыбьего жира в день (в нем содержатся витамины A, D, E). По мере того как экзема проходит, дозы цинка сокращаются до 25 миллиграммов, витамина С до 1000 миллиграммов в день, а рыбий жир принимается ежедневно в зимний период.

Цинкотерапия занимает от трех недель до шести месяцев в зависимости от тяжести заболевания. Для ускорения процесса лечения д-р Райт рекомендует добавлять в диету ценные жирные кислоты, которые находятся в растительных маслах «Недавние исследования показали, что сочетание цинка с жирными кислотами чрезвычайно действенно: цинк помогает переводить эти кислоты в активную форму», — поясняет д-р Райт.

Как подобрать гипоаллергенные добавки

Конечно, было бы приятно обеспечивать все, связанные с аллергией нужды организма, только продуктами питания. Однако несложные расчеты показывают, что для получения достаточного количества витамина С вам пришлось бы съедать в день более дюжины апельсинов, а для того, чтобы обеспечить нужное количество этого витамина при астме, следовало бы съесть семь чашек брюссельской капусты. Количество биофлавоноидов, рекомендуемое при сенной лихорадке, содержится более чем в двух чашках грейпфрута. Понятно, что препараты являются удобной альтернативой такому образу питания.

«Я верю в препараты, — говорит специалист по питанию Л. Дарт. — Мы широко используем их для лечения людей с аллергией».

Натуральные или синтетические?

Пекарские дрожжи, пшеница и соя часто используются в качестве основы для различных добавок, особенно в натуральных продуктах. А синтетические витамины часто содержат красители и ароматизаторы, которые добавляются для придания таблеткам более привлекательного вида и для облегчения их идентификации.

«Многие аллергики без раздумий склоняются к натуральным витаминным препаратам без сахара и красителей, — говорит д-р Белл. — Однако один из парадоксов аллергии состоит в том, что некоторые люди как раз лучше переносят синтетические витамины». Л. Дарт подробнее разъясняет этот парадокс: «Дрожжи, пшеница и соя, добавляемые в натуральные витаминные препараты, очень хороши для тех, кто страдает аллергией. Но если вы чувствительны к какому-то из этих компонентов, то у вас начнутся неприятности».

«Пшеница и дрожжи — хорошие источники витаминов группы В, — добавляет д-р Белл. — Но многим людям с повышенной чувствительностью к этим продуктам лучше обходиться синтетическим витамином В или витаминами, приготовленными, например, на основе риса».

«Поскольку многие люди плохо переносят кукурузу, то некоторые компании, выпускающие витамины, отказались от кукурузного крахмала, очень распространенного наполнителя», — продолжает д-р Белл. Ныне, например, можно приобрести витамин С, изготовленный на основе пальмового саго.

По мнению Л. Дарт, препараты в виде порошков, как правило, переносятся лучше таблеток. Таблетки содержат больше пассивных компонентов, таких, как наполнители и оболочки, что увеличивает количество потенциальных аллергенов. Она сообщила нам, что многим своим пациентам рекомендует препараты в виде порошков.

Что касается красителей, отметила д-р Белл, то некоторые компании теперь выпускают чистые неокрашенные желатиновые капсулы, предназначенные для людей, которым необходимо исключить из своей диеты красители.

«Тем не менее, некоторые люди не переносят даже капсул из чистого желатина, поскольку он может быть изготовлен из говядины, свинины или иного аллергенного продукта,— говорит д-р Белл.— Однако содержимое капсул обычно переносится нормально, поэтому таким людям следует опустошать капсулы и, проглотив их содержимое, выбрасывать оболочки».

Люди, страдающие аллергией на пшеницу, могут не переносить витамин E, изготовляемый из проросшего зерна, и им лучше пользоваться синтетическими формами этого витамина. Точно также люди, страдающие аллергией на рыбу, способны неблагоприятно реагировать на витамины A или D, изготовленные из рыбьего жира. Люди с аллергией к соевым бобам часто не переносят лецитин.

Специалисты рекомендуют несколько сортов натуральных добавок, которые, по их мнению, являются гипоаллергенными. Перед тем как вы купите какие-либо препараты, обязательно прочитайте содержание этикетки, чтобы выяснить, не содержат ли они пшеницы, сои, кукурузы, дрожжей или каких-то других компонентов, на которые у вас аллергия.

Неполноценное питание — не для вас

Даже если вы принимаете различные препараты, хорошее питание из разумно подобранных продуктов исключительно важно для борьбы с аллергией. Во-первых, если выбор продуктов ограничен из-за пищевой аллергии, вы просто не можете позволить себе роскошь питаться скудно. Во-вторых, всякие полуфабрикаты, консервы и другие продукты, подвергшиеся глубокой переработке с большей вероятностью содержат в себе аллергены, чем продукты цельные и свежие. Если рассуждать еще более широко, любой вид аллергии требует того, чтобы вы питались как можно лучше, укрепляя общее состояние здоровья. Это похоже на уход за автомобилем: как бы великолепно ни был отрегулирован двигатель, машина не будет бегать резво, если вы заправляете ее низкосортным бензином.

Д-р Боксер рассказал мне: «Всем, кто посещает мой кабинет, я даю список продуктов, которых им следует избегать: кофе (включая бескофеиновый), прохладительные напитки, алкогольные напитки с красителями и консервантами, шоколад, конфеты, печенье, пирожные, рафинированный сахар, отбеленную муку и некоторые виды мороженого. Я говорю им: „Не думаю, что эти продукты пойдут вам на пользу. Питательной ценности в них нет или она очень мала, а навредить вам они вполне могут. Так что я рекомендую вам держаться от них подальше, и тогда аллергия будет беспокоить вас реже. Выработается у вас и более высокая сопротивляемость токсинам, содержащимся в окружающей среде“. Я говорю это всякому пациенту и делаю это уже много лет. Я не надеюсь, что они будут полностью воздерживаться от приема такой пищи, поскольку у них это просто не получится. Но постараться следует».

Один из способов сокращения потребления неполноценной пищи — это отказ от перекусывание на ходу и поедания сладостей в тех случаях, когда на самом деле вам этого не хочется. Привычное, почти постоянное кусочничанье — обращение к еде просто ради того, чтобы чем-нибудь занять себя, — приносит больший вред, чем допущенное изредка обжорство.

Вы, видимо, обнаружите, что процесс отказа от неполноценной пищи идет легко и естественно. Для людей, которые всерьез собираются контролировать свою аллергию, хорошее питание является одним из краеугольных камней в программе укрепления здоровья.

Вопросы о пчелином меде и пыльце

Время от времени люди задают нам вопросы по поводу лечебного потенциала пчелиного меда и пыльцы, якобы способных снимать сенную лихорадку и другие аллергические симптомы. Мы изучили этот вопрос.

Как выяснилось, никаких научных доказательств способности цветочной пыльцы снимать аллергию не существует. Даже если поверить свидетельству некоторых людей, заявляющих о ее целебном действии, риск явно превышает потенциальную пользу. Необработанная свежая пчелиная пыльца может содержать такие загрязнения, как волосики и части насекомых, клещей, бактерий, грибки и пестициды. Все это потенциальные аллергены. Кроме того, сама по себе пыльца является распространенным аллергеном, вызывающим астму и сенную лихорадку. Исследователи из Клиники Майо и медицинского колледжа Висконсина сообщили о трех случаях тяжелых аллергических реакций, последовавших после приема столовой ложки (и менее) пыльцы.

Следовательно, хотя пыльца является чудесной едой для пчел, для людей с аллергией, а особенно для тех, у кого есть какой-то из видов аллергии на растительную пыльцу, это гораздо менее чудесное средство.

Современный фольклор гласит также, что люди с астмой или сенной лихорадкой страдают меньше, если в сезон болезни едят мед местного сбора, содержащий пыльцу тех растений, на которые у них аллергия. Некоторые люди клянутся, что, принимая мед в количествах от чайной до столовой ложки в день, они обходились в течение всего сезона практически без симптомов. Предположительно, содержащаяся в меде пыльца иммунизирует их. Однако научных публикаций, подтверждающих их уверения, не отмечалось.

В общем, когда наступает сезон сенной лихорадки, лучше ищите спасения в испытанных и безопасных методах, описанных в данной главе.

ГЛАВА 13

ДУХ СИЛЬНЕЕ АЛЛЕРГИИ

Страдания, переживаемые человеком в процессе личной борьбы с аллергией похожи на страдания, переживаемые в любой борьбе: частью они физические, частью психологические. Беспокойство, депрессия, чувство переутомления могут являться прямым следствием аллергической реакции организма. Те же симптомы могут быть и косвенным результатом аллергии: необходимость прибегать к ограничениям в питании; постоянные мысли об аллергенах, находящихся в воздухе; страх того, что, несмотря на все предпринимаемые меры, аллергия все-таки «достанет»; ощущение отчуждения от друзей, близких, товарищей по работе, не страдающих аллергией; ощущение того, что в жизни не повезло... А главное — желание вновь вернуться к нормальному образу жизни.

Все это, как выразился один высокоаллергичный человек, является «последствием последствий». Снятие психологических эмоциональных следствий аллергии является необходимым шагом на пути к успешному, немедикаментозному избавлению от самой аллергии. В случае астмы, например, один врач наблюдал людей с неконтролируемым чувством страха перед появлением симптомов болезни, что толкало их к злоупотреблению стероидами и другими противоаллергическими препаратами. К тому же, такие люди чаще других госпитализируются по поводу своих заболеваний, добавляет доктор психологических наук Джеральд Ф. Диркс, бывший руководитель отдела клинической психологии Национального еврейского госпиталя и исследовательского отдела Национального центра астмы в Денвере.

Боритесь с аллергической хандрой

Вообще-то некоторое беспокойство по поводу аллергии полезно: это дает человеку мотивацию к рациональным действиям, а не к бездумному закатыванию рукава для очередной инъекции. В то же время повышенный уровень тревожности может привести к нездоровой озабоченности по поводу заболевания, вплоть до исчезновения интереса ко всем остальным аспектам жизни — к семейным и дружеским связям, к карьере, к увлечениям и развлечениям. Особенно это касается пищевых аллергий, при которых может возникать состояние, названное одним врачом «пищевым неврозом» — всепоглощающими размышлениями о том, что следует и чего не следует есть и параноидальной боязнью есть что-нибудь вне дома.

«Если аллергики не следят за собой, они с легкостью могут соскользнуть в состояние „я — против остального мира“, — говорит д-р Белл. — Многие люди начинают относиться ко всей окружающей среде как к врагу. Вскоре у них появляется ощущение, что все, чем они дышат, и все, чем они питаются, может нанести им вред. Причем не впасть в такое состояние трудновато – ведь и вправду что-то из этих вещей может повредить вам. Но излишняя озабоченность по поводу аллергии может как раз ухудшить состояние. Этим объясняется тот факт, что многие люди начинают чувствовать себя хуже после того, как предприняли первые меры в отношении своей диеты и окружения. Возможно, что у них развивается то, что психологи называют „внушенной реакцией“. После одного или нескольких столкновений с аллергеном у них может возникать аллергическая реакция при виде шоколада или сигареты в чьей-то руке».

Секрет того, как избежать подобных явлений, состоит в том, что нужно научиться реалистически относиться к аллергии, не входя в роль одинокого отверженного. А справиться с этой задачей легче, если вы не будете сосредоточиваться на «статусе больного». Безусловно, вы можете начать ощущать себя больным, если вам придется записывать каждый съеденный вами кусок или сидеть на особой диете. Однако следует делать все возможное для того, чтобы поменять настрой «я болен» на настрой «я выздоравливаю».

«Некоторые говорят себе: „Сейчас я болен, и до поправки мне нельзя делать то-то и то-то“, – продолжает д-р Белл. – Такая позиция приводит к возникновению ужасного порочного круга, состояния, в котором человек вообще ничего не делает и чувствует себя все хуже, поскольку не предпринимает никаких действий, доставляющих удовольствие».

Иными словами, аллергия может сильно снизить самооценку человека – не только если он допустит это.

«Я не предлагаю людям прекратить считать себя больными,— продолжает д-р Белл.— Однако иногда люди настолько зацикливаются на своей болезни, что это полностью поглощает их. Очевидно, таким образом они пытаются избежать других жизненных стрессов».

Управляйте стрессами

Невозможно отрицать влияние стрессов на состояние здоровья. Между тем, стресс — это не заболевание, а элемент жизни, подобный погоде. Как и в случае с дождем, при отсутствии стрессов вы начнете страдать от засухи, а при их избытке — от потопа.

Над людьми, страдающими аллергией, нависают более густые облака стрессов. Кроме обычных стрессовых ситуаций — трудные дети, денежные неприятности, осложнения на работе — у них есть специфические проблемы. Смена образа жизни или диеты с целью избежать аллергенов чревата стрессами. Иногда возникают проблемы и с окружающими вас людьми: они могут проявить недовольство, если вы попросите их выйти из помещения для нанесения лака на волосы или для чистки обуви.

Все, что приводит к стрессовым переживаниям, напрямую влияет на иммунную систему, отягощает аллергические реакции.

«Любой период стрессов может ослабить иммунную систему, после чего вы будете более остро реагировать на пищевые и иные аллергены,— поясняет д-р Белл.— Но если вы научитесь лучше контролировать себя в стрессовой ситуации, встреча с аллергеном пройдет менее болезненно». Иными словами, управление над стрессами поможет улучшить свою жизнь.

Релаксация

«Результативным методом, используемым мной для снятия стрессов, является релаксационная терапия, — рассказывает д-р Белл. — Существуют различные ее варианты. Например, я советую людям призвать на помощь свое воображение, представляя себя в безопасной обстановке всякий раз при столкновении с потенциально опасной пищей или химическим веществом. При данном подходе используется способность сознания влиять на тело; мозг посылает остальному организму сообщение, укрепляющее общее физическое состояние. В принципе, не столь важно, какая именно методика релаксации используется, если на данного человека она воздействует положительно. Все методики направлены на достижение одной и той же цели — снижения стресса». Как пояснила д-р Белл, делают они это путем приведения организма в состояние, противоположное тому, что он испытывает под воздействием стресса. (Одна из конкретных методик, позволяющая снимать приступы астмы, описана в главе 10.)

Думайте о приятном

Мы беседовали с молодым человеком, с детства испытывавшим сильную аллергию ко многим вещам. Он сумел научиться подавлять эти реакции в зародыше путем очень глубокого сосредоточения и внушения себе формулы: «Я не буду реагировать на это». Он называет свой метод «отговариванием аллергии». И метод работает! Ничего сверхъестественного, впрочем, в этом нет. Д-р Боксер рассказывает: «Хорошо известно, что не только тело способно воздействовать на сознание, но и сознание – на тело. Вы действительно можете снизить содержание химических посредников в организме [речь идет о гистамине и других веществах, провоцирующих аллергию] умственным усилием – тем, как вы относитесь жизни, и тем, как справляетесь со стрессами».

«Все сводится к тому, насколько хорошо способен человек контролировать себя, – говорит д-р Белл. – Некоторым людям исключительно хорошо удается контролировать умственным усилием функции тела. Для них методика релаксации подходит идеально. Большинству это удается в умеренной степени, таким людям лучше всего использовать технику релаксации *в сочетании с соблюдением диеты*, и, возможно, предпринимать еще какие-то меры. Я считаю, что для большинства людей такой образ мышления является дополнительной мерой помощи. Если вы нарушите диету, релаксация поможет быстрее прийти в себя, а реакция будет не столь острой, не столь неожиданной».

Упражнения и успокоят вас, и подбодрят

Регулярные физические упражнения могут стать дополнительным способом снижения уровня стресса и – одновременно – снижения аллергической симптоматики. В исследовании, проведенном доктором философии Ши Грэхемом Кошем с факультета общественного здоровья и семейной медицины Флоридского университета и его коллегой из Южной Академии лечебного питания, сравнивались уровень беспокойства и общее состояние здоровья двух групп людей. Члены первой группы ежедневно занимались либо бегом трусцой (в течение пятнадцати минут), либо энергичной ходьбой (в течение получаса). Члены второй группы не подвергались никаким физическим нагрузкам, за исключением эпизодической игры в гольф или ухода за своей лужайкой. Люди из первой группы отличались меньшим уровнем тревожности более крепким здоровьем. «Эти наблюдения показывают, что упражнения... способны оказать значительное влияние на адаптацию [к стрессам]», – заключают исследователи.

Есть вполне убедительные объяснения того, почему физические нагрузки способствуют снятию стресса.

«Состояние беспокойства характеризуется обильным, длительным, бесполезным выделением адреналина [сильного гормона], – поясняет доктор Джером Марморштейн из Санта-Барбары (Калифорния). – Использование физических нагрузок, хотя бы ходьбы, для приведения в норму содержания адреналина является единственной естественной методикой. Она помогает избавиться даже от давнишних накоплений адреналина. Упражнения становятся уравновешивающим фактором. Они способствуют сохранению энергии и снижению уровня тревожности. Благодаря им улучшается настроение и появляется ощущение эмоциональной сбалансированности».

Итак, если аллергия вызывает у вас чувство эмоциональной подавленности, поднимите настроение с помощью физических упражнений. «Даже столь умеренная нагрузка, как пешая прогулка в пределах своего квартала, обеспечит ощутимое улучшение психологического настроя», — говорит доктор Рональд Лоуренс, психоневролог из Калифорнии.

Ведение дневника помогает правильно оценивать ситуацию

Конечно, у некоторых людей столь много причин аллергий, или их симптомы столь остры, что бывают дни или недели, когда ситуация кажется им безнадежной, несмотря на все попытки взбодриться. Д-р Белл установила, что в таких случаях помогает ведение дневника.

«Ведение дневника может быть полезным и оказывать поддержку, как беседа с понимающим другом, которому можно все высказать. Я и сама занималась этим, — говорит д-р Белл, которая тоже страдала аллергией. — Я не имею в виду документирование всех симптомов, хотя, конечно, там нужно писать и о симптомах. Но ведя записи о самочувствии в периоды ремиссии, вы получаете возможность вернуться к ним в период, когда все кажется безнадежным и беспросветным. Перечитайте прошлые записи и припомните, как вышли из предыдущего кризиса. Отмечайте, насколько быстро наступает облегчение, — ведь в период депрессии вам может казаться, что вы постоянно больны, в то время как на самом деле острая реакция длится несколько часов, а то и меньше. Обращайтесь к своим записям и в случае, если не сумеете припомнить, когда же в последний раз чувствовали себя нормально, — продолжает д-р Белл. — Это поможет изменить негативный настрой (все-или-ничего), в который склонны впадать люди во время депрессии. Записи напомнят вам о том, что когда-то вы чувствовали себя хорошо и что это состояние вновь вернется».

К каким бы психологическим приемам вы ни прибегли: к воображению, к медитации, к физическим упражнениям, к ведению дневника — все они помогут вам получать удовольствие от жизни, несмотря на аллергию. Возможно, вы даже сумеете посмеяться над некоторыми абсурдными проблемами, которые создает аллергия.

«Когда человек начинает смотреть на окружающий мир как на угрозу его здоровью, он теряет чувство юмора. А сохранение чувства юмора очень важно, — говорит д-р Белл. — Я действительно верю в то, что смех лечит».

ГЛАВА 14

ЧТО ДЕЛАТЬ ПРИ ОСТРЫХ АЛЛЕРГИЧЕСКИХ РЕАКЦИЯХ

Если вы являетесь типичным аллергиком, то скорее всего, у вас никогда не возникнет состояния, угрожающего жизни.

Если это и случится, существует лишь один шанс на миллион, что исход будет фатальным.

И даже эту вероятность можно уменьшить, зная, как правильно вести себя.

Так же как в случаях удушья или сердечного приступа, при острой аллергической реакции следует предпринимать срочные меры по оказанию первой помощи.

Критическими являются первые 10—15 минут (максимум, на что вы можете рассчитывать, это 1 час, потом может оказаться слишком поздно).

Но за этот период вы не успеете найти врача, поэтому совершенно необходимо научиться распознавать серьезные случаи аллергических реакций и правильно действовать, столкнувшись с ними.

Знайте первые признаки

Тяжелые, экстренные аллергические реакции могут угрожать жизни. Наиболее распространенной острой реакцией, угрожающей жизни, является анафилактический шок – взрывная реакция всего организма на источник аллергии. Пострадавший вначале ощущает слабость, бледнеет, нервничает, чувствует головокружение, у него появляются хрипы, начинаются затруднения с дыханием, а затем обычно происходит коллапс. Все это может сопровождаться и иными симптомами, затрагивающими четыре системы организма:

– *пищеварительный тракт*: тошнота, рвота, боли в желудке, вздутие живота, понос;
– *кожа*: интенсивное покраснение, зуд, сыпь и волдыри (в особенности в местах укусов насекомых);
– *сердечно-сосудистая система*: ускоренно сердцебиение и низкое кровяное давление (эти симптомы сами по себе – проявление анафилактического шока);
– *дыхательные пути*: неожиданный обильный насморк, отек голосовых связок, безудержный кашель, одышка, спазмы бронхов.

В основе всех анафилактических симптомов лежит выброс тучными клетками и базофилами (аллергенчувствительными клетками, о которых шла речь в главе 1) гистамина и иных провоцирующих аллергию веществ (например, недавно выделенных лейкотриенов).

Из вышеперечисленных симптомов наибольшую угрозу жизни представляет перекрытие дыхательных путей, способное привести к смерти в течение нескольких минут. На второе по серьезности место следует поставить падение кровяного давления, или шок.

Пенициллин является наиболее распространенной причиной анафилактического шока: три четверти случаев со смертельным исходом вызваны его применением. Вслед за пенициллином идут (в порядке убывания случаев) укусы ядовитых насекомых, рентгеноконтрастные средства, аспирин и родственные ему лекарства, а также яйца, орехи и морепродукты.

Менее распространенной, чем анафилаксия, но столь же опасной для жизни реакцией, является отек гортани. Эта реакция может выступать самостоятельно или одновременно с анафилактическим шоком. Тяжелая, не поддающаяся контролю форма астмы — status asthmaticus — тоже требует принятия неотложных мер.

Симптомы тяжелого приступа астмы таковы:

- приступ, который продолжает усиливаться в течение нескольких часов, или не снимается привычными лекарственными средствами;
- одышка;
- чувство утомления, слабость;
- аритмичный пульс или его ускорение до 140 ударов в минуту (у детей до шести лет — свыше 160 ударов в минуту);
- видимое набухание мышц шеи, расширение грудной клетки, потливость, заметное углубление надключичной впадины.

Будьте готовы — это может спасти вашу жизнь

Наборы лекарств для оказания срочной помощи продаются по рецептам тем людям, у которых когда-либо отмечалась угрожающая жизни аллергическая реакция, или тем, у кого неоднократно наблюдалось тяжелое протекание приступов. Если вы относитесь к этим категориям людей, вам следует обзавестись таким набором или набором для быстрой инъекции адреналина. Один набор следует всегда иметь при себе – в сумочке, в кейсе, в автомобиле, а другой держать дома. Если у вас начиналась аллергическая реакция и есть основания думать, что она примет тяжелую, неконтролируемую форму, нужно быть готовым к немедленным действиям по оказанию первой помощи.

Скажем, вы по неосмотрительности поели орехов, к которым у вас аллергия, и почувствовали себя очень плохо. В первую очередь следует снять тревожные симптомы. Для этого во всех подобных наборах есть упаковка адреналина. Это синтетический аналог эпинефрина – гормона, играющего ключевую роль в сбалансировании всех функций организма. Один укол адреналина приводит в норму кровяное давление и снимает отеки, оставляя дыхательные пути открытыми и позволяя вам дышать. Прием адреналина требует предварительного инструктажа: врач должен научить вас делать инъекцию и пронаблюдать за тем, как вы усвоили урок. Обучиться этой процедуре несложно, поскольку адреналин вводится в подкожную жировую ткань, а не в трудные для попадания вены, артерии или мышцы.

Адреналин, содержащийся в вашем наборе, следует проверять раз в месяц, убеждаясь в том, что раствор не изменил окраску и что не истек срок годности: это могло бы значить, что раствор потерял свои свойства. Это лекарство разлагается на солнце, поэтому не следует хранить набор у заднего стекла автомобиля или на подоконнике.

Адреналин выпускается также в форме аэрозоля, и для восстановления нормального дыхания вы можете применить ингаляционный метод. Хотя аэрозоль и не заменяет инъекцию, он поможет быстрее снять отек дыхательных путей или приступ астмы. Периодически проверяйте баллончик с аэрозолем адреналина, чтобы убедиться в том, что его клапан не засорился. Если это произошло, промойте его водой с мылом.

В такие наборы, как правило, входят и антигистаминные таблетки, нейтрализующие действие гистамина, вызывающего большинство аллергических реакций. Узнайте в точности, какие дозы антигистаминных лекарств вам следует принять в случае необходимости, чтобы не терять драгоценное время в экстремальной ситуации. Если вам прописаны какие-то препараты от астмы, будьте готовы принять и их. Насколько настойчиво мы рекомендуем обходиться немедикаментозными средствами в обычных ситуациях, настолько же настойчиво рекомендуем предпринять все необходимые меры в ситуации, угрожающей жизни. Возможные побочные эффекты от однократного применения лекарственных средств, безусловно, являются мелочью по сравнению с несомненными последствиями отказа от них в случае тяжелого приступа.

Многие противоаллергические наборы включают в себя также и жгуты. Жгут, наложенный возле места укуса насекомого, замедляет кровообращение и, соответственно, распространение яда. Проблема в том, что жгут может перекрыть кровообращение полностью. Хотя большинство врачей не одобряет практику применения жгутов, многие аллергологи заявляют, что такое применение оправдано в тех случаях, когда укус получил высокочувствительный человек и когда жгут накладывается немедленно после укуса — и только на конечность. Даже и в этом случае наложение жгута является лишь временной мерой, позволяющей замедлить распространение яда до прибытия врача.

Если под рукой не оказалось готового жгута, можно воспользоваться куском ткани, толстой веревкой, брючным ремнем, собачьим поводком и другими подходящими предметами. Накладывайте жгут на 5—10 сантиметров выше места укуса (в направлении туловища). Не накладывайте жгут слишком туго, чтобы не перекрыть кровообращение полностью. Под жгут должны пролезать пальцы. И не забывайте расслаблять жгут каждые пять минут.

Если укус был нанесен насекомым с жалом, выскребите жало из кожи ногтем или тупым ножом. Не выдергивайте и не пытайтесь выдавить жало — таким образом вы лишь увеличите поступление яда в организм. (Более подробная информация о реакциях на укусы насекомых содержится в главе 6.)

Чтобы уменьшить опухоль, положите на место укуса холодный компресс или кусочек льда, завернутый в ткань.

Предприняв эти первые меры по оказанию помощи, вызывайте медицинскую помощь или попросите кого-нибудь отвезти вас в приемный покой ближайшей больницы. Там вы получите дальнейшие лечение — лекарства, и, если нужно, кислород, чтобы полностью контролировать ваше состояние.

В ходе серьезного приступа следует лежать на боку, или отвернув голову на сторону — это поможет избежать удушья в случае, если вас подведет желудок. Даже если вы и не ощущаете тошноты, приступ удобнее перенести лежа.

Очевидно, что вы не всегда сможете самостоятельно предпринять все нужные меры. Если вы не можете дышать или потеряли сознание, о вас должен позаботиться кто-то, находящийся рядом. Ваш супруг или другой член семьи должен знать не хуже вас месторасположение и правила применения набора для оказания первой помощи. Если вы не дышите и под рукой нет медикаментов, человек, оказывающий помощь, должен вызвать медиков, а затем, освободив дыхательные пути, провести искусственное дыхание.

Имя и номер телефона вашего лечащего врача должны быть возле всех телефонных аппаратов в вашем доме, там же должны быть координаты ближайшей больницы.

Всякий человек, страдающий серьезными аллергическими заболеваниями, должен носить браслет, жетон или карточку с указанием того, какие вещества являются для него аллергенами. Такая информация сбережет драгоценное время и предотвратит постановку ошибочного диагноза – инсульта или инфаркта.

Изредка, конечно, бывают и случаи острой реакции на укол, полученный в кабинете врача в рамках обычной терапии. По этой причине врач, вероятно, не отошлет вас беззаботно домой сразу после инъекции. После укола, содержащего потенциальный аллерген, пациент остается под наблюдением по крайней мере в течение получаса. Некоторые врачи ради страховки продлевают этот срок до часа. И всякий врач, делающий такие уколы, должен быть готов к применению адреналина, кислорода, искусственного дыхания – в случае, если у пациента возникнет острая реакция. Вы без стеснения должны поинтересоваться тем, есть ли у данного врача нужные медикаменты и оборудование. Особенно важно это в тех случаях, когда ваш педиатр, отоларинголог, домашний врач постоянно применяет инъекции потенциальных аллергенов. Вряд ли настоящий врач обидится на такой вопросом. В конце концов, врач не меньше вас заинтересован в том, чтобы избежать неприятностей.

Часть 5

АЛЛЕРГИЧЕСКИЕ РЕАКЦИИ ОТ А ДО Я

Аллергия способна принимать десятки разных обличий. Однако, научившись *распознавать* ее и справляться с ней, вы получите прекрасную возможность вновь почувствовать себя нормально.

Именно для этого и предназначен данный раздел нашей книги — помочь вам сорвать все маски, под которыми появляется аллергия. Конечно, здесь полностью рассматриваются и основные проблемы, связанные с аллергией, — кашель, одышка, расстройства пищеварения и сыпь. Но хотя аллергия поражает в основном дыхательные пути, кожу и желудок, врачи убеждаются в том, что и другие части организма не свободны от воздействия аллергий. Благодаря исследованиям врачей, имена которых вы встретите ниже, выясняется, что та же аллергия, которая вызывает астму, сенную лихорадку, экзему и сыпь, может поражать и иные органы, порождая различные болезненные состояния, на первый взгляд никак не связанные с аллергией. Дело в том, что *многие* необъяснимые или повторяющиеся расстройства здоровья вызваны или отягощены именно аллергией.

Предположим, вы страдаете от экземы, но одновременно и от повторяющихся приступов головной боли. В результате проведенной вами детективной работы, методика которой изложена в предыдущих главах, выясняется, что и молоко и энзимосодержащий стиральный порошок вносят свой вклад в ваши неприятности. Вы исключаете из обращения эти аллергены, и через несколько недель состояние кожи значительно улучшается, но не совсем. Прочитав раздел, посвященный головным болям (их нечасто связывают с аллергией), вы начинаете подозревать возможность аллергии и на цитрусовые. Вы прекращаете употреблять цитрусовые — и вот тогда избавляетесь как от экземы, так и от головных болей.

Конечно, у вас может не быть ни экземы, ни головных болей. Это просто пример того, каким образом информация, содержащаяся в этом разделе, способна принести пользу человеку, страдающему чувствительностью к пищевым, воздушным и иным аллергенам, обеспечивая более полное и длительное облегчение всех симптомов. Кстати, более всего могут выиграть от проведенной детективной работы люди, страдающие менее явно выраженными формами аллергии — повышенной утомляемостью, мышечными болями, звоном в ушах и так далее. Возможно, они уже консультировались с полудюжиной, а то и более врачей, но ни диагноз, ни эффективное лечение не были найдены. А когда люди страдают недиагностированным расстройством здоровья, они реагируют одним из двух способов. Одни предполагают самое худшее и убеждают себя в том, что у них рак или какое-то другое страшное заболевание. Другие начинают думать, что все их боли и недомогания существуют только в воображении и на самом деле они больны психически, третьи решают безропотно нести свой тяжкий крест. В любом случае все это с каждым днем все больше подавляет и угнетает, жизнью таких людей управляют таинственные необъяснимые недуги. А это уж совсем плохо. Ведь очень многие люди могут полностью избавиться от своих хронических недомоганий, используя справочник, подобный нашему, просчитывая, каким образом аллергия может повлиять на состояние их здоровья.

Подобно большинству людей вы, вероятно, настолько привыкли думать об аллергии лишь в связи с кашлем, чиханием и зудом, что вас удивят сведения о том, сколь многообразны на самом деле бывают ее проявления. Немногие другие книги об аллергии упоминают о таких проблемах или обсуждают их с такой глубиной, как наша книга. Мы надеемся, что вы и ваши близкие найдете этот раздел столь же интересным и полезным, как и остальные части книги. Поскольку уклонение от аллергенов обычно бывает лучшим средством лечения, то чем больше вы узнаете о вашей индивидуальной — и совершенно уникальной — форме аллергии, тем больше у вас шансов полностью избавиться от нее. Как сказал нам один врач: «Люди становятся очень сообразительными, когда заболевают».

Конечно, аллергия не является единственной возможной причиной многих из описанных ниже расстройств здоровья. Какие-то из них могут быть вызваны или отягощены инфекцией либо иным заболеванием. Разумно будет пройти полный медицинский осмотр, чтобы исключить другие возможные причины, тем более если речь идет о детях или о людях с хроническими заболеваниями.

Даже выяснив, что некоторые из расстройств здоровья у вас не связаны с аллергией, вы скоро поймете, что их лечение укрепит линию обороны вашего организма и сделает лечение самой аллергии гораздо более успешным.

«Автомобильная болезнь»

Многие считают, что «автомобильная болезнь» – это просто одна из разновидностей реакции на движение, то есть тошноты и головокружения, поражающих некоторых людей во время путешествия на самолетах, автобусах и автомобилях. Однако возможно, что отдельные люди, страдающие «автомобильной болезнью», реагируют именно на выхлопные газы автомобиля, на пыль и плесень, скопившиеся в кондиционере воздуха, и на запах новой виниловой обивки. Все эти возбудители могут вызывать у аллергика ощущение тошноты и головокружения или головной боли.

Но если даже он и не почувствует тошноты, все равно «автомобильная болезнь», вызванная аллергией, может сделать человека раздражительным и легко впадающим в недовольство по поводу каких-либо задержек или ошибок других водителей. Возможны и другие симптомы. Водитель впадает в сонливость и не способен реагировать на дорожные ситуации. Ощущения притупляются, и рефлексы замедляются. Зрение становится размытым. Водитель может недооценить время и расстояние, необходимые торможения, или даже уснуть за рулем.

Если после автомобильных поездок вы становитесь больным, усталым и раздражительным, выбирайте менее оживленные дороги, чтобы не дышать сильно загрязненным воздухом. Помимо всего прочего, старайтесь не ехать вслед за автобусом или дизельным грузовиком, если этого можно избежать.

Остановившись для заправки, закройте окно на то время, пока служащий заправочной станции наполняет ваш бак. На станциях самообслуживания закрывайте нос и рот носовым платком, пока заливаете бак. (Перед тем как подойти к кассиру, убедитесь, что вы сняли с лица платок, чтобы он не принял вас за вора!)

Как мы уже упомянули в главе 4, аллергикам следует регулярно сдавать свой автомобильный кондиционер в прочистку перед началом и в течение жаркого времени года, чтобы удалить пыль и плесень. Что же до чувствительности к виниловой «начинке» и обивке, то вы вряд ли заболеете, если купите машину, которой уже как минимум два года. По мере старения винил издает все меньше запаха.

Утомление, в котором обвиняют так называемый «гипноз автострады», вполне может быть вызвано аллергическими реакциями, связанными с автомобилем. Соблюдение указанных мер предосторожности не только поможет вам прибыть на место назначения в хорошем самочувствии, но и снизит ваши шансы попасть по пути в дорожное происшествие.

Агрессивность

Когда Гэри Марка Гилмора спросили, почему он хладнокровно совершил умышленное убийство, застрелив менеджера отеля в 1976 году, то он ответил следующее: «Так уж я себя чувствовал. Мне вообще казалось, будто я наблюдаю за всем этим со стороны». Действительно, Гилмор едва помнил о случившемся.

Могло ли агрессивное поведение Гэри Гилмора объясняться аллергической реакцией?

Очень может быть. Доктор Кеннет Е. Мойер, профессор психологии университета Карнеги-Меллона, не раз наблюдал ситуации, в которых агрессивное, а иногда жестокое поведение отмечалось после того, как данный индивидуум потреблял пищу, к которой у него была аллергия. И д-р Мойер – не единственный исследователь, связывающий агрессивность с аллергией.

«Агрессивность как следствие аллергии – это подтвержденное документами явление, известное исследователям еще с начала нашего столетия», – пишет д-р Мойер в статье «Физиология насилия, аллергия и агрессивность». Он утверждает, что агрессивное поведение запускается в результате реакции мозга на аллергены, выражающейся в виде отека, подобного тому, который возникает на коже при контакте с аллергеном.

«Когда такой отек появляется в районе мозга, где находится центр, контролирующий агрессивность, результаты могут немедленно дать знать о себе, причем весьма драматично», — продолжает д-р Мойер. Человек при этом обычно становится агрессивным, задиристым, неуправляемым, склонным вступать в конфликты — в общем, очень похожим на Гэри Гилмора. Поведение, которое данный индивидуум в иных обстоятельствах мог бы контролировать, становится не зависящим от него фактором.

Совершенно очевидно, что не все, страдающие аллергией, агрессивны, а у тех, кто агрессивен, реакция варьируется от легкой раздражительности, при которой данный человек несколько более чем обычно, склонен сердиться, до психотической агрессивной реакции. Д-р Мойер приводит типичный случай: десятилетняя девочка во время продолжительного приступа астмы, вызванного контактом с алкоголем, несколько раз впадала в агрессивное состояние и пыталась избивать свою мать, которую даже не узнавала.

Диапазон аллергенов, которые могут вызвать агрессивное поведение, простирается от цветочной пыльцы и лекарств до многих продуктов питания, в список которых чаще всего попадают молоко, шоколад, кола, кукуруза и яйца.

Д-р Мойер говорит, что нет простых тестов для выявления связи агрессивного поведения с аллергией. «Единственный убедительный способ продемонстрировать, что агрессивность и аллергия взаимосвязаны, состоит в исключении подозрительного вещества из окружения пациента. В случае, если симптомы при этом исчезают, пациента вновь подвергают действию подозрительного вещества, чтобы убедиться, действительно ли оно провоцирует предполагаемое агрессивное поведение».

К сожалению, мистера Гилмора более нет с нами, и он не может получить пользу от данного исследования. Но если у вас есть тенденция к агрессивному поведению, если вы склонны впадать в крайности, контроль над аллергией может помочь вам держать себя в руках.

Поскольку симптомы агрессивности часто проявляются совместно с возбуждением и трудностями с обучением у детей, мы настоятельно рекомендуем родителям прочитать разделы «Криминальное поведение», «Повышенная активность» и «Трудности с обучением».

Алкоголизм

Если вы когда-нибудь страстно желали съесть шоколадку, то можете представить, как алкоголик жаждет получить следующую порцию выпивки. Это пристрастие к алкоголю, наряду со стремлением продолжать процесс выпивки и является тем, что отличает алкоголика от обычного пьяницы. Алкоголики склонны потреблять большое количество алкоголя ежедневно и начинают делать это спозаранку. Некоторые пьют запоями. Так или иначе, алкоголик реагирует на алкоголь иным образом, чем большинство людей.

Почему некоторые люди становятся алкоголиками, а другие нет — это одна из нерешенных загадок медицины. Определенную роль играет наследственность, хотя у некоторых безнадежных пьяниц родители не пили ничего, кроме чая, а у некоторых трезвенников родители были алкоголиками.

Безудержное влечение к алкоголю во многом напоминает влечение аллергиков к продуктам, вызывающим аллергию (это явление описано в главе 1). Иными словами, несмотря на все свое влечение к алкогольным напиткам, на самом деле алкоголик может испытывать аллергию к ним. Он может быть аллергиком к самому спирту или к зерновым, фруктам, дрожжам, сахару, входящим в состав алкогольных напитков (см. таблицу 11 в главе 3, где указаны специфические компоненты различных алкогольных напитков).

Кроме того, у алкоголиков чаще встречается пищевая аллергия, чем у остальных людей. Исследователи из больницы Диконесс в Сан-Луи (Миссури), протестировали 75 алкоголиков на аллергию к 70 пищевым продуктам. Оказалось, что алкоголики по сравнению с непьющими в два раза чаще подвержены пищевой аллергии.

Алкоголь может также косвенно отяготить пищевую аллергию, нарушив процесс нормального переваривания белков, содержащихся в пище, что ведет, помимо всего прочего, к расстройствам стула, поносу, скоплению газов.

Мы вовсе не утверждаем, что алкоголизм всегда вызван аллергией. В конце концов, алкоголизм является комплексной проблемой. Но если вы внезапно осознаете, что пьете слишком много и слишком часто, это станет первым шагом к контролю над потреблением алкоголя. Если вы действительно плохо переносите компоненты, из которых изготавливается какой-то алкогольный напиток, прекращение потребления этого напитка может решить для вас проблему раз и навсегда. (См. глава 3.)

Кстати, врачи отмечают, что сильно пьющие люди значительно чаще страдают кожными заболеваниями. Если вы много пьете и, одновременно вам мучает упорная кожная сыпь, положение может улучшиться, когда вы станете воздерживаться от алкоголя.

Поскольку депрессия и чувство беспокойства способны привести к возникновению алкоголизма, люди с пристрастием к алкоголю, должны прочитать статьи, посвященные этим темам.

Анорексически-булимический синдром

Люди, страдающие анорексией, придерживаются очень странной диеты. Какими бы худыми они ни были, им все-таки кажется, что они толстые. Они буквально морят себя голодом, становясь чуть ли не прозрачными, и продолжают при этом настаивать, что им «нужно сбросить хотя бы еще несколько фунтов».

Когда эти пациенты наконец поддаются чувству голода, они не просто решают перекусить. Они ощущают безудержное влечение к еде (называемое булимией) и устраивают себе загул, поедая за один раз по нескольку фунтов еды. Затем, чтобы избавиться от чувства вины и компенсировать ужасный ущерб, нанесенный потреблением пищи, они вызывают у себя рвоту или накачиваются слабительными, мочегонными и прочими препаратами.

Пугающее количество людей в возрасте от 10 до 30 лет, большинство из которых – женщины, страдает этим нездоровым отношением к пище и собственному организму, называемым анорексией-булимией. Такова противоположная ожирению крайность. При этом врачи не знают в точности, что именно вызывает это состояние и как с ним бороться. Поскольку большинство психиатров связывает анорексию-булимию с чувством тревоги, депрессией, заниженной самооценкой, то стандартным подходом являются собеседования и антидепрессанты. Иногда они помогают, а иногда – нет. Около 65 процентов женщин продолжают вести этот саморазрушительный образ жизни и примерно половина из них в конечном счете умирает от недостаточного питания, инфекций и других видов физических недомоганий. Анорексию-булимию никак не назовешь безопасным способом избавления от лишнего веса.

«Весьма трагично то, что пациенты в большинстве своем являются интеллектуальными, творческими натурами», – говорит д-р Бернард Раксмен, психиатр, директор Центра по изучению семейных проблем в Риджфилде (Коннектикут).

Перевоспитать больного анорексией-булимией примерно так же сложно, как перевоспитать алкоголика.

«Безудержное потребление пищи и последующее очищение эмоционально успокаивают,— говорит д-р Ракслен.— Это снимает не только чувство голода, но и гнетущие мысли и эмоции. Нормального потребления пищи недостаточно, чтобы снять у этих людей напряжение, а вот безудержное обжорство может это сделать, пусть даже оно сопровождается постоянным страхом перед тем, что не хватит сил остановиться».

Цикл обжорство-очищение относится к типу аномального поведения, характерного для невыявленной пищевой аллергии (подробно это рассматривается в главе 1). Действуя на основе этого наблюдения, д-р Ракслен и его коллега, д-р Леонард Галланд проверили восемь женщин, страдающих анорексией-булимией, на различные виды аллергии и нарушения работы пищеварительного тракта, а также на иные возможные расстройства здоровья. У всех этих женщин были выявлены те или иные серьезные аномалии. После этого доктора Ракслен и Галланд разработали экспериментальную программу лечения, включающую, кроме психотерапии:

- ротационную диету, применяемую при пищевой аллергий;
- иммунотерапевтические инъекции пищевыми, химическими и иными аллергенами;
- диету, исключающую дрóжжи, с активным лечением кишечного кандидоза;
- препараты, способствующие пищеварению, включая панкреатические энзимы, гидрохлорид бетаина и Lactobacillus acidophilus (полезные бактерии, обычно встречающиеся в йогурте).

Хотя лечение не дало потрясающих результатов, три женщины почувствовали себя по окончании программы гораздо лучше.

Цикл анорексии-булимии может быть причудливым вывертом известных процессов ненормального влечения к пище при аллергии. Следует надеяться, что исследования д-ра Ракслена привлекут и других врачей к изучению пищевой аллергии как возможной причины появления у людей (преимущественно женщин) анорексии-булимии.

Артрит

Артрит затрудняет жизнь. Распухшие, болезненные воспаленные суставы сковывают движения. Совершить простейшее действие, например, написать письмо или открыть дверь машины, становится тягостным испытанием.

Две наиболее распространенные формы артрита — это остеоартроз и ревматоидный артрит. Остеоартроз поражает суставы, наиболее подверженные износу и утомлению: в коленях, больших пальцах ног и других пальцах, в нижней части позвоночника. Покрывающий концевые части костей хрящ распадается, и кости «стираются».

В большинстве случаев ревматоидного артрита суставы воспаляются и в конце концов могут подвергнуться деформации. Ревматоидный полиартрит рассматривается некоторыми как аутоиммунное заболевание: организм начинает вырабатывать антитела, борющиеся с клетками и тканями своего же тела. Говоря проще, он как бы испытывает аллергию к самому себе. В дополнение к изменениям суставов, при ревматоидном артрите «гибнут» соседние с ними кости и части кожи, чем и объясняются мышечные боли, так часто сопутствующие артриту.

Независимо от вида артрита, его лечение состоит в основном в облегчении боли и поддержании двигательных функций. К счастью, боли при артрите имеют склонность появляться и исчезать, что дает его жертвам временные периоды облегчения.

Исследования, проводившиеся д-ром Рандольфом, дают основание полагать, что в некоторых случаях остеоартроза улучшение может наступить при устранении аллергенов из пищи больного и окружающей его среды. В качестве иллюстрации своего вывода д-р Рандольф рассказывает о 30-летней пианистке и скрипачке, которая чувствовала себя хорошо, пока не переехала в дом, оборудованный нагревательными приборами на газе. Одновременно с этим она стала переходить с одежды из естественного волокна на синтетическую. Затем она совершила несколько поездок, во время которых подвергалась воздействию выхлопных газов, попадая в большие скопления автотранспорта.

После этого она была настолько выведена из строя мышечными болями и болями в суставах, что прекратила игру как на скрипке, так и на фортепиано.

Д-р Рандольф установил, что его пациентка испытывает аллергию к зерновым культурам, помидорам, свекле и свекольному сахару, баранине, рису, пшенице, молоку и говядине. Эти продукты в той или иной степени вызывали у нее утомление, одеревенелость и боль в суставах. Однако все без исключения симптомы исчезли после устранения этих продуктов из рациона. Вернувшись домой, она обнаружила, что ее артрит вновь разыгрался, но когда она выходит на улицу, то чувствует себя лучше. Она сменила плиту и газовую отопительную систему на электрические и превратила спальню в оазис, лишенный всякого загрязнения. Затем она вновь по одному стала обзаводится подозрительными предметами. Выяснилось, что, скорее всего, ее неприятности вызваны полиэстеровым постельным бельем и некоторыми другими вещами из синтетики.

«В настоящее время мышечные и суставные боли [эту женщину] не беспокоят,— сообщил д-р Рандольф.— Остается, однако, некоторая скованность в левом запястье — следствие разрушения тканей, происходившего в то время, когда болезнь еще не была взята под контроль. Наблюдается также усиление артритных явлений перед началом месячных, после занятий домашним хозяйством и во время работы во дворе в период, когда сосны дают свежие побеги. И все же нет никакого сравнения между небольшими проблемами, беспокоящими ее сейчас, и той калекой, которую мы взяли в клинику несколько лет назад».

В случае ревматоидного артрита дело может быть поправимо. Придерживаясь диеты, исключающей определенные пищевые продукты, на которые наблюдалась аллергическая реакция, 20 из 22 пациентов-англичан, страдавших этим заболеванием, нашли, что болезненные симптомы у них ослабли. В среднем пациентам потребовалось находиться на диете десять дней, чтобы начать чувствовать себя лучше.

Общий список продуктов питания, к которым были чувствительны эти больные, включал в себя злаки, молоко, семечки и орехи, говядину, сыр, яйца, курятину, рыбу, картофель, лук и печень. Когда впоследствии пациенты вновь попытались употреблять в пищу «нехорошие» продукты, 19 из них столкнулись с ухудшением своего артрита – в некоторых случаях уже через два часа.

Остается добавить, что на встрече в Американском колледже аллергологов в январе 1981 года доктор медицины И. Т. Чао из Бруклина (Нью-Йорк), сказал: «Пищевая несовместимость, хотя и нераспознанная, является распространенной причиной многих форм хронического артрита».

Одно семейство пищевых растений – пасленовые – похоже, доставляет особые неприятности некоторым больным артритом. Томаты, белый картофель, баклажаны, перцы и табак содержат слабые токсины, например, соланин, не беспокоящие большинство людей. Но у 5–10 процентов населения, чувствительных к этим токсинам, пасленовые, по-видимому, вызывают вспышки артрита.

По словам доктора Нормана Ф. Чайлдерса, бывшего профессора садоводства в университете им. Руджерса (Нью-Джерси), многие больные, отказавшиеся от пасленовых, чувствуют резкое ослабление боли в суставах, снижение их чувствительности и одеревенелости. Хотя чувствительность к пасленовым сама по себе и не является аллергией, ее лечат так же, как аллергию – путем устранения из пищи всяких следов этих продуктов, а также табака. Как и всякая гипоаллергенная диета, беспасленовый рацион должен быть тщательно продуман.

«Помидоры, белый картофель и перцы встречаются в самых разных блюдах, и чтобы диета могла оказать свое действие, всех их следует избегать,— говорит д-р Чайлдерс.— Чувствительные люди могут среагировать даже на стручковый перец в рыбном блюде». Приправы, содержащие этот или другие красные перцы, широко используются при приготовлении пищи. (Черный перец к пасленовым не относится, и его при такой диете есть можно.)

Мы не беремся утверждать, что контроль за аллергическими реакциями повернет вспять вырождение тканей, вызываемое артритом: это заболевание имеет склонность прогрессировать независимо от ваших действий, особенно, если оно уже дошло до стадии деформирования суставов. К тому же артрит является одним из тех недугов, при которых никакая терапия — медикаментозная или же привязанная к внешней среде — не является универсальной. Но упомянутые сообщения врачей, по-видимому, указывают на то, что люди с менее острыми формами артрита могут ощутить столь желанное уменьшение боли, опухания и одеревенелости, внеся изменения в свою диету или домашнюю обстановку.

Астма

Вообразите себе, что пытаетесь дышать, когда у вас на груди сидит 150-килограммовая горилла, и вы получите некоторое представление о чувстве паники и беспомощности, которое испытывает астматик во время приступа. Если же вы сами страдаете астмой, то и без того знаете, о чем речь.

К счастью, астма не всегда ведет себя так плохо. Бывают дни, когда вы просто дышите с шумом: ваши дыхательные пути издают свист и хрипение, хотя вы дышите с исключительной осторожностью. Вы кашляете – но не здоровым, избавляющим от мокроты кашлем, а сухим и непрекращающимся. О физической закалке, надо полагать, и речи быть не может.

Если бы вы смогли заглянуть внутрь своей грудной клетки, то увидели бы, чем вызвана эта борьба за воздух. Мышечные волокна вокруг мелких бронхов, или дыхательных путей, судорожно сжимаются под действием малейшего раздражения – холодного или загрязненного воздуха, при перенапряжении. Так же они срабатывают, когда сталкиваются с чем-то, что вы плохо переносите, например, с цветочной пыльцой, пылью, спорами плесени, шерстью домашнего животного, пищевым продуктом или лекарством.

Одновременно с этим ткань, выстилающая легкие, реагирует на раздражитель воспалением и опуханием. И легкие начинают вырабатывать клейкую слизь, которая сколько ни кашляй, наружу не выходит. Это отек и спазм перегораживает дорогу потоку воздуха.

Вот что такое астма. Если вы больны ею, значит, испытываете то же чувство безысходности, что и миллионы американцев. В сущности, астма – самое распространенное хроническое заболевание у детей. Некоторые маленькие астматики перерастают свое заболевание, подобное тому, как юнцы перерастают свои прыщи. Других страдальцев одышка и утомляемость преследуют долгие годы. В любом случае, ждать приходится долго.

Что можно сделать, чтобы убрать гориллу с вашей груди?

Без сомнения, вы уже усвоили несколько основных защитных приемов: надо сплавить куда-нибудь вашу собаку; уничтожить в доме пыль и плесень; избегать любой еды, доставляющей вам неприятности. У некоторых больных такая «тактика устранения» сама по себе может снять основную тяжесть заболевания.

«Я нахожу, что секрет избавления от аллергии у детей, может быть больше чем на 50 процентов заключается в необходимости подумать об окружающей больного среде, то есть взять под контроль пыль, плесень, домашних животных, – говорит д-р Фоллиерс. – Кроме того, я видел много людей, которые избегали употребления пищевых красителей и консервантов, и все их болезненные явления как рукой сняло».

Одним из красителей, о которых говорит д-р Фоллиерс, является тартразин, или FD&C желтый № 5, доставляющий сложности астматикам, которые к тому же могут быть чувствительны и к аспирину – печально известному возбудителю астмы. К счастью, закон требует, чтобы на этикетках пищевых продуктов, содержащих этот краситель, сообщалось о его наличии.

Однако другие причины астмы не столь очевидны, хотя и распространены повсеместно. Самые серьезные раздражители – это цветочная пыльца, загрязняющие вещества и непредвиденное наличие домашних животных в домах других людей, не говоря уже о табачном дыме, который тоже вызывает астму в том смысле, что раздражает и без того чувствительные дыхательные пути. Так что вам лучше заранее перейти в наступление, остановив свою астму прежде, чем она начнется, а также знать, как предотвратить приступ при первом же предупреждающем «звоночке».

Основные средства борьбы с астмой – воздушные фильтры. Врачи, с которыми мы советовались, сказали, что лучшими моделями являются высокоэффективные фильтры частиц воздуха (HEPA), при использовании которых, как показывает опыт, астматические симптомы подавляются за время от 10 до 30 минут. Исследования, проведенные в летнем лагере для больных астмой детей в Западной Вирджинии, показали, что при использовании фильтров HEPA в палатках число и сила астматических проявлений, случаи приступов удушья у детей значительно снижались.

Дома воздушные фильтры не менее эффективны.

«Я почти всегда прописываю фильтровать воздух, – говорит д-р Боксер. – По моему мнению, это полезно. Я наблюдал пациентов, которым фильтрация воздуха в сочетании с курсом противоастматической терапии чрезвычайно помогла».

И все-таки вы не можете вечно жить в дочиста отфильтрованном воздушном пузыре. Какие-то содержащиеся в воздухе возбудители астмы способны проникнуть внутрь него, забив ваши легкие слизью и сдавив дыхательные пути.

«Чтобы разлепить склеившиеся дыхательные органы, пейте много жидкости. Вода и другое питье действуют как естественные отхаркивающие средства, разжижая слизь и давая вам возможность ее выкашлять», — говорит д-р Рапп. Она рекомендует всегда, когда есть такая возможность, пить от половины до целой чашки жидкости каждый час бодрствования. Следите только за тем, чтобы не употреблять холодных напитков: вызванный холодом шок может вызвать спазмы чувствительных дыхательных путей. Тщательно избегайте также напитков, содержащих колу или пищевые красители — наиболее распространенные катализаторы астмы.

Еще полезнее употреблять напитки в горячем виде. Теплое питье действует как естественный бронхорасширитель; улучшая проход воздуха по дыхательным путям. Выпить бульона или чаю из трав, когда вы чувствуете приближение приступа, — самое лучшее дело.

«Иногда теплая жидкость расслабляет мелкие бронхи, и вам даже не требуется использовать бронхорасширяющий распылитель, — говорит д-р Фоллиерс. — Маленьким пациентам нашей клиники мы стараемся давать выпить что-нибудь теплое, когда они начинают задыхаться. Это может быть простая вода или что-нибудь поароматнее, например, горячий яблочный сок. Дети расслабляются, справляются с паникой и снова начинают ровно дышать».

Справиться с паникой почти что означает справиться с самой астмой. Если вы астматик и чувствуете что надвигается приступ, вами может овладеть паника, и вы начинаете отчаянную борьбу за глоток воздуха. Все это еще больше сдавит вам грудь. У детей обеспокоенность усугубляется, если они видят, что мамочка или папочка тоже паникуют. Если вашего ребенка мучает астма, вы в силах помочь ему. Старайтесь контролировать ситуацию и выглядеть уверенно, вне зависимости от того, какой ужас вы ощущаете на самом деле. Уже один спокойный вид взрослого способен снять стресс у маленького человека.

«Некоторые дети расслабляются в ту же минуту, как видят, что в комнату вошел их доктор, — даже еще до того, как примут какое-нибудь лекарство», — говорит д-р Рапп.

Расслабление, по сути, является столь полезным оборонительным оружием против астмы, что многие врачи учат астматиков — детей и взрослых — различным позволяющим расслабиться приемам, описанных в главе 10. Только при расслаблении спадает напряжение мышц, сдавливающих дыхательные пути. Это наилучший способ защиты, применимый всегда, когда астматик чувствует, что близится приступ.

В подсознательном стремлении не перегружать капризные легкие астматик приобретает склонность делать короткие, неглубокие вдохи. Врачи называют это «скупым дыханием». Но заполняя и опустошая только верхнюю часть легких, астматик не вводит в организм достаточное количество кислорода. Во время же приступа легкие получают его и того меньше.

«Астматик дышит только на 60 или 70 процентов полного объема, — сказал нам д-р Фоллиерс. —

А во время приступа астмы это количество иногда падает до 20 процентов». Во время судорог, вызванных приступом астмы, вы можете буквально посинеть от недостатка кислорода.

«Но если у вас приступ астмы, вы не думаете о физиологии дыхания и усвоении кислорода,— говорит д-р Фоллиерс.— Ваши мысли только о том, как сделать следующий вдох». Научившись дышать глубоко и эффективно, вы увеличите количество вводимого внутрь кислорода, поэтому приступ не будет действовать на вас катастрофически. (См. в главе 10 текст в рамке «Основное упражнение на глубокое дыхание при астме».)

Физические упражнения тоже могут помочь делу. Интересно, что школьные учителя, у которых в классе есть больные астмой дети, часто теряются, когда речь заходит о физкультуре. Лечащий врач одного из таких детей говорит: «У ребенка астма, поэтому гимнастикой ему заниматься нельзя». Доктор другого ребенка, тоже болеющего астмой, говорит: «У него астма, так что надо занимать физкультурой».

Кто из них прав?

«Они оба правы,— считает д-р Фоллиерс.— Пока астму не начали лечить, следует освободить ребенка от физкультуры. Но по мере того, как его вылечивают, надо побуждать его совершенствовать свою физическую форму».

Дело в том, что улучшение общего физического состояния также помогает справиться с астмой.

«Если вы в плохой физической форме, если не занимались физкультурой последние полгода, а затем вдруг приступаете к занятиям, ваше сердце будет бешено биться, – объясняет д-р Фоллиерс. – Но если вы уже физически натренированы, оно будет биться куда медленнее. А более медленное сердцебиение означает лучшее усвоение организмом кислорода из легких. Быть физически подготовленным – это то же самое, что иметь в машине хорошо отрегулированный карбюратор: вы и двигаетесь, и дышите более ровно».

К тому же физкультура поможет вам не набирать избыточный вес, что также крайне полезно для астматиков.

«Если у вас вокруг диафрагмы наросло два лишних дюйма жира, вам будет труднее дышать, – говорит д-р Фоллиерс. – Для человека, страдающего астмой или любыми другими недомоганиями, связанными с дыханием, иметь чрезмерный вес – все равно что носить очень тесную одежду. Вашим мускулам, ответственным за расширение легких, будет не хватать места».

От типа выбранных вами физических упражнений в большой степени зависит, как вы будете переносить их. Виды спорта, состоящие из кратковременных рывков, разделенных между собой периодами отдыха, гораздо менее способны вызвать приступ астмы, чем те, которые требуют непрерывного напряжения. К примеру, астматик, играющий в бейсбол или гольф, вряд ли начнет хрипеть или кашлять так сильно, как если бы он играл в баскетбол или принимал участие в беге на милю. Плавание – тоже идеальная вещь для астматиков, при условии, что они должны регулярно отдыхать положенные промежутки времени.

«Очень часто астму провоцируют не сами упражнения, а быстрое вдыхание холодного воздуха,– говорит д-р Фоллиерс.– Он раздражает чувствительные дыхательные пути. Но если вы дышите носом, а не ртом, вдыхаемый воздух согревается, а вы, возможно, не будете так реагировать».

Легкая хлопчатобумажная маска на лицо в этом случае тоже поможет вам защитить себя от холодного, сухого воздуха или пыльцы и загрязняющих веществ. Ученые из Национального центра по борьбе с астмой в Денвере изучали эффективность действия таких масок на десяти астматиках, мальчиках и девочках. Занимаясь спортом в маске в течение шести минут, ребята испытывали значительно меньшие астматические ощущения, чем обычно, или не испытывали их вообще. Исследователи пришли к выводу, что простая маска на лицо может быть недорогим (не содержащим лекарств) альтернативным средством смягчения астматических явлений, вызванных занятиями спортом.

Аналогичные исследования, проведенные в Йельском университете, также продемонстрировали защитные свойства подобных масок против астмы, вызванной спортивными упражнениями. Как в комнате с кондиционированным воздухом, так и в той, где воздух искусственно охлаждался, астматикам, носившим маску на лице было лучше, чем тем, которым ее не надели,– как полагают исследователи, за счет того, что внутри маски воздух вновь нагревается. Они также добавляют: «Мы продемонстрировали что при [этих] условиях... применение маски может служить недорогим и действенным способом [защиты]».

Перед выходом на улицу надевайте шарф таким образом, чтобы он закрывал рот, и вы достигнете того же эффекта.

В XIX веке было замечено, что страдающие цингой моряки переставали хрипеть при дыхании, если они ели фрукты из семейства цитрусовых. Современные исследования показывают, что витамин С может способствовать расширению дыхательных путей во время занятий спортом или при других нагрузках.

В ходе одного из экспериментов добровольцам, у которых после физических упражнений регулярно обострялась астма, перед серией пробных упражнений давали 500 миллиграммов витамина С. Их способность выдерживать нагрузки удваивалась.

Витамин С, по-видимому, помогает астматикам вне зависимости от того, выносят они физические нагрузки или нет.

Другой эксперимент показал, что у астматиков, принимавших каждый день по 1000 миллиграммов витамина С, было на 25 процентов меньше приступов астмы, чем у тех, которым давали «пустышку», не содержащую активных веществ таблетку. Однако, когда первые перестали принимать витамин С, они вновь начали страдать от такого же количества приступов, как и не лечившиеся.

В общем, дышите легче. По определению астма – обратимое состояние. И избавление от него во многом зависит от факторов, которые вы способны контролировать.

«Надлежащая образовательная работа в обществе и правильное отношение людей к своему здоровью (не ждать, пока ему будет нанесен вред, но предотвратить таковой) — вот в чем секрет успешной борьбы с астмой,— говорит д-р Фоллиерс.— И если мы, аллергологи, лишимся при этом одного из объектов нашей деятельности, это будет просто прекрасно!»

Бесплодие

Врачи установили, что многие женщины не способны забеременеть из-за того, что не переносят сперму своих мужей. Анализ крови может показать, насколько серьезна эта проблема для данной женщины. В некоторых случаях аллергия ослабевает, если муж в течение нескольких недель пользуется презервативом. При возобновлении сексуальных контактов без предохранения женщине часто удается забеременеть. Исследователи, занимающиеся этой проблемой, говорят, что аллергия к сперме может быть причиной многих случаев недиагностированного бесплодия.

Подробнее об аллергии к сперме см. в главе 8.

Беспокойство

Мало кому надо разъяснять, что такое беспокойство. Это то самое сочетание волнения и дурных предчувствий, которое овладевает вами, когда впереди неизвестность: смена работы, переезд в другой город, брак, проводы вашего первенца в колледж-интернат и тому подобное.

До некоторой степени обеспокоенность является, по-видимому, неотъемлемой частью состояния человеческой психики, порожденной различными сомнениями и неопределенностью жизни вообще. Отдельные периоды нашей жизни — юность и средний возраст — особенно заражены беспокойством.

Чтобы умерить чувство тревоги, мы переключаемся на те виды деятельности, которые доставляют удовольствие: времяпрепровождение с друзьями, занятия любимым делом, спортом или другими играми, слушание музыки или чтение книг. Если беспокойство вызвано внешними факторами, такие противоядия обычно срабатывают весьма успешно.

Но если обеспокоенность носит хронический характер и «ведет себя» бессистемно, то есть, если не удается свести ее к какой-либо конкретной причине, — тогда эти противоядия не помогают. Напротив: человек испытывает всевозрастающее чувство паники или ощущение, что все внутри взвинчено до предела. Вы заставляете себя дышать глубоко, но это вас не успокаивает. Вы можете сорваться из-за малейшего пустяка, после чего захлебываетесь в волнах накатившей депрессии. Вы склонны то и дело разражаться слезами или постоянно чувствуете их приближение. У многих людей беспокойство сопровождается головными болями, нарушениями работы желудка или другими чисто физическими недомоганиями.

Когда человек, подверженный беспокойству, приходит к врачу, то такому пациенту первым делом назначают принимать какое-нибудь успокаивающее. Или направляют его к психологу, который тратит уйму времени, выясняя, что происходило ранее в жизни у пациента и каковы были его взаимоотношения с другими людьми. Иногда это помогает, а иногда – нет, и тогда пациенту опять-таки прописывают транквилизаторы.

В подобном случае обеспокоенность представляет из себя как бы картинку-загадку, в которой один из кусочков потерян. Таким кусочком может быть аллергия. Отрабатывая гипотезу о том, что обеспокоенность и аллергия бывают иногда связаны, некоторые врачи успешно решили загадку «беспричинной» тревоги своих пациентов. Рональд Финн и Х. Ньюман Коуэн из Южной Королевской клиники при медицинском факультете Ливерпульского университета в Великобритании занимались шестью пациентами, страдавшими беспокойством и другими психическими болезнями. После всестороннего осмотра и продолжительного медицинского лечения никому из них лучше не стало. Исследователями было установлено, что за тревожность и другие психологические проблемы их пациентов во многом несут ответственность употреблявшиеся ими кофе и чай.

«Болезненные явления, связанные с чрезмерным употреблением кофе, возникают, вероятно, благодаря кофеину, – говорят д-ра Финн и Коуэн. – Эти явления, которые могут порождать состояние сходное с беспокойством, включают в себя раздражительность, учащение пульса, головные боли и расстройства желудочно-кишечного тракта».

«Хотя такие реакции на кофе уже были описаны, – говорят исследователи, – ясно, что диагносты часто игнорируют эту причину».

Выводы очевидны: если вы уже некоторое время испытываете чрезмерную тревогу без достаточной на то причины и при этом пьете кофе каждый день (как большинство кофеманов), с вашей стороны будет уместно отказаться на несколько недель от этого варева. Разумеется, следует отказаться и от чая, колы, шоколада и обезболивающих, содержащих кофеин или кофеиноподобные смеси. Чтобы полностью оправиться от действия кофеина, вам может потребоваться несколько дней, но если именно он является причиной ваших терзаний, вы заметите резкое ослабление давившего вас беспокойства.

Особо выделяя кофеин, д-ра Финн и Коуэн считают также, что практически любая пища, вызывающая у человека аллергическую реакцию, может быть нераспознанной причиной внешнего беспокойства.

«В отличие от случаев обычных аллергических реакций, таких, как кожная сыпь, тут пациент обычно не подозревает, к какой именно пище он чувствителен, и может даже не отдавать себе отчета в том, что болезненные явления вызваны пищевой непереносимостью, – говорят д-ра Финн и Коуэн. – Раздражающее действие часто оказывает любимая еда, которая потребляется ежедневно и обычно в больших количествах».

Пища – не единственный потенциальный раздражитель. Д-р Манделл рассказывает о 25-летней женщине, страдавшей, наряду с беспокойством, целым букетом заболеваний: утомляемостью, депрессией, нарушением менструального цикла и обычными, связанными с аллергией, неприятностями, такими, как крапивница и насморк. Лечение медикаментами не помогло, и пациентке посоветовали обратиться за помощью к психиатру. Но вместо этого она пошла к д-ру Манделлу, который решил выяснить, не вызваны ли ее проблемы аллергией на пищевые продукты и химические вещества.

«Я установил, что она болезненно реагирует на свежеизготовленные пластики и резиновые изделия, краски, лаки для мебели, запах газовых плит, автомобильные выхлопы, хлорсодержащие инсектициды и ряд пищевых продуктов, — говорит д-р Манделл. — Когда она навела порядок у себя в доме, изъяв оттуда все бытовые раздражители, избавилась от газовой плиты и перешла на ротационную диету, устранив тем самым из рациона все продукты, вызывающие у нее такую реакцию, ее недомогание стало ослабевать, а меньше чем через месяц все болезненные явления сошли на нет» (Dr. Mandell's 5-Day Allergy Relief System. Thomas Y. Crowell, 1979).

Быть может, вам не придется предпринимать столько усилий, сколько потребовалось этой женщине, чтобы снять симптомы заболевания. Но все другие приемы избавления от аллергенов, упомянутые д-ром Манделлом, плюс еще кое-какие полезные советы подробно освещены в предшествующих главах. Их можно применять для опознания и устранения аллергических причин тревожного синдрома людям, прошедшим весь курс медикаментозной и психологической «примерки» и, тем не менее, по-прежнему томимым ничем не обоснованной тревогой. В частности, главы 3 и 4 помогут вам держать под контролем вкусовую и обонятельную аллергию, включая аллергию на кофеин и химические вещества – две из наиболее распространенных причин беспокойства.

Поскольку беспокойство так часто сопровождается головными болями, расстройствами желудка и депрессией, для многих читателей окажутся крайне полезными разделы, посвященные этим вопросам и помещенные в этой части книги.

Бессонница

Если вы изредка проводите ночь без сна, то беспокоиться не о чем. Однако ничто не истощает человека так, как постоянная бессонница. Если вам часто приходится часами лежать в постели без сна или если вы просыпаетесь слишком рано и не можете вновь уснуть, то вас преследует накапливающееся чувство усталости, измотанности. Немного вздремнуть днем не всегда возможно, а иногда это даже усугубляет проблему.

Вам могут помешать уснуть астма, сенная лихорадка и другие недомогания, связанные с аллергией, и тогда устранение этих проблем поможет справиться с бессонницей. Но иногда бессонница выступает и в виде самостоятельной аллергической реакции на пищевые или воздушные аллергены, действию которых вы подверглись за несколько часов до того, как легли спать. Все, к чему вы испытываете аллергию, может посылать вашему мозгу сигналы к бодрствованию или попросту не давать вам задремать.

Если вы испробовали все трюки, позволяющие уснуть, и все-таки продолжаете бодрствовать по ночам, независимо от степени усталости, значит, пора рассмотреть и аллергию в качестве возможной причины. Главы 2, 3 и 4 помогут вам выявить возможную аллергическую причину этого ненормального бодрствования.

Всякий страдающий бессонницей должен стараться не употреблять кофе, чай, колу и сигареты, действующие на большинство людей стимулирующе, а также алкоголь, нарушающий обычный ритм сна.

См. также разделы «Беспокойство», «Депрессия», «Утомляемость» и «Повышенная активность».

Болезни, связанные с изменением уровня сахара в крови (диабет и гипогликемия)

Первопричиной диабета является нарушение в организме обмена углеводов – крахмалов и сахаров, содержащихся в нашей пище, которые превращаются в сахар крови, или глюкозу. Вырабатывается слишком мало инсулина – гормона, регулирующего уровень глюкозы. В итоге глюкоза накапливается в крови и так и не достигает мышц и других органов, которые в ней нуждаются.

Гипогликемия, напротив, характеризуется периодами низкого содержания сахара в крови. Наиболее распространенным ее симптомом является утомление, ощущение измотанности, в особенности по утрам или поздно вечером. Весьма характерны также головные боли, часто напоминающие мигрень. Такой тип гипогликемии известен в медицине как «функциональный» или «реактивный», в отличие от другого типа, вызываемого заболеванием.

Чтобы выявить наличие диабета или гипогликемии, врачи обычно исследуют толерантность к глюкозе. После того, как вы выпьете ароматизированный раствор сахара в воде, лаборант в течение шести часов периодически берет у вас пробы крови для измерения содержания в ней глюкозы. Если ее уровень за это время подскакивает слишком высоко или же резко слетает вниз, то есть основания полагать, что у вас непорядок с сахаром крови и требуется отрегулировать потребление углеводов.

Лечение от функциональной гипогликемии и от диабета, по существу, одинаковое: диета, равномерно распределяющая умеренное количество углеводов на шесть приемов пищи. Особое значение в диете придается пище с высоким содержанием белка: мясу куры и индейки, яйцам, молоку, сыру и т. п. Сахар, алкоголь, кофе, чай и напитки, содержащие колу, запрещаются, так как они повышают уровень сахара в крови, чрезмерно стимулируя выделение инсулина.

Есть, однако, небольшая группа врачей, которые считают, что такая диета может не дать эффекта и что пищевая аллергия играет до сих пор не распознанную роль в проблемах сахара в крови.

«Обычно полагают, что диабет — расстройство метаболизма углеводов; но мы убеждены, что он является результатом *вмешательства извне* в этот метаболизм, — говорит доктор медицины Юмас

Л. Стоун из Роллинг-Медоуз (Иллинойс). – И аллергия – всего лишь один из множества факторов, которые могут нарушить метаболизм углеводов. Но дело в том, что так называемая диабетическая диета включает в себя те самые продукты – молоко, яйца, куры, которые повышают уровень сахара в крови у людей, высокочувствительных к ним.

Наш подход к диабету несколько иной. Я измеряю уровень глюкозы в крови после индивидуального пробного принятия пациентом определенной пищи. В течение четырех-пяти дней он от нее воздерживается, затем принимает, и я измеряю содержание глюкозы в крови спустя короткое время – от 30 минут до часа. В некоторых случаях уровень сахара крови достигает ни много ни мало, как 375 (что считается очень большим значением). Когда повышающая глюкозу пища устраняется из рациона, потребность организма в инсулине спадает. Пока что мы еще не видели пациента, состояние которого при таком подходе не улучшалось бы.

Что касается гипогликемии, то тут имеется много путаницы из-за того, что врачи полагаются на традиционное исследование толерантности к глюкозе, – продолжает д-р Стоун. – При этом анализе оценивается уровень сахара крови только при приеме одного вида пищи – сахара из зерновых, в то время как в действительности и многие другие виды пищи могут вызывать или усугублять недомогания, связанные с сахаром крови. Но тост на толерантность к глюкозе не отразит реакцию организма на эти другие продукты. Несовершенен не только анализ, но и сама диета. Многие из моих пациентов, страдающих гипогликемией, чувствуют резкое улучшение, находясь в течение трех месяцев на стандартной высокобелковой диете; но потом их болезненные явления все равно имеют тенденцию возвращаться, несмотря на добросовестное соблюдение диеты. Так я понял, что нужен новый подход.

Как и в случаях диабета, я измерял уровень глюкозы после приема определенных видов пищи. В результате каждый пациент знает свой индивидуальный набор продуктов, которые ему нельзя употреблять, чтобы не выпускать из-под контроля содержание сахара в крови. Каждый из наших больных уходит от нас с рекомендованной ему лично диетой.

Я не хочу внушить вам мысль о том, что проблемы с сахаром крови чрезвычайно просты, — говорит д-р Стоун. — Они вовсе не просты. Организм устроен очень сложно. Сахар крови — это только один из аспектов общей проблемы, и аллергия — лишь один из моментов, которые могут расстроить метаболизм углеводов. Но я вылечил тысячи людей, применяя этот подход. Даже тем, кто был очень плох, через пару недель становится лучше».

Боли в сердце

Когда сердце «пропускает» удар, это пугает. Еще более пугающим нерегулярное, аритмичное сердцебиение становится оттого, что оно обычно сопровождается одышкой, давящей или колющей болью в груди и общим чувством дезориентации. Короче говоря, вам может показаться, что вы умираете. К счастью, аритмия обычно не опасна. Но она является сигналом о том, что с вами что-то не в порядке.

Д-р Ри обнаружил, что аритмия может вызываться воздействием химических соединений, к которым у больного аллергия. Он описывает 12 пациентов, у которых не было обнаружено жировых бляшек в сосудах, но отмечалась аритмия или грудные боли (или то и другое), когда больные подвергались на работе или дома воздействию химических веществ – природного газа, сигаретного дыма, хлора, духов, моющих средств, формальдегида и пестицидов. При помещении больных в среду, свободную от таких веществ, у десяти из двенадцати пациентов симптомы исчезли.

Особенно пугающий вид аритмии – это сердечный приступ, при котором вам кажется, будто вас легонько бьют в грудь. Некоторые исследователи полагают, что такие приступы могут иногда вызвать инфаркт вне зависимости от того, в каком состоянии находятся сосуды сердца. Исследование д-ра Ри показывает, что у некоторых людей спазмы возникают в виде аллергической реакции мышц, окружающих кровеносные сосуды сердца. Мы разговаривали с медсестрой из Далласа, пациенткой д-ра Ри, у которой спазмы были прямым следствием воздействия аллергенов, находящихся в воздухе. Ее история – яркий пример эффективности его методики.

«Однажды я почувствовала очень острую боль в груди, – рассказывает она. – У меня началось головокружение, я растерялась. Врач, с которым я работала, тут же отослал меня в больницу, где был поставлен диагноз „дисфункция сердечной деятельности“. Мне дали нитроглицерин.

Несколькими месяцами позже я ехала домой на автомобиле, и у меня началось сердцебиение, а потом сердце как будто остановилось. Я потеряла сознание. Придя в себя, я ощутила резкую боль в груди. Я положила под язык две таблетки нитроглицерина и отправилась домой. Муж отвез меня в больницу, где я была помещена в кардиологическое отделение.

Электрокардиограмма показала некоторые изменения, диагностированные как инфаркт. Потом была проведена артериография, выявившая спазм главного кровеносного сосуда сердца.

Между тем они не обратили внимания на тот факт, что у меня отмечалась аллергия к йоду, содержащемуся в контрастном веществе для рентгенограмм, хотя эта информация была в моей карточке. Думаю, врач, приказавший провести артериографию не верил в то, что существует аллергия к таким средствам. Во всяком случае, он предложил мне операцию на сердце».

У медсестры, однако, возникло подозрение относительно влияния йода на возникновение спазма. Но этом этапе она обратилась к д-ру Ри. Первое, что он сказал, было: «Прежде чем говорить о такой операции, поговорим о вашей аллергии».

Тесты показали, что, кроме аллергии к йоду, у этой женщины была аллергия к цветочной пыльце и к ряду других вдыхаемых аллергенов, а также аллергия к девяти продуктам питания и повышенная чувствительность к ряду химикалиев. Работая медсестрой, она в своей повседневной деятельности пользовалась различными антисептиками и дезинфицирующими средствами. Никому и в голову не приходило, что пары этих растворов могут вызвать у нее сердечные приступы.

После длительного и трудоемкого процесса д-р Ри разработал схему иммунизирующих инъекций против воздействия пыльцы и других подобных раздражителей, а также от воздействия ряда летучих веществ.

Комментирует д-р Ри: «Увидев эту женщину впервые, я подумал, что у нее длительный сердечный приступ. Но нам все-таки удалось вытащить ее. Количество приступов уменьшилось, и она чувствует себя гораздо лучше».

Вдобавок к уколам эта женщина получила указания о том, как избегать воздействия различных запахов, доставляющих ей беспокойство. В супермаркетах, например, она обходит стороной прилавки с ароматизированными свечами, с туалетным мылом и с хозяйственными товарами или проходит мимо них, задерживая дыхание. Кроме того, она носит с собой карманный ионизатор воздуха и избегает всех продуктов, вызывающих у нее аллергию.

Хотя приведенный случай довольно необычен, по мнению д-ра Ри, он хорошо иллюстрирует последние данные о роли аллергенов в возникновении сердечных приступов. Д-р Ри полагает, что в некоторых случаях спазмы коронарных артерий являются реакцией кровеносных сосудов не только на продукты и воздушные аллергены, но и на все, к чему у данного человека повышена чувствительность. Он также думает, что уменьшение воздействия аллергенов, в особенности на работе, дома и в торговых центрах, сняло бы у таких людей огромное бремя с сердца и позволило бы добиться быстрого выздоровления.

«Чувствительность со временем снижается, и пациент получает возможность вновь жить в открытом мире, — говорит д-р Ри. — Тем не менее домашний оазис следует сохранять».

(«Домашний оазис» — это отдельная комната, очищенная от всех возможных химических и иных источников аллергии, иногда дополненная воздушным фильтром. См. главу 4.)

Вагинит

Сводящий с ума вагинальный зуд может быть вызван тремя разными видами микроорганизмов. Один из них — это дрожжеподобные грибки рода Candida. Как нетрудно предположить, биологически они родственны плесени в сыре: пивным, хлебным, винным и уксусным дрожжам; произведенным на дрожжевой основе витаминам группы В и грибам.

По большей части Candida мирно уживается в кишечнике и влагалище с другими микроорганизмами, удерживающими ее активность в рамках нормы. Однако при некоторых условиях Candida способна подавить своих соседей и начать вызывать воспаление (кандидозы). Особенно подвержено влиянию этого грибка влагалище, что объясняется рядом причин, а в основном тем, что размножению грибка благоприятствует влажная, теплая среда влагалища. К тому же из пищеварительного тракта грибкам несложно проникнуть во влагалище через близлежащий задний проход.

Особую проблему создают грибковые инфекции людям с аллергией к дрожжам и плесени. Их организм реагирует на размножение Candida так же, как реагировал бы на любые другие грибки и дрожжи. Нистатин и прочие противогрибковые препараты в виде таблеток или суппозиториев способны уничтожить грибки. Но у аллергиков зуд и воспаление иногда не прекращаются до тех пор, пока не будут выявлены все источники грибов в пище и в организме.

В подобных случаях пригодна тактика соблюдения безгрибковой диеты. Потребление грибков и дрожжей перегружает организм, и в ответ вспыхивает инфекция. В таблице 6 (глава 3) приведен список продуктов, которые можно или нельзя есть при склонности к грибковым и дрожжевым аллергиям.

Безгрибковая диета особенно эффективна в сочетании с использованием йогурта. Йогурт содержит Lactobacillus acidophilus – бактерии, подавляющие размножение Candida.

Вагиниты, вызванные Candida, можно лечить путем вагинального применения йогурта (живой культуры). Внутреннее употребление йогурта тоже помогает, тормозя развитие Candida в органах пищеварения.

Химические раздражители осложняют течение всех видов вагинита. Женщины с воспалениями подобного характера должны отказаться от деодорирующего мыла, ароматизированных спреев, пены для ванн, окрашенной или ароматизированной туалетной бумаги. Более подробная информация относительно проблем вагинальных воспалений, связанных с применением презервативов, гигиенических спреев, спермицидов, содержится в главе 8.

Вертиго (вид голокружения)*

Вертиго – это не совсем то же, что головокружение. При вертиго вы чувствуете себя так, будто вращается ваша голова или вся комната; при обычном головокружении ощущается неустойчивость, но нет ощущения вращения. (Впрочем, у вас может быть одновременно и головокружение, и вертиго). Вертиго иногда сопровождается жужжащим шумом в ушах, заложенными ушами, тошнотой и рвотой.

Причиной вертиго может быть болезнь улитки – органа, расположенного в среднем ухе, а также расстройство вестибулярного аппарата. Есть и еще одна причина, которую врачи недооценивают, – аллергия.

«Вертиго поражает детей и взрослых с аллергией органов внутреннего уха, что приводит у них к нарушениям чувства равновесия», – говорит д-р Рапп в своей книге «Аллергия и ваша семья». Такой тип аллергии может быть вызван продуктами питания, лекарствами, химическими соединениями, частицами пыли, пыльцой растений, плесенью.

Д-р Роуи-младший сообщает о шестидесятилетней женщине, страдавшей в течение двадцати лет

* В разговорном и литературном русском термин не применяется, но иногда используется в узкопрофессиональном жаргоне медиков. – Примеч. перев.

изнуряющими приступами вертиго с одновременными приступами колита. Элиминационная диета сняла у нее пищевую аллергию, излечив и колит и вертиго.

Еще один пациент д-ра Роуи часто испытывал ощущение падения, сопровождающееся мигреневыми болями. Обследование не выявило у него дефектов центральной нервной системы, которыми можно было бы объяснить расстройства здоровья. Отказавшись от некоторых фруктов, овощей и орехов, к которым этот мужчина испытывал аллергию, он забыл о своих недомоганий.

Другие врачи рассказывают похожие истории о людях, избавившихся от своих болезней путем исключения из рациона таких обычных аллергенов, как шоколад, молоко, пшеница, кукуруза, фиалковый корень (распространенный ароматизатор). Если у вас вертиго, вызванное аллергией, вы сможете вылечиться от него, установив соответствующий аллерген и начав избегать его. В решении этой задачи вам помогут сведения, изложенные в главах со 2 по 8.

См. также «Глухота», «Головокружение», «Отиты и потеря слуха», «Синдром Меньера» и «Шум в ушах».

Воспаление кожи (атопический дерматит и экзема)

Аллергический дерматит (воспаление кожи) это одно из наиболее распространенных кожных заболеваний. Симптомы могут быть таковы: сухость кожи, зуд, покраснение, образование корок, пузырей, водянистые выделения, образование трещин и иные изменения нормального состояния кожи.

Контактный дерматит (реакция на прикосновение к чему-либо) и раздражение – вот наиболее распространенные типы воспаления кожи. Гораздо реже возникает реакция на съеденную пищу. В этом случае кожное заболевание обычно называют экземой. У людей с аллергическим дерматитом или экземой повышенная чувствительность кожи, точно также, как у людей с астмой сверхчувствительные дыхательные пути.

Точно неизвестно, какое количество людей страдает аллергическими реакциями, поскольку иногда они проявляются в столь мягкой форме, что больные не обращаются за медицинской помощью. Согласно приблизительным подсчетам, 1–3 процент детей младше двух лет болеют дерматитом или экземой той или иной степени. У взрослых эти болезни менее распространены, хотя тоже не редки. Молодые они или старые, но обычно больные происходят из семьи, где уже отмечались случаи аллергии, или же они сами страдают сенной лихорадкой, астмой либо другими формами аллергии.

Для облегчения недуга и ускорения излечения существует более дюжины натуральных средств – от смягчающих ванн с кукурузным крахмалом до пасты окиси цинка (продается в аптеках); о них говорится в главе 7. Но гораздо важней стараться избегать аллергенов, и не только ради сохранения своей внешности и чувства комфорта. Хронический дерматит и экзема могут вызвать стойкие изменения цвета кожи и истончить ее, а расчесывание ведет к возникновению инфекции и образованию шрамов.

Наиболее распространенные аллергены при контактных дерматитах – это резина и пластики, промышленные химикалии, наружные лекарства, косметика, красители для тканей, бижутерия, ядовитый плющ и другие растения, моющие средства, инсектициды и краски. В главе 7 подробно рассказывается о том, как выявить вещества, вызывающие у вас аллергию. В не включены многие полезные советы, помогающие избежать неприятностей.

Люди с кожной аллергией должны особенно опасаться применения наружных лекарств. В результате проведенных в Европе научных исследований, которые охватывали 4000 человек с кожными заболеваниями, выяснилось, что треть всех аллергических контактных дерматитов вызвана применением лекарств. Чаще других аллергию вызывают бензокаин и неомицин. Таблица 18 в главе 5 дает обширный список компонентов, которых следует остерегаться.

Вид малыша, покрывшегося сыпью, представляет из себя душераздирающее зрелище. Но, как правило, во многих случаях причину установить нетрудно: это мыло или лосьон, которым обтирали ребенка. Детские лосьоны часто содержат ланолин, вазелин и ароматизаторы – три наиболее распространенные причины кожной аллергии.

«Если ребенок покрывается сыпью, то лечение часто заключается в замене покупного лосьона чистым растительным маслом – подсолнечным или арахисовым, – говорит д-р Стиглер. – Даже при диатезе я использую растительное масло вместо лекарств. По правде сказать, я вообще редко прописываю лекарства».

Конечно, реакция может развиваться и в ином направлении – изнутри организма. Некоторые продукты питания, и в особенности молоко, способны вызывать аллергические кожные реакции.

«Если ваш ребенок страдает экземой, очень часто даже несколько чайных ложек молока могут привести к реакции, – говорит д-р Стиглер. – У других детей все зависит от дозы: кому-то для возникновения реакции нужно выпить пол-литра молока».

Для выявления и лечения экзем, связанных с приемом пищи, многие аллергологи предпочитают использовать диету с исключением продуктов, а не иммунотерапию и кожное тестирование. Во-первых, кожные пробы при пищевых аллергиях часто срабатывают некорректно, выявляя аллергию там, где ее нет (или наоборот), даже если тестирование проводится высококвалифицированным аллергологом или иммунологом. Во-вторых иммунотерапия в принципе неэффективна против любых дерматитов. Так что лучше всего следовать указаниям по составлению личной безаллергенной диеты, приведенным в главе 3

Этот методы достаточно эффективен. В одном из исследований 20 детей с аллергическим дерматитом были посажены на строгую диету, состоящую из соевого молока, картофеля, риса, гречки и других гипоаллергенных продуктов. Через 2–4 недели у 33 процентов детей дерматиты излечились, а у 57 процентов состояние улучшилось. При введении в рацион коровьего молока у 65 процентов детей возобновились покраснение кожи, зуд и беспокойство, что, видимо, доказывает содействие молока в возникновении дерматитов. Другими продуктами, вызывавшими у малышей дерматиты, оказались распространенные аллергены — фрукты, пшеница, яйца и рыба. Анализы крови подтвердили диагноз. Итак, элиминационная диета приносит большую пользу в борьбе с дерматитами, и чем раньше она используется, тем лучше.

В схожем исследовании, проведенном Дэвидом Дж. Атертоном из Госпиталя для больных детей в Лондоне, 36 детей в течение четырех недель соблюдали диету, основанную на сое с исключением коровьего молока, яиц, говядины и цыплят. Следующие четыре недели дети питались как обычно. В течение последних четырех недель они находились на контрольной диете, включавшей коровье молоко и яйца. Примерно 2/3 детей, участвовавших в исследовании, чувствовали значительное облегчение, пока им не давали молока, яиц, говядины и цыплят. У троих экзема прошла полностью. Дети, у которых состояние улучшилось лишь частично, вероятно, были аллергиками и к другим продуктам питания.

Если воздержание от коровьего молока и яиц не помогает, д-р Атертон предлагает методику, схожую с элиминационной диетой, которая описана в главе 3 нашей книги. «За несколько месяцев, — говорит д-р Атертон, — для каждого пациента должен быть установлен список продуктов, которые подозреваются в провоцировании аллергии».

Отобрав безопасные для вас продукты, постарайтесь есть их не чаще, чем раз в четыре дня, чтобы уменьшить вероятность возникновения новой пищевой аллергии. Инструкции по чередованию продуктов питания и примерное недельное меню тоже имеются в главе 3.

Контактная и пищевая аллергия иногда взаимосвязаны. Врачи из клиники Хичкока в Ганновере (Нью-Гемпшир) выявили пять человек исключительно чувствительных к ядовитым плющу, дубу и сумаху и в то же время реагировавших на орехи кешью. Кешью, по-видимому, связаны с вышеперечисленными растениями и могут вызывать общую кожную реакцию при употреблении их в больших количествах.

Мы говорим все это для того, чтобы вы поняли: если у вас кожная аллергия, то чем больше вы знаете об этом состоянии, тем больше у вас шансов избавиться от него.

Поскольку волнения и стрессы делают вас более подверженными любым аллергическим реакциям, большинство врачей согласны с тем, что внимание к эмоциональным аспектам кожной аллергии тоже играет важную роль. Иными словами, если вы сможете научиться спокойно и рационально решать проблемы, связанные с аллергией, у вас появится больше шансов радоваться чистой коже. Информация, содержащаяся в главе 13, поможет вам контролировать данную ситуацию.

Гипертония (повышенное давление)

На кровяное давление может воздействовать 17 известных факторов. Курение, лишний вес, потребление соли, использование противозачаточных таблеток, воздействие свинца и кадмия — все это и кое-что другое может вызывать гипертонию. К этому списку мы должны, видимо, добавить и аллергию.

Несколько лет назад доктор Ллойд Розенвольд из Хоупа (Айдахо) обнаружил, что у некоторых из его пациентов поднимается давление при пищевой аллергии.

Другой доктор, Джордж Фрик из Сакраменто (Калифорния), изучал группу из 12 гипертоников (с давлением, достигающим 210/140), у которых исключение из диеты пищевых аллергенов приводило показатель артериального давления в норму. Исследуя связь пищевой аллергии и мигрени, доктор Эллен Грант, невролог из Лондона, обнаружила, что у группы в 15 гипертоников при воздержании от продуктов, вызывающих мигрень, одновременно снижалось и давление.

Удивительные открытия? Не слишком. Гипертонию не свести к простому вопросу о количестве потребляемой соли. Все мы прекрасно знаем людей, круто солящих пищу и при этом не страдающих от гипертонии. Поднимается кровяное давление или нет — это зависит от индивидуальной чувствительности ко многим факторам, не все из которых выявлены с достаточной точностью. Похоже, что аллергия является одним из этих факторов и ее наличие может помочь объяснить, почему одни и те же продукты питания и особенности образа жизни у одних людей приводят к гипертонии, а у других — нет.

Глухота

Не просят ли вас периодически члены вашей семьи убавить громкость телевизора или радиоприемника?

Не приходится ли вам часто переспрашивать людей, что они сказали?

Не кажется ли вам, что в последнее время все бормочут себе под нос?

Нет ли у вас трудностей с пониманием того, что говорится с кафедры или эстрады?

Не теряете ли вы нить разговора за обеденным столом или на семейных собраниях?

Не кажется ли вам, что вы начали глохнуть?

Если дело обстоит именно так, не списывайте глухоту на возраст. Если вы курите или же страдаете аллергией к пищевым продуктам или веществам, содержащимся в воздухе, потеря слуха может быть обратима.

Курение, по-видимому, ускоряет наступление глухоты. Доктор медицины Амал С. Ибрагим из Каира изучал влияние курения на потерю слуха на 150 курильщиках и 150 некурящих: «В среднем у курильщиков потеря слуха была выражена значительно сильнее, чем у некурящих».

Сигаретный дым оказывает целый ряд разрушительных воздействий на тонкие ткани лабиринтов, составляющих внутреннее ухо, и каждое из этих воздействий вносит свою лепту в потерю слуха. Одним из них является аллергическая реакция слизистых оболочек евстахиевой трубы и среднего уха:

«Аллергия к табачному дыму может вызвать отек евстахиевой трубы, воспаление пазух и выделения из носа», — говорит д-р Ибрагим.

Аналогичным образом ослабляет слух аллергия к пищевым продуктам и вдыхаемым с воздухом веществам.

«Назальная аллергия к пыльце или... содержащимся в воздухе веществам может также вызвать отек в евстахиевых трубах, среднем ухе или улитках (ушных лабиринтах), приводя тем самым к ухудшению слуха», — говорит д-р Роуи-младший.

Когда вы теряете слух, то живете как в вакууме. Так что не следует пренебрегать никакими усилиями, чтобы восстановить его, а это включает в том числе и исследование на аллергию.

К слову сказать, люди, годами ежедневно принимающие аспирин в больших дозах, — например, больные ревматоидным артритом, — могут потерять слух в результате побочного действия этого лекарства. Слух возвращается, когда дозы аспирина становятся меньше или его прием прекращается.

См. также «Отиты и потеря слуха», «Синдром Меньера» и «Шум в ушах».

Глютеновая энтеропатия

Люди с глютеновой энтеропатией (ГЭ) остро реагируют на глютен — пищевой белок, содержащийся в пшенице и других злаках. Глютен так сильно повреждает их кишечник, что они не могут принимать пищу, витамины или минеральные вещества. Их мучают кишечные колики, газы, понос, недержание и потеря веса. Болезнь настолько изнурительна для организма, что страдающие ею дети растут медленнее, если растут вообще.

(ГЭ) – это не аллергия. Но она связана с аллергией в том плане, что многие случаи заболевания ею были спровоцированы в детстве аллергической реакцией на коровье молоко. Поврежденный кишечник отвергает не только пшеницу и молоко, но иногда и другие пищевые продукты. Кроме того, лечение болезни путем тщательного устранения из рациона всех глютеносодержащих злаков очень напоминает лечение от аллергии.

Четыре главных раздражителя при ГЭ – это пшеница, рожь, ячмень и овес (хотя некоторые больные могут есть овес без опаски). Находящийся с ними в близком родстве рис и их дальние свойственники, маис, кукуруза и просо, содержат глютен в столь малом количестве, что большинство больных к ним невосприимчиво, особенно после нескольких месяцев полного воздержания от всех источников глютена.

Впрочем, некоторые больные, даже потребляя в пищу высокоглютеновые злаки, все равно чувствуют себя лучше, чем другие. В ходе исследования, проведенного в Британии, изучалось влияние ячменя, ржи, риса и кукурузы на группу людей, страдающих ГЭ. Как и ожидалось, рис, маис и кукуруза не причинили им вреда. Когда же они употребляли в пищу ячмень, степень обострения болезни варьировалась от человека к человеку, даже если все они съедали одинаковое количество. Очевидно, что подверженные этому заболеванию люди различаются между собой тем, насколько сильный вред наносит их кишечнику употребление в пищу глютена.

Традиционное лечение ГЭ начинается с высокобелковой безглютеновой диеты, включающей снятое молоко, яичные белки, постное мясо, рыбу, печень и богатые белками овощи, например, горох и бобы. Продукты, содержащие большее количество крахмала, – фрукты, овощи и низкоглютеновые злаки, – добавляются позже, когда система органов пищеварения уже вылечена настолько, что способна с ними справиться.

Но поскольку глютен может оказаться там, где вы меньше всего этого ожидаете, остановитесь и подумайте, прежде чем брать в рот что попало. Например, одной женщине из Торонто было плохо, несмотря на строгую безглютеновую диету. В конце концов врачи обнаружили, что эта женщина, будучи католичкой, ежедневно принимала причастие и что облатки были изготовлены из пшеничной муки. После того как она в течение двух дней принимала причастие без облаток, ее перестали беспокоить и кишечные колики, и вздутие, и понос.

«Нет ничего необычного в том, что человек, сидящий на строгой диете, неосведомлен, что облатки, которыми он причащается, или плиточка жевательной резинки могут оказаться источниками глютена», – говорит доктор Джойс Грибовски, педиатр из Медицинской школы при Йельском университете.

В главе 3 даются советы насчет того, как избежать скрытых источников глютена, особенно когда вы покупаете хлеб и выпечные изделия. Если вы предпочитаете печь сами, в разделе «Как печь без пшеницы» (глава 3) приведены указания о том, как заменить пшеничную муку рисовой мукой, картофельным крахмалом и другими безглютеновыми крахмалами.

Пока вы не вылечились, вам, возможно, потребуется принимать какой-нибудь витамин из комплекса В и другие питательные добавки, чтобы восполнить растительные вещества, потерянные для вас либо из-за плохого усвоения, либо вследствие воздержания от злаков и других пищевых продуктов, богатых витамином В.

После того, как в течение шести месяцев точно соблюдали высокобелковую низкоглютеновую диету, вам можно начать работу по выработке регулярной диеты, добавляя продукты по одному. Для того, чтобы поврежденный кишечник полностью исцелился, вероятно, потребуется год или два. Некоторые больные могут в конце концов начать есть и пшеницу, и другие источники глютена, в особенности если они начинают с риса или кукурузы (маиса). Немногочисленные счастливчики — в основном дети — оказываются в состоянии есть глютен в любых количествах без появления каких бы то ни было симптомов заболевания. Но тем не менее глубинная склонность организма к непереносимости глютена остается, так что лучше всего потреблять глютеносодержащие продукты лишь иногда и в небольших количествах, а не делать их главной составной частью вашего ежедневного рациона.

У некоторых больных улучшения может не наступить до тех пор, пока из диеты не будут также устранены молоко или яйца. Один врач заметил, что из 120 людей, страдавших глютеновой энтеропатией, 10 почувствовали себя лучше только после того, как в дополнение к безглютеновой диете был исключен молочный белок. Двум другим пациентам оставалось все так же плохо, пока не исключили яйца.

Доктора медицины Альфред Л. Бейкер и Ирвин Х. Розенберг из Чикаго (Иллинойс) сообщают о женщине, которая тщательно соблюдала безглютеновую диету, но лучше ей так и не становилось. Врачи заметили, что болезненные явления у нее усиливались, когда она ела яйца, кур или мясо тунца. Но когда эти продукты тоже были удалены из диеты, она полностью выздоровела. Медики подчеркивают, что, хотя ГЭ, вызванная не глютеном, а иными продуктами – явление необычное, оно все же встречается.

ГЭ, по-видимому, в какой-то степени можно предотвратить. Первый шаг тут должны сделать молодые матери: им следует кормить детей грудью, особенно если эта болезнь или аллергия уже отмечалась у них в семье или если они по происхождению ирландцы (ирландцы и их потомки генетически более подвержены этому заболеванию). Исследование, выполненное несколько лет назад, показывает, что люди с ГЭ имеют больше шансов заполучить астму, сенную лихорадку или экзему, чем те, кто этой болезнью не страдает. Хотя никто в полной мере не знает, насколько велика связь между ГЭ и аллергией, все же ее наличие, очевидно, предполагает, что если кормление грудью предохраняет от аллергии, то оно может защитить и от ГЭ. Итак, перенося знакомство ребенка с коровьим молоком на более дальний срок — когда у малыша уже вырабатываются надлежащие ферменты для его усвоения, — кормление грудью заодно предотвращает повреждение кишечника, расчищающее дорогу ГЭ.

И не проявляйте излишней поспешности, добавляя к диете ребенка зерновые культуры и другую твердую пищу. Подождите, пока ему исполнится хотя бы шесть месяцев, и затем вводите злаки — по одному и в малых количествах. Начинайте с риса, пшена и злаков с низким содержанием глютена.

«Отсрочка с введением глютена в рацион младенца может предотвратить... непереносимость глютена и привести к уменьшению числа людей, приобретающих ГЭ», — говорят британские доктора.

По сообщению других врачей, чем больше матерей кормят грудью и чем дольше они это делают, тем меньше становится случаев заболевания этим недугом: «Мы полагаем, что число детей с ГЭ уменьшается, и убеждены, что это имеет прямое отношение к переменам в практике кормления детей, происшедшим в середине 1970-х годов».

Радостно слышать, что даже один из самых загадочных недугов находится у нас под контролем, когда мы знаем, как с ним обходиться.

См. разделы «Колики у детей», «Колит», «Понос», «Расстройства пищеварения», «Метеоризм и боли в животе», а также «Шизофрения».

Головокружение

Одна женщина из Денвера, с которой я познакомилась в самолете, рассказала мне, что у нее в течение двух лет периодически возникали и проходили приступы головокружения. Например, она шла по улице, и вдруг у нее начинала кружиться голова. Ее стал мучить вопрос: нет ли у нее опухоли мозга? Но при тщательном неврологическом осмотре, включавшем сканирование мозга, никакой опухоли обнаружить не удалось.

В конце концов врач-аллерголог установил, что эта женщина испытывает аллергическую реакцию к дрожжам и плесенным грибкам в пищевых продуктах – сыре, вине, грибах и т. п. и что именно они были причиной ее головокружений.

Эта женщина рассказала мне, что она до сих пор время от времени съедает кусок сыра или выпивает вина на вечеринках, но не очень часто и не в слишком больших количествах. По ее словам, наибольшее облегчение ей доставляет знание того, что у нее нет опухоли мозга или еще какого-нибудь опасного для жизни заболевания.

Головокружения могут напугать не на шутку. Поэтому, когда удается установить, что их причина поддается излечению, облегчение в равной степени испытывают как врач, так и пациент. Об аллергии, однако же, вспоминают в последнюю очередь. И случаи, когда причиной является аллергия, в самом деле редки, но они все же встречаются. Головокружение имеет место тогда, когда аллергия на пищевые продукты или вдыхаемые вещества приводит к накоплению влаги во внутреннем ухе, что расстраивает работу вестибулярного аппарата. Вы чувствуете обморочное состояние или испытываете ощущение, что вот-вот упадете.

Аллергеном может быть что угодно – от легко устраняемых пищевых продуктов до химикалиев, которые устранить не так-то легко. Д-р Маршалл рассказывает о десятилетней девочке, у которой каждое утро начинала кружиться голова при выходе из кухни, откуда она шла пешком в школу. (В кухне имелась газовая плита.) Головокружение и тошнота возникали у нее также и в школе – каждый раз, когда в классе передавали из рук в руки свежеотпечатанные газеты или когда девочка находилась в одной комнате с мимеографом. Когда д-р Манделл проводил с ней исследования на аллергию к этанолу (нефтепродукт, содержащемуся в газе и жидкости для копирования) и другим находящимся в окружающей среде веществам, девочка всерьез заболела.

Затем, по предложению д-ра Манделла, родители девочки заменили все газовые приборы в доме на электрические и избавились от всех бытовых очистительных материалов, содержавших побочные продукты перегонки нефти.

«Изменения в обстановке пошли весьма и весьма на пользу, – рассказывает д-р Манделл. – Утренние головокружения у девочки исчезли вместе с состоянием утомляемости».

Если вы страдаете необъяснимыми приступами головокружения, исследование на аллергию может дать вам несколько полезных ответов. В главах 3 и

4 описаны приемы определения аллергии на пищевые продукты и химикалии.

В связи с тем, что приступы головокружения часто сопровождаются тошнотой или головными болями, вы можете получить полезные сведения, прочитав посвященные этим темам разделы в данном части книги.

Депрессия

У всех нас иногда бывает скверное настроение. Скажем, выпадает день, когда ничего не хочется делать и никого не хочется видеть. Но если трудности, с которыми вы обычно относительно легко справляетесь, принимают мрачную и несоразмерную форму, если вы не можете сбросить с себя ощущение, что из всех ваших действий никогда не выходит ничего путного, если вопрос стоит так, что вам уже *никогда* не захочется ничего делать, — тогда вы, вероятно, находитесь в состоянии чистейшей депрессии. Не такое уж это пустяковое дело, если учесть, что именно глубокая депрессия повинна во многих самоубийствах.

Впрочем даже умеренная депрессия – не та вещь, которой нужно пренебрегать, особенно если ваше меланхолическое состояние не объясняется какой-нибудь конкретной причиной, к примеру, болезнью или смертью близкого родственника, потерей работы или разводом. Депрессия может привести к разладу в супружеской жизни, слабой отдаче на работе, злоупотреблению алкоголем или стенаниям на тему о том, что пора бы, мол, выйти из игры. Не будем уже упоминать, что депрессия лишает жизнь всякой радости.

Медицине известно немного заболеваний, которые было бы так же трудно диагностировать и лечить, как депрессию. Но если вами владеет депрессия и вдобавок вы страдаете аллергическими недугами – астмой, сенной лихорадкой, крапивницей или экземой, то с большой долей вероятности можно сказать, что ваша депрессия по, крайней мере, частично связана с аллергией, в особенности когда другие возможные причины исключены.

Роль неблагоприятных реакций на пищу и содержащиеся в окружающей среде химикалии при возникновении депрессии впервые была отмечена в 1950-х годах, говорит д-р Рандольф, заложивший основы экологического подхода к данной болезни. А недавно умерший д-р Роуи и его сын, д-р Роуи-младший, также явившиеся пионерами в области исследования пищевой аллергии, говорили в 1972 году, что симптомы пищевой аллергии могут включать в себя депрессию, недостаток энергичности и честолюбия, медлительность и неспособность задуматься или сконцентрироваться.

В своей книге «Аллергия – ваш скрытый враг» д-р Рандольф рассказывает о двух типичных случаях, в которых лечение от аллергии положило конец тянувшейся всю жизнь депрессии.

Молодая женщина по имени Мерил всю жизнь страдала депрессией и разнообразными недомоганиями. Однажды летом она поехала в деревню навестить своих родственников и во время визита имела возможность общаться с диетологом, который был знаком с клинической экологией.

«Сочетание сравнительно чистого воздуха и частично поставленного ей диагноза о ее сложностях с пищей сделало чудеса, – говорит д-р Рандольф. – „Я открыла для себя, что такое хорошо себя чувствовать“, – сказала она позже. В течение шести последующих месяцев она находилась на ротационной диете, избегая некоторых, виновных в ее болезни, продуктов. Но на Рождество, на семейной вечеринке, она начала нарушать диету, после чего продолжала „катиться под горку“ всю неделю. В результате она пришла в состояние сильного смятения и глубокой депрессии».

Вернувшись к врачу и возобновив лечение, Мерил вновь почувствовала себя хорошо. Анализы показали, что у нее сильная аллергия к зерновым, треске, красному стручковому перцу, яйцам, авокадо, цветной капусте, все эти продукты вызывали у нее в разной степени депрессию, плач, панику, гнев.

«В случае Мерил, – говорит д-р Рандольф, – имелась явная связь между ее реакциями и привычной едой».

У Конни, привлекательной женщины немногим старше тридцати, казалось, было все, что нужно человеку для счастья: любящий супруг, прекрасный дом, хорошее образование и хорошо оплачиваемая работа. И тем не менее Конни пребывала в такой депрессии, что ей хотелось покончить с собой.

Она почти всю свою жизнь страдала от сильной астмы и болей в желудке. В период учебы в колледже недомогание стало хроническим. В некоторые дни она не могла выбраться по утрам из постели, была не в силах сосредоточиться и еле-еле умудрялась не засыпать днем.

«Чтобы справиться с этими явлениями, – говорит д-р Рандольф, – Конни сделала ставку на тонизирующую еду. Каждый раз, когда ей надо было вызубрить материал к экзамену, она пила содержащие колу напитки или ела шоколад и конфеты. Психиатр сказал, что ее депрессия вызвана тем давлением, которое оказывалось на нее в детстве ради преуспевания в учебе. В действительности, родители Конни ничуть на нее не давили.

При всех уже имевшихся у нее тяжелых симптомах состояние Конни резко изменилось к худшему, когда ее новый дом был опрыскан внутри и снаружи мощными пестицидами. Наступила зима, и в доме включили газовые обогреватели. Вскоре после этого она почувствовала себя настолько плохо, что не могла вылезти из постели. Ее депрессия дошла до такой степени, что она жила на грани самоубийства. Приходя домой, муж каждый день заставал ее плачущей».

Но после госпитализации, диагностирования и лечения от пищевой аллергии и чувствительности к химикатам, Конни полностью выздоровела.

«Едой, к которой Конни проявляла наибольшую нетерпимость, оказалась говядина, – объясняет д-р Рандольф. – После того, как ей приходилось в ходе исследования съедать порцию говядины, она бродила по больнице и бесцельно плакала. На следующий день она говорила, что чувствовала себя так, как если бы ее переехали бульдозером. За несколько недель тестирования на пищу мы воспроизвели все ее многочисленные симптомы. Кроме того, тесты показали, что она чрезвычайно чувствительна к различным химикалиям. Этим и объясняется то, что ей стало настолько хуже, когда ее дом опрыскали пестицидами и начали отапливать газовым обогревателем».

Заканчивая свой рассказ, д-р Рандольф говорит, что Конни сделала замечательные успехи, взяв под контроль свои проблемы с пищей и химикалиями (хотя бывает и не всегда просто избежать воздействия природного газа). Несмотря на отдельные спады, состояние духа Конни в целом стало бодрым (*Randolph Th.* Allergies: Your Hidden Enemy. Turnstone Press Limited, 1982).

Как отличить депрессию, требующую советов психолога, от депрессии, вызванной аллергией? Может помочь ведение дневника, куда вы будете записывать все, что вы делаете, куда ходите, воздействию каких химикатов, по вашему мнению, подвергаетесь, что едите и, конечно же, как себя чувствуете. Сравните между собой ваши «светлые» и «темные» дни (или же, как порою бывает, ваши «светлые» и «темные» недели), чтобы способствовать выявлению возможных причин аллергической природы. (Женщинам, у которых еще продолжаются менструации, следует принимать во внимание их месячную периодику, поскольку гормональные циклы оказывают непосредственное влияние на настроение человека.) Использование приемов, описанных в нашей книге в главах со 2-й по 8-ю, поможет вам избегать возбудителей депрессии.

«Лечение от аллергии в большинстве случаев исцелит и от депрессии, — говорит доктор медицины Абрахам Хаффер, психиатр из Виктории (Британская Колумбия, Канада). – За последние шесть лет я видел это на примере не одной сотни пациентов».

Так как аллергические реакции любого рода (будь то астма, сенная лихорадка, кожные высыпания или что угодно еще) отнюдь неулучшают настроения и вы можете впасть в подавленное состояние, даже если ваша депрессия и не вызвана непосредственно пищевыми продуктами или вдыхаемыми веществами, мы рекомендуем вам также прочесть главу 13 «Дух сильнее аллергии». И поскольку депрессия часто сосуществует с чувством тревоги, утомляемостью, излишним весом или злоупотреблением алкоголем, многие читатели найдут полезными разделы, посвященные этим темам.

Желчный пузырь

Возможно, вы никогда и не думали об этом органе, находящемся под самой печенью, – при условии, что он сам не давал знать о себе. У некоторых людей желчный пузырь склонен воспаляться. Иногда приступ вызывает всего лишь расстройства пищеварения. Однако чаще приступы приносят почти нестерпимую боль, которую трудно представить тем, кто ее не испытывал.

Легкие или тяжелые, приступы имеют тенденцию повторяться. Если воспаление не спадает, приходится удалять желчный пузырь, иначе он может прорваться. Если в желчном пузыре образуются камни, операция почти неизбежна.

В основном вину за эти приступы возлагают на тяжелую, обильную, жирную пищу. Однако многие страдающие приступами обнаружили, что, несмотря на соблюдение легкой, лишенной жиров диеты, несколько улучшающей их состояние, желчный пузырь по-прежнему не дает им покоя.

Д-р Бринман выяснил, что у многих людей приступы в правом подреберье вызываются или обостряются пищевой аллергией. Он вел наблюдения за группой пациентов, у которых были камни в желчном пузыре, причем у некоторых пузырь был уже удален, но боли не исчезли.

Продуктами, вызывавшими у них приступы желчекаменной болезни, были (в порядке частоты случаев): яйца, свинина, лук, птица, молоко, кофе, апельсины, кукуруза, бобы, орехи. До тех пор, пока эти люди воздерживались от продуктов, вызывающих у них аллергию, боли не возобновлялись.

Д-р Бринман объясняет роль пищевой аллергии в возникновении болезней желчного пузыря следующим образом: «Пищевой аллерген вызывает скопление жидкости в желчных протоках, что приводит к прекращению оттока желчи из пузыря. Район, лишенный нормального оттока, склонен инфицироваться. В свою очередь, инфицированные районы создают благодатную почву для формирования камней. Если пищевой аллерген устранить из диеты, отек рассасывается и у пациента исчезают симптомы».

Лечение по методике д-ра Бринмана начинается с недельной диеты, состоящей из того, что он считает «продуктами с низким риском»: это говядина, рожь, соя, рис, вишни, абрикосы, груши, свекла, шпинат и чистая вода. Если причиной болезни является аллергия, симптомы должны начать исчезать через 3–5 дней такой диеты. Затем по одному начинают добавлять другие продукты для выявления терпимости к ним больного. Предполагается, что желчный пузырь ясно и недвусмысленно даст знать, если очередной продукт является аллергеном. Список распространенных пищевых аллергенов, содержащийся в таблице 1 главы 3 может служить пособием для испытания возможных пищевых аллергенов.

Иногда у отдельных индивидуумов проявляется аллергия на один из девяти «низкоаллергенных» продуктов, перечисленных д-ром Бринманом, в этом случае пятидневное голодание под наблюдением врача поможет выявить пищевую аллергию.

Д-р Бринман и другие врачи рекомендуют диетологический подход к лечению болезней желчного пузыря, потому что тесты на пищевые аллергены ненадежны, а анализы крови довольно дорогостоящи.

Одна женщина, лечившаяся по методике д-ра Бринмана, обнаружила у себя аллергию к яйцам, молоку, меду и сыру – тем продуктам, которые она ежедневно употребляла в течение многих лет. Избавившись от этих продуктов питания, она избавилась и от проблем, связанных с желчным пузырем.

«Моя диета ограниченна, – сказала она нам. – Но я готова пойти на все что угодно, если от этого прекращаются приступы болей в желчном пузыре. Они просто ужасны!»

Полное указание по выявлению пищевых аллергенов приводится в главе 3.

Задненосовое слизеотделение

Не приходится ли вам постоянно прочищать горло? Подумайте хорошенько. Возможно, вы просто не замечаете этого. Прочистка горла – это совершающаяся автоматически попытка освободиться от слизи, стекающей из носовой полости в горло. Обычно причиной этого становится заложенный нос: если слизь не может выйти через ноздри, она ищет обходные пути.

Такое явление часто вызвано аллергией, но может быть связано и со схожими раздражителями: холодной погодой, острой пищей, различными запахами, сигаретным дымом и даже сильными эмоциональными реакциями наподобие страха.

Кроме обычной рекомендации держаться подальше от провоцирующих факторов, можно посоветовать упражнения для предотвращения стекания слизи в горло. Стимулируя выделения слизи из носа, вы устраняете заложенность носа.

Запор

Если запор сопровождается утомляемостью, головными болями, болями в животе или колитом, то весьма вероятно, что хотя бы отчасти в этом виновата пищевая аллергия, особенно если ничто не помогает: ни потребление богатой клетчаткой пищи, вроде отрубей, ни занятия спортом по нескольку дней в неделю, ни поддержание строгого распорядка дня.

«Запор – это важный симптом пищевой аллергии», – пишет доктор медицины Фредерик Спир в своей книге «Пищевая аллергия» (*Speer F.* Food Allergy. PSG Publ., 1978). Большинство людей знают, что молоко является исключительно распространенной причиной запора, хотя многие ошибочно полагают, что эта неприятность связана только с кипяченым молоком или только с сыром. Но на самом деле молоко в любом виде, не хуже, чем другие продукты, может вызывать запор.

«Несколько врачей подметили, что у многих страдающих аллергией детей кишечник зачастую быстро приходит в норму после того, как продукты, к которым ребенок испытывает аллергическую реакцию, исключены из его питания, – говорит доктор медицины Уильям Г. Крук, аллерголог-педиатр из Джексона (Теннесси). – Молоко и шоколад служат наиболее распространенными раздражителями».

Д-р Крук полагает, что аллергия может спровоцировать запор, вызвав спазм сфинктеров кишечника и тем самым мешая нормальному выведению из него каловых масс. Как только механизм удаления нарушается, каловые массы могут начать двигаться в обратном направлении по нижнему отделу толстых кишок и прямой кишке. Это, в свою очередь, еще более деформирует мышцы кишечника, они теряют силу и эластичность и становятся совсем уже неспособны вытолкнуть отходы наружу.

Прочитав главу 3, чтобы более подробно ознакомиться со способами выявления аллергии к молоку и другим пищевым продуктам, являющимся частой причиной запоров.

Зуд

У больных аллергией кожный зуд наблюдается чаще, чем у здоровых. В этом нет ничего удивительно: кожа является крупнейшим органом тела, поэтому вполне логично, что она больше всего страдает от аллергии.

Как и в случае других аллергических реакций, первичным источником является гистамин. Аллергены стимулируют выделение гистамина из клеток кожи; гистамина раздражает близлежащие нервные окончания, которые, в свою очередь, посылают мозгу сообщения о том, что возникла проблема; а мозг отсылает обратное сообщение в виде тех самых наших ощущений — беспокойства и стремления почесаться, то есть *зуда*.

Большей частью аллергический зуд вызывают лекарства, укусы насекомых или контакты с такими аллергенами, как косметика, ядовитый плющ, бижутерия из никеля. Довольно редкой причиной зуда бывают пищевые и воздушные аллергены, хотя может возникнуть реакция на пыльцу, попавшую на кожу, или на прямой контакт с продуктами питания, к которым у вас аллергия.

Конечно, помимо аллергенов, зуд может быть вызван и другими причинами: грубой одеждой, пересыханием кожи, работой кондиционеров, холодной погодой и различными заболеваниями. Исключив все эти возможности, следует браться за выявление аллергии.

Если вы совершенно уверены в том, что причиной является аллергия, зуд можно уменьшить, избегая контактов с аллергеном и прикладывая к коже прохладные мокрые компрессы. В главах 5, 6 и 7 даются подробные советы по поводу того, как поступать в тех или иных случаях аллергического зуда.

Когда зуд сопровождается крапивницей, экземой или сенной лихорадкой, лечение этих видов аллергии может положить конец и зуду.

См. также разделы: «Сенная лихорадка», «Крапивница», «Воспаления кожи (атопический дерматит и экзема)».

Если вы исследовали все возможности, а зуд не проходит, обратитесь к главе 8. Возможно, ваш зуд относится к исключительно редким реакциям на те вещества, которые почти никогда не выступают в качестве аллергена.

Избыточный вес

Если вы превышаете свой «идеальный» вес на 5—9 килограммов, у вас нет особых причин беспокоиться о состоянии своего здоровья. Результаты некоторых исследований говорят даже, что у людей, чей вес *меньше* «идеального», больше шансов заболеть, чем у их упитанных приятелей. Однако если у вас лишнего веса более 9 килограммов, видимо, пора избавляться от него.

Как и большинство людей, вы, скорее всего, уже пытались – и не раз – сбросить лишний вес. И наверняка вновь набрали все, что сбросили. Вам прекрасно известно, что переедание приводит к набору лишних килограммов, но вы не способны обуздать свой аппетит. Что ж, пожалуй, пора взглянуть на эту проблему в новом свете.

Подумайте о продуктах, которые вы поглощаете, о пище, которая чуть ли не прямым ходом поступает с тарелки в жировые отложения на ваших бедрах: пирожные, пироги, мороженое, чипсы, лимонад, конфеты, сливки, сыр... Все это содержит либо пшеницу, молоко, яйца, кукурузу (кукурузный сироп в прохладительных напитках), либо сахар – или какую-то комбинацию этих распространенных пищевых аллергенов.

«Влечение к подобным продуктам может быть вызвано аллергией к ним же, и если их избегать, то постепенно уменьшатся и влечение, и ваш вес», – пишет д-р Рапп в своей книге «Аллергия и ваша семья». Иными словами, нездоровое влечение к определенным продуктам, объясняемое аллергией к ним, почти всегда ведет к набору избыточного веса.

«Несомненно, существует связь между аллергией и тучностью, – заявляет д-р Стоун. – Когда вы едите определенные продукты, а особенно зерновые, у вас может появиться зверский аппетит, и вы начнете есть все подряд».

Эти врачи утверждают, что все усилия аллергика сбросить вес окажутся бесплодны, пока не будет выявлен и полностью исключен из рациона пищевой аллерген.

«Предположим, у вас аллергия к пшенице, которая является широкораспространенным аллергеном для людей с избыточным весом, и привыкли съедать по два ломтя хлеба. Если вы решите уменьшить эту порцию до половины ломтя, то не насытитесь, — говорит д-р Рандольф. — И тогда вам придется съесть большее количество чего-либо другого».

Другая обычная проблема для людей, страдающих пищевой аллергией, это быстрый скачкообразный набор и потеря веса, вызванные образованием отеков, причем эти колебания отвращают людей от попыток сбросить вес.

«Если вы едите пищу, к которой у вас аллергия, то увеличение веса может составить 4 процента, — говорит д-р Стоун. — Это значит, что если вы весите 75 килограммов, то в течение суток способны набрать 3 килограмма веса за счет воды. Набор веса, связанный с пищевой аллергией, приводит к некоторой одутловатости».

Ротационная диета, в которой продукты широко варьируются и тщательно подбираются, может помочь людям сбросить вес, даже если программа не предназначена специально для похудения. Разорвав цикл ежедневного потребления аллергенной пищи, вы автоматически поглощаете меньше продуктов и в то же время сокращаете собственную болезненную восприимчивость к ним. Такая диета является шагом в сторону от нездорового пожирания пищи. (Ротационная диета подробно описана в главе 3.)

«Вы сумеете избавиться от обжорства, только подойдя к вопросу организованно, — говорит доктор Рандольф. — Я не считаю себя экспертом по проблемам лишнего веса, но много раз видел, как успешно это срабатывает и как при этом некоторые люди теряют феноменальное количество килограммов».

Колики у детей

Первые четыре или пять месяцев своей жизни малыши ничего не делают, только едят, спят и плачут. И когда плач переходит в непрерывный, длящийся часами крик, родителям становится не по себе. Если же эти крики не удается успокоить ни сменой пеленок, ни теплой грудью или бутылочкой, ни беспрерывным баюканьем, родители начинают бояться и, вероятно, обращаются за помощью к доктору. В большинстве случаев врач говорит, что у ребенка колики. Иными словами, у малыша в кишечнике скапливается большое количество газов, вызывающих ощущение беспокойства и постоянный плач.

Наиболее распространенная причина колик — аллергия на молоко. Лечение малышей, которых кормят из бутылочки, просто и очевидно: переход от смеси, основанной на молоке, к смеси, основанной на сое или к другим типам не содержащих молоко смесей.

Но иногда колики возникают даже у ребенка, которого кормят грудью.

«Колики у ребенка, которого кормят грудью, тоже означает аллергию к молоку, – говорит д-р Стиглер. – Но не к материнскому молоку, а к тому коровьему молоку, которое пьет мать. Частички коровьего молока попадают в организм младенца с молоком матери и вызывают колики. Пусть мать воздержится от коровьего молока, и тогда ребенок поправится за два – три дня».

Многих родителей привело в восторг открытие, что мамина безмолочная диета снимает колики у малыша. В ходе одного исследования, проводимого врачами из Швеции, матери 18 страдавших коликами грудных детей были переведены на безмолочную диету. Колики быстро исчезли у 13 малышей.

Любые виды трудноусвояемой пищи, которую ест или пьет кормящая мать, также легко попадают с ее молоком в организм младенца, вызывая колики. Поэтому в дополнение к прописываемой безмолочной диете многие педиатры рекомендуют матери воздерживаться от «насыщенной газом» пищи, такой, как бобы, пиво, капуста всех видов, газированные напитки, шампанское, чечевица и грибы, а также любые специи, которые могут раздражающе действовать на организм ребенка.

Если колики не проходят, следующим шагом будет изъятие зерновых культур и любой другой твердой пищи из рациона ребенка. Для усвоения большинства видов пищи требуется наличие нескольких ферментов. Организму младенца нужно время для выработки всех ферментов, необходимых для потребления более сложной, чем материнское молоко, пищи. Если вы начали давать ребенку твердую пищу прежде, чем его желудок и кишечник получили «оснащение» для ее переработки, в организме будут образовываться газы. После двух месяцев, прожитых без колик вы можете вновь вводить в рацион малыша твердые пищевые продукты — по одному и через несколько дней, чтобы проверить толерантность ребенка.

Иногда врачи также предлагают родителям малыша временно воздержаться от пополнения витаминного «фонда» ребенка дополнительными продуктами, чтобы посмотреть, не являются ли сахара или какие-нибудь добавки в продуктах причиной проблемы.

Для получения дополнительной информации насчет того, как обходиться с аллергией к молоку и другим продуктам читайте главу 3.

Колит

Колит, который врачи успокоительно называют «воспалением толстой кишки», больше похож на кошмарный сон. Из-за постоянного поноса туалет кажется тюремной камерой. Стул — с кровью и полный слизи. Приступообразные боли в животе. Озноб. Бледная, потная кожа. И что хуже всего, приступ может грянуть в любой момент, так что больному колитом необходимо *всегда* иметь рядом с собой туалет. Нельзя сказать, чтобы это было большим развлечением для человека, строящего какие-то планы.

Традиционная точка зрения такова, что душевный покой приведет и к успокоению толстой кишки: стресс и чувство тревоги считаются основными причинами приступов (некоторые психиатры утверждают, что эти факторы представляют собой корень проблемы). Однако пытаться избежать стресса можно бесконечно долго и не всегда плодотворно. Бывают периоды прекращения огня, но все равно толстая кишка остается зоной боевых действий.

Поскольку толстая кишка представляет собой тот отдел кишечника, где пищевые волокна впитывают воду, формируя кал, диета становится еще одним логически закономерным «узлом» лечения. Остается единственная проблема: никто ни с кем не соглашается насчет того, какая диета будет правильной. «Больше клетчатки!» — кричат одни врачи. «Меньше клетчатки!» — рекомендуют другие. «Дайте точный ответ!» — умоляет жертва колита.

Что ж, даже если клетчатка, и не является решением проблемы, вполне возможно, что врачи, стоящие за диетотерапию, находятся на верном пути. Как и при многих других заболеваниях желудка и кишечника, распространенной причиной колита является *аллергия на молоко.* Реже колит вызывается аллергией к пшенице, зерновым, яйцам, шоколаду, мясу и орехам. И в очень немногих случаях причиной служат вода или лекарства-антибиотики.

«В качестве первой стадии лечения [колита] из диеты устраняются все пищевые или лекарственные аллергены», — говорит д-р Бринман Он считает, что прежде, чем применять лекарства или хирургическое вмешательство (что нередко имеет место), надо использовать гипоаллергенную диету. «Во многих случаях противоаллергическая диета может быть *единственным* средством лечения»,— утверждает д-р Бринман. По его словам, «лучше удалить молоко, чем кишку».

Иногда колит обостряется настолько, что в кишечнике образуются язвы. В этом случае тоже бывает виновата пищевая аллергия.

«Я установила, что у подверженных аллергии людей реакция на повсеместно употребляемые в пищу продукты может быть непосредственной причиной язвенного колита»,— говорит доктор медицины Барбара Соломон, медик из Балтимора (Мэриленд). Д-р Соломон тестировала всех своих пациентов на наличие пищевой аллергии. Она находит, что люди, страдающие язвенным колитом, всегда имеют повышенную чувствительность к молочным продуктам и злакам, содержащим глютен: к пшенице, овсу, ячменю, ржи и кукурузе (маису). Когда ее пациенты исключают эти продукты (а иногда также и некоторые другие), им становится неизмеримо лучше. Но не всегда.

«Пищевая аллергия — не единственная причина язвенного колита,— сказала нам д-р Соломон.— Иногда пациенту не становится лучше до тех пор, пока я не запрещаю ему пить воду из-под крана и не заставляю пить только дистиллированную воду. В водопроводной воде полно химикалиев, и любой из них может быть причиной болезни».

Доктор медицины Роберт Роджерс, медик из Мельбурна (Флорида), также лечит язвенный колит как пищевую аллергию. Первым пациентом, вылеченным им от колита, был он сам:

«Язвенный колит развился у меня давно, вначале моей медицинской карьеры. У меня было кишечное кровотечение, постоянный обильный понос и жуткие спазмы. Все это очень изнуряло. Я достал книги и прочел все о колите, да и профессора мне о нем рассказали. Единственным видом лечения были лекарства. Лекарства, чтобы притормозить фекальный поток, лекарства, чтобы снять спазмы, лекарства для обволакивания кишок, лекарства, чтобы успокоиться. Но принимая все эти снадобья, я одновременно подпитывал болезнь пищей, к которой испытывал аллергию. В конце концов я сам догадался, что все виды молочных продуктов, шоколад и напитки, содержащие кофеин, были моими врагами. Если я не ем эти продукты, у меня нет и язвенного колита».

Как выявлять аллергию на молоко и другие продукты, а также на воду, вы можете узнать главе 3, а об аллергии к антибиотикам рассказывается в главе 5.

Крапивница

Крапивница, эти неприятные красные или бледные волдыри, возникающие как бы ниоткуда, является воистину наказанием для всякой уважающей себя кожи. Даже научное название ей дано какое-то пугающее: уртикария. В действительности, это не сама кожа реагирует на аллергены, а находящиеся внутри нее тонкие кровеносные сосуды, которые выделяют гистамин и другие вещества, вызывающие жжение, отек, зуд кожи.

Один из пяти людей когда-нибудь страдал от крапивницы, а отдельные случаи заболевания могут длиться до шести недель. У некоторых людей волдыри появляются вновь и вновь. Вдобавок ко всему, крапивница — это одна из наименее предсказуемых аллергических реакций: нам известна молодая женщина, которая настолько чувствительна, что покрывается сыпью, когда ее начинают *расспрашивать* на эту тему.

Все это наводит нас на мысль о воздействии психологического фактора, которое, впрочем, сильно преувеличено. Хотя мы более склонны покрываться сыпью во взволнованном, расстроенном состоянии, у большинства людей крапивница бывает реакцией на тот или иной аллерген.

Лекарства типа пенициллина и аспирина — вот наиболее обычная причина появления волдырей. Если вы хронически страдаете от крапивницы, вам следует прочитать главу 5. У 5—10 процентов людей решающим фактором бывает питание. Самыми распространенными в этом случае аллергенами являются орехи, рыба, яйца, морепродукты, земляника, дрожжи, салицилаты (родственные аспирину вещества, входящие в состав некоторых продуктов), красители (такие, как тартразин), а также бензойная кислота и другие бензоаты (распространенные консерванты, применяемые в производстве фруктовых консервов и напитков).

Собственно, ученые установили, что почти половина людей с трудно диагностируемой хронической крапивницей страдает аллергией к аспирину и другим салицилатам, а также, в меньшей степени, к тартразину и бензоатам. Поэтому, если вас беспокоит сыпь, стоит исключить эти вещества из рациона и посмотреть, не исчезнет ли заболевание. Один исследователь из Нидерландов проделал со своими 47 пациентами именно это — и получил потрясающие результаты. 67 процентов людей с хронической, недиагностированной крапивницей вылечились быстро и бесповоротно. Еще удивительнее, что половина людей с волдырями теплового происхождения (а это обычно трудная проблема) тоже излечилась. Отход от диеты и потребление аллергена вызывали немедленное появление уртикарии, что подтверждало диагноз.

Две другие распространенные пищевые добавки, судя по всему, провоцирующие появление крапивницы, — это бутиловый гидроксианизол (БГА) и бутиловый гидрокситолуэн (БГТ). Один 32-летний педиатр страдал от крапивницы в течение трех лет, пока аллергологи не установили, что причиной являются эти вещества.

Картофельные чипсы, хлопья для завтрака, консервированный пудинг, жареные пончики и сосиски — вот лишь несколько продуктов питания, в состав которых могут входить БГА и БГТ. Чтение этикеток, а также уменьшение потребления полуфабрикатов позволит избежать встречи с опасными для вас веществами.

Детальное описание того, как полностью исключить из рациона любые продукты, вызывающие крапивницу, дано в главе 3. (Кстати, малоизвестен тот факт, что бензойная кислота содержится в бананах и горохе. Если вы собираетесь избегать бензоатов, то откажитесь и от этих продуктов).

Как бы ни была неприятна крапивница, тем, кого она донимает, все-таки легче, чем людям с другими видами аллергии: сыпь имеет тенденцию со временем исчезать. Больные с крапивницей, вызванной пищевыми аллергенами, часто могут вернуться к своей привычной диете уже через шесть месяцев лечения.

У младенцев крапивница появляется после введения в их рацион новых продуктов питания, Если на время устранить эти продукты и ввести их вновь после достижения ребенком годовалого возраста, то вполне вероятно, что он будет хорошо их переносить. К этому времени ферментная система организма созревает и молекулы продуктов, которые были аллергенными, начинают усваиваться. Такова точка зрения доктора Джона Р. Т. Ривса из Медицинской школы при Калифорнийском университете в Сан-Франциско.

Люди, страдающие от крапивницы, появляющейся в результате воздействия холода, должны прочитать соответствующий раздел главы 8. А поскольку заболевание протекает тяжелее при эмоциональных стрессах, советуем читателям еще раз просмотреть главу 13 — там вы найдете советы по поводу того, как справиться со стрессом.

Криминальное поведение

Насилие и преступность постоянно растут, особенно среди молодых людей. Но, несмотря на самые лучшие намерения работников, занимающихся перевоспитанием, их советы и попытки изменить положение дел зачастую остаются бесполезными. Похоже, что некоторым молодым людям всю жизнь суждено быть не в ладах с законом.

Отдельные врачи и ученые начинают сейчас придерживаться той точки зрения, что большое количество преступлений, в особенности жестоких преступлений, вызвано какими-то биологическими расстройствами в мозгу преступников, порожденными в некоторых случаях разными видами пищевой аллергии и воздействием химикалиев. Никто не говорит, что социальные факторы не играют тут своей роли. Но биологические факторы – такие, как аллергия – слишком долго не принимались во внимание.

В своей речи, обращенной к Калифорнийской комиссии по предотвращению преступности и насилия, доктор медицины Бернар Римланд сказал, что поскольку традиционные подходы к перевоспитанию преступников оказались не слишком успешными, настало время исследовать влияние и возможность приведения в норму других факторов, и в первую очередь:

- видов пищевой аллергии;
- различных пищевых добавок;
- чрезмерного потребления сахара;
- пестицидов и гербицидов, неумышленно добавляемых к пище и воде;
- выбросов промышленных и других находящихся в окружающей среде источников;
- потребления алкоголя.

Весьма интересно, что многие из этих же самых факторов, как выяснилось, ответственны за вызываемую аллергией повышенную активность, трудности с обучением и агрессивность, которые часто напрямую связаны с криминальным поведением.

Д-р Римланд описывает человеческий мозг как своего рода «биокомпьютер» — компактный центр обработки информации и управления, по весу на 85 процентов состоящий из воды. Медикам уже известно, что если человек потребляет с пищей слишком много токсичных металлов вроде свинца или слишком мало важнейших питательных веществ, таких, как тиамин, то в мозгу что-то разлаживается. Точно так же, если человек ест пищу или вдыхает вещество, которые в принципе безопасны, но к которым у него аллергия, его мозг среагирует на это. Результатом может быть извращенное восприятие окружающего и нарушение способности самоконтроля, что легко приводит к антиобщественным и криминальным поступкам.

«Хорошо известно, что аллергия становится причиной таких явлений, как сенная лихорадка, астма и крапивница, — говорит д-р Римланд. — Поскольку уже широко признано, что носовые мембраны, легкие и кожа могут подвергаться воздействию пищевых продуктов или других веществ, непереносимых некоторыми людьми, нет ничего удивительного, что мозг, самый тонко организованный и биохимически сложный орган во всем организме, тоже может быть восприимчив к аллергическим реакциям».

«Люди с церебральной (мозговой) аллергией к пшенице, говядине, молоку, злакам и другим распространенным продуктам склонны испытывать хронические недомогания — головные боли, чувство потери реальности и утрату контроля над собственным поведением, что выражается порою в насилии или неожиданных побуждениях, например, украсть или совершить поджог,— продолжает д-р Римланд.— Индивиды, имеющие аллергию или непереносимость к таким продуктам и веществам, которые они реже употребляют в пищу или с которыми сталкиваются не так часто (скажем, устрицы, грецкие орехи или формальдегид), могут быть временами подвержены непредсказуемым и неуправляемым приступам аномального поведения, чередующимся с периодами отсутствия беспокойства. Из концепции „мозговой аллергии" вытекают важные следствия в плане исправления криминальных наклонностей посредством диеты».

На практике многие изменения, вносимые в рацион с целью выправления криминального поведения, включали в себя устранение непитательных веществ вроде сахара и пищевых добавок. Известный криминолог Александр Шаусс сообщает в своей книге «Диета, преступность и правонарушения» о развитии событий в одной из уголовных тюрем штата Сиэтл. 1 ноября 1978 года белая мука была заменена там цельной пшеницей. 3 февраля 1979 года был изъят сахар, включая все кондитерские изделия, печенье, мороженое, алкогольные и прохладительные напитки. Последующие наблюдения показали, что после внесенных в меню изменений число нарушений дисциплины среди заключенных снизилось на 12 процентов по сравнению с тем же периодом предыдущего года (Shauss

A. Diet, Crime and Delinquency. Parker House, 1980).

Но даже устранение лишь *одного* из подозрительных аллергенов может выправить криминальное поведение. Д-р Рапп рассказывает об одном трудновоспитуемом молодом человеке, за которым тянулась целая цепь краж. В течение девяти месяцев д-р Рапп лечила его от аллергии, и кражи на это время прекратились. Когда же лечение было прервано (по требованию матери пациента), кражи возобновились. Три других пациента, которыми занималась д-р Рапп, также вернулись к воровству, когда лечение от аллергии пришлось прервать.

«Невольно спрашиваешь себя, какое же множество детей и взрослых пичкают лекарствами и помещают в специальные заведения из-за криминального поведения, вызванного неприятием пищевых продуктов», — говорит Шаусс.

Поскольку у 90 процентов правонарушителей имеются трудности с чтением и другие проблемы, связанные с обучением, мы предлагаем родителям «трудных» детей прочесть также раздел «Трудности с обучением», помещенный далее разделы «Агрессивность» и «Повышенная активность» тоже могут быть им полезны.

Кровоподтеки

Кровоподтек (или попросту синяк) — это пятно лиловатого цвета на коже, возникающее в результате кровотечения из разорвавшегося под ней кровеносного сосуда. Как правило, синяки являются последствием столкновений с острыми углами или других мощных воздействий.

Однако у некоторых людей синяки появляются и после дружеского хлопка. Зачастую, проснувшись, они обнаруживают на теле кровоподтеки неизвестного происхождения. Создается впечатление, что синяки появляются без всяких причин. Самопроизвольно возникающие синяки не представляют серьезной опасности для здоровья, и все же они причиняют неудобства и озадачивают.

Может быть, кровоподтек – это способ реакции кровеносного сосуда на аллерген? Очень даже возможно, говорит д-р Ри. Во-первых, кровеносные сосуды в 15 раз более чувствительны к определенным химическим веществам, содержащимся в окружающей среде (таким, как формальдегиды и пестициды), чем другие ткани человеческого тела. Кроме того, в ходе лечения нескольких пациентов, страдавших флебитом (воспалением кровеносных сосудов, особенно на ногах), д-р Ри заметил две вещи: у всех больных флебитом наблюдалось также самопроизвольное появление кровоподтеков, а когда больных направляли в очищенное от загрязнителей «отделение контроля за окружающей средой» его клиники, их флебит проходил, и синяки уже не появлялись на их телах с такой легкостью. Поэтому д-р Ри предполагает, что у некоторых людей возникновение синяков является составной частью их реакции на химические вещества, курсирующие по их кровеносным сосудам.

«Я видел как минимум сто кровоподтеков, вызванных аллергией на окружающую среду», – сказал нам д-р Ри.

Основные рекомендации по очищению воздуха от химикатов вы найдете в главе 4.

См. также раздел «Флебит».

Мигрень и другие головные боли

Каждый пятый человек (в большинстве своем это женщины) страдает мигреневыми головными болями. Отдельный приступ может длиться от нескольких часов до нескольких дней, причем приступы могут наступать и три раза в год, и три раза в неделю. Весьма часто мигрень сопровождается тошнотой.

Если вы относитесь к тем людям, жизнь которых испорчена мигренью, вам, вероятно, хочется найти решение своей проблемы. Возможно, вы даже подозреваете, что какая-то пища или напиток тем или иным образом связаны с этими болезненными эпизодами. Очень может быть, что вы на правильном пути.

То, что пища в желудке может вызвать боль в голове, замечено не вчера. Еще древний грек Гиппократ, «отец медицины», отметил связь между приемом пищи и мигренью. Современная наука подтверждает его наблюдения. Проведенное в Великобритании обследование 1883 человек, страдающих мигренью обнаружило, что 95 процентов приступов, наблюдаемых в течение трех месяцев, было связано с приемом пищи.

Действуя на основании этого и иных исследований, в отделе иммунологии Медицинской школы

Миддлсекского госпиталя в Лондоне в течение двух лет под руководством Джонатана Бростоффа вели наблюдение за 33 пациентами, которые страдали мигренью. И тесты РАСТ, и последовавшая за ними проверка на пищевые аллергены показали, что многие из этих людей страдали пищевой аллергией. После этого им проводили лечение, применяя элиминационные и ротационные диеты. И тот и другой метод оказались успешными.

«У 23 пациентов, чувствительных к определенным видам пищи, исключение этой пищи из диеты привело к заметному облегчению состояния (в большинстве случаев – к полному исчезновению аллергии)», – сообщают исследователи. Наиболее часто виновниками возникновения мигрени оказывались молоко, яйца, шоколад, апельсины и чай.

«Мы продемонстрировали, что пищевая аллергия играет важную роль в некоторых случаях мигрени, – заключают врачи. – У пациентов была аллергия более чем к одному продукту (обычно к трем), и отказ от этих продуктов у многих пациентов привел к полному исчезновению симптомов впервые за много лет».

Д-р Грант тоже исследовала пищевой фактор возникновения мигрени у 60 пациентов. У испытуемых проверялись реакции в среднем на десять пищевых продуктов, и наиболее распространенными аллергенами оказались пшеница, апельсины, яйца, чай, кофе, шоколад, молоко, говядина, кукуруза, дрожжи и тростниковый сахар (в основном это совпадает с данными д-ра Бростоффа). Когда эти продукты исключили из диеты, состояние всех пациентов улучшилось, причем количество приступов головной боли в месяц упало очень резко. Д-р Грант предполагает, что те несколько пациентов, у которых продолжали наблюдаться эпизодические мигрени, были чувствительны к табачному дыму, бензину или другим факторам окружающей среды.

Еще один исследователь, доктор Эдда Ханингтон из Клиники мигрени в Лондоне отмечает, что некоторые продукты явно приводят к приступам мигрени. В дополнение к продуктам, выявленным д-рами Бростоффом и Грант, д-р Ханингтон упоминает об алкогольных напитках, жирной жареной пище, луке, мясе (особенно свином) и о морепродуктах.

Во многих из вышеперечисленных продуктов содержится тирамин и другие гистаминоподобные соединения. Некоторые исследователи полагают, что эти соединения вызывают спазм кровеносных сосудов в голове, что и приводит к возникновению мигрени. (Тирамин также содержится в выдержанных, ферментированных, соленых и маринованных продуктах, таких, как твердые сыры, красное вино и маринованная сельдь).

Д-р Ханингтон обнаружила, что тартразин, распространенная добавка к продуктам, напиткам и лекарствам, тоже может спровоцировать мигрень. Подобное же действие оказывают нитрит натрия и глютамат натрия, содержащиеся соответственно в консервированном мясе и некоторых полуфабрикатах.

Несмотря на работы д-ров Бростоффа, Грант, Ханингтон и других, роль аллергии в возникновении мигреней остается спорным вопросом. Разногласия существуют в основном по поводу того, следует ли считать такие реакции аллергическими в строгом смысле этого слова. Независимо от того, какие в точности механизмы действуют в данном случае, к мигреням, вызываемым приемом пищи, следует относиться так же, как к остальным реакциям на продукты питания, то есть выявлять аллерген и избегать его.

Для искоренения источника мигрени д-р Ханингтон рекомендует записывать все, что вы ели в течение суток, предшествовавших приступу. Можно также действовать методом простого поочередного исключения основных продуктов, провоцирующих мигрень.

«Не впадая в какие-либо крайности, всякий страдающий мигренью должен помнить о продуктах питания, способных вызывать болезнь. Несложно установить испытательный срок, скажем, в шесть недель, отказавшись на это время от шоколада, сыра и алкоголя – наиболее частых виновников реакции. Желанного результата можно также добиться, исключив цитрусовые и кофе».

Д-р Ханингтон добавляет, что эксперименты с диетой могут оказаться особенно полезны людям, страдающим частыми, тяжелыми приступами мигрени, но никак не связывающим их с обычным бутербродом, шоколадкой или с иной привычной пищей.

Как это ни удивительно, но отсутствие пищи тоже может вызывать мигрень. В упоминавшемся выше обследовании 1883 пациентов, страдающих мигренью, выяснилось, что голодание в течение более 5 часов в дневное время или более 13 часов ночью, вызывало мигрень в 67 процентах случаев.

Предположительно это вызвано падением уровня сахара в крови, что наблюдается у некоторых людей в промежутках между приемами пищи. (См. более подробное описание процессов, связанных с низким содержанием сахара в крови, в начале раздела «Болезни, связанные с изменением уровня сахара в крови»).

Доктор Дональд Дж. Далессио из клиники Скрипса, Ла-Джолла (Калифорния), предлагает страдающим мигренью следующие советы:

1. Никакого алкоголя, а особенно красных вин и шампанского.

2. Никаких выдержанных или твердых сыров, особенно чеддера.

3. Избегайте куриной печени, маринованной сельди, консервированного инжира, шоколада, бобов и фасоли.

4. Пореже используйте глютамат натрия (от себя добавим: лучше вообще не используйте).

5. Избегайте таких мясных продуктов, как сосиски, бекон, ветчина и салями (все они содержат нитрит натрия).

Кроме того, д-р Далессио рекомендует придерживаться режима питания и не злоупотреблять углеводами (сахаром, фруктами, макаронами, десертами), распределяя их потребление на несколько приемов в течение дня.

Возможно, вам будет полезно узнать, что возникновение мигрени, связанной с продуктами питания, зависит и от дозировки. Некоторым людям не повредит ломтик сыра, но определенно не сойдет с рук здоровенный бутерброд с тем же сыром. Они могут съесть дольку шоколада, но не плитку. Они могут выпить стакан апельсинового сока, *при условии*, что воздержатся от кофе или чая.

Похоже, что кофе и чай, особенно в больших количествах, опасны для лиц, страдающих мигренью. Исследователи из Королевского Южного госпиталя в Ливерпуле сообщают о 26-летнем мужчине с хроническими мигренями, не поддававшимися лекарственной терапии. Неврологические тесты не показывали отклонений от нормы, однако боли настолько сильными и частыми, что ему пришлось оставить работу. Путем расспросов удалось выяснить, что этот мужчина выпивал более 20 чашек кофе в день. Ему посоветовали прекратить пить кофе. Головные боли и другие симптомы быстро исчезли. Прожив шесть месяцев без симптомов, он смог возобновить свою работу.

Возможно, вы и не выпиваете по 20 чашек кофе в день, но чашечка-другая с утра плюс стаканчик колы через пару часов плюс принятая на всякий случай таблетка от головной боли (многие из них содержат кофеин) могут дать в сумме как раз то количество кофеина, которое вызовет у вас мигрень.

Если вы не связываете головные боли ни с каким видом пищи, тогда вы, возможно, не переносите автомобильных выхлопов, домашних моющих средств, табачного дыма, духов, запаха краски, пыли или плесени. Выявление ингаляционных аллергенов сложнее, чем выявление пищевых, но сведения, содержащиеся в главе 4, помогут вам и в этом.

Кроме аллергии, к вероятным причинам мигрени относятся стрессы, наступление менструаций или прием противозачаточных таблеток. Конечно, женщина ничего не может поделать со своим менструальным циклом, но контроль других факторов способствует предотвращению повторяющихся приступов мигрени. Головные боли не мигреневого происхождения тоже могут быть связаны с аллергией, и в этом случае наши советы тоже должны помочь. Когда группа из 30 пациентов, страдавших головными болями, была посажена на элиминационную диету, общее число приступов мигрени упало со 187 в месяц до 0, а число регулярных приступов других видов головной боли упало с 284 до 14.

Мышечные боли

«Самые разнообразные расстройства здоровья могут проявляться в виде болей или отеков мышц: и заболевания костей, и избыток физических нагрузок без принятия соответствующих мер, и недостаток таких нагрузок. Но еще одной типичной причиной недомоганий скелетных мышц является аллергия», — утверждает д-р Крук.

«Почти у всех пациентов с выраженной пищевой аллергией отмечаются мышечные боли, — сообщает д-р Спир, профессор педиатрии университетов Канзаса и Миссури. — Чаще всего поражаются мышцы шеи, плеч, а также рук и ног».

Аллергия является обычной, но часто не принимаемой во внимание причиной «болей роста» у детей. Д-р Крук говорит, что ребенок может жаловаться на боли в ногах, несмотря на нормальное телосложение и отсутствие плоскостопия.

Одной из пациенток доктора Крука была одиннадцатилетняя девочка с болями мышц шеи и спины, а также с повторяющимися приступами кривошеи (судорожные сокращения мышц вдоль шейного отдела позвоночника). Различными врачами ставились разнообразные диагнозы — от артрита до ревматизма, и вдруг, после исключения из рациона кукурузы, мышечные боли исчезли.

Мышечные боли аллергического происхождения отмечаются и при сенной лихорадке, экземе, головных болях, расстройствах желудка и других формах аллергии. Вы можете вовсе не связывать эти боли с аллергией, однако при исчезновении аллергии могут исчезнуть и мышечные боли.

Один врач-аллерголог сообщает о случае с 34-летним пациентом, в течение 15 лет страдавшим болями в области шеи и плеч. Наблюдались у него и характерные аллергические симптомы, например, насморк. Тесты выявили у него аллергию к нескольким продуктам питания. После отказа на два месяца от молока, пшеницы, фруктов, искусственных пищевых красителей и специй боли полностью исчезли.

Бытовая пыль, цветочная пыльца, химикалии, другие находящиеся в воздухе аллергены тоже могут стать причиной мышечных болей. Если вы постоянно просыпаетесь с мышечными болями, причиной их может быть пыль от матраца, и в этом случае вам поможет покрывало на матрац и частая обработка матраца пылесосом. Если наутро после вечеринки вы чувствуете себя совсем разбитым, в этом виноваты алкоголь или табачный дым. А если пик болей приходится на весенне-летний сезон, причиной может быть пыльца растений.

Именно о подобном случае сообщает один врач-аллерголог: 25-летняя женщина страдала болями в области шеи, рук, верха спины и груди в течение круглого года, но более всего — с весны до середины осени. Кожные пробы выявили у нее аллергию на пыльцу разных трав и деревьев. После проведенного курса инъекций все симптомы исчезли.

У людей с распространенными мышечными болями лечение аллергии снимает не только боли, но и беспокойство по поводу возможного невротического или психического характера этих болей. Снятие болей дает покой и телу, и душе.

См. также «Артрит», «Депрессия» и «Утомляемость».

Отиты и потеря слуха

Отит — внутреннее воспаление в ухе, частая причина ушных болей и периодической потери слуха — нередко является результатом аллергической реакции в носу или горле. Переносимые по воздуху аллергены (пыльца, пыль и тому подобное) представляют собой наиболее распространенные раздражители; заболевание проявляется чаще всего у детей, страдающих астмой или сенной лихорадкой. Но и взрослых оно тоже не минует.

Согласно одному из исследований, у 8 человек, больных сенной лихорадкой, ушная болезнь развилась после того, как они вдыхали пыльцу амброзии или травы тимофеевки — распространенных аллергенов, на которые эти больные испытывали реакцию. (Одновременно с этим у них обострялась сенная лихорадка.) Но когда они вдыхали пыльцу сосны, к которой все они были равнодушны, с ушами у них было все в порядке.

Другое исследование показало, что у 11 человек из 25, больных сенной лихорадкой, ушная болезнь возникала после воздействия пыльцы травы райграс.

Воспаление уха может быть также вызвано синуситом, инфекциями, увеличенными миндалинами или аденоидами, полипами в носу или врожденными дефектами. Но в любом из этих случаев аллергия способна *усугубить* воспаление уха.

Противоотечные и антигистаминные средства временно снимают аллергическое воспаление уха. Но до тех пор, пока не будут выявлены и устранены *все* аллергенные факторы, недомогание может сохраняться и в конце концов вызвать постоянную потерю слуха. В сущности, не взятое под контроль воспаление уха и является наиболее распространенной причиной глухоты у детей. (Чтобы получить полезные сведения по контролю за воздействием на вас содержащихся в воздухе аллергенов, см. главу 4.

Если воспаление уха вызвано инфекцией, врач может прописать вам капать в ухо антибиотики. Но если у вас аллергия к антибиотикам, недомогание, скорее всего, сохранится или даже немного ухудшится. Проведенное в Британии исследование показало, что из 40 взрослых людей, которые болели воспалением уха дольше года, 14 имели аллергическую реакцию на один или большее число антибиотиков, содержавшихся в применяемых ими ушных каплях. Ответственны за аллергию были неомицин, фрамицетин и гентамицин – повсеместно используемые антибиотики. Медики, сообщающие об этих случаях, рекомендуют людям со стойким воспалением уха пройти исследование на возможную аллергию к антибиотикам.

Ушные капли также могут вызывать контактную аллергическую реакцию во внешнем ухе. (См. главы 5 и 7, чтобы узнать больше об аллергических реакциях на лекарства, а также на ювелирные изделия, косметику и другие контактные материалы.)

См. также разделы «Астма», «Сенная лихорадка», «Полипы носа», «Синусит» и «Шум в ушах».

Повышенная активность (гиперактивность)

Гиперактивность – это обиходное название того, что врачи определяют как «расстройство функции внимания, связанное с чрезмерной возбудимостью». Впрочем, как это ни называй, 10 процентов американских детей (по большей части мальчиков) в той или иной степени гиперактивны. Хотя выделяют более сотни различных симптомов этого состояния, в основном речь идет о детях возбужденных, импульсивных, беспокойных. Их вспышки внимания бывают столь коротки, что они бросаются от одного дела к другому и не могут завершить ни одного. Часто без видимой причины переходят от состояния пассивности к состоянию крайнего возбуждения. Они суматошно носятся, бросаются предметами, визжат и дерутся.

Короче говоря, гиперактивный ребенок – это крайняя форма «трудного» ребенка. Няньки в отчаянии. Родители не знают, что делать. В школе такой ребенок не в состоянии спокойно просидеть целый урок, поэтому часто заслуживает себе репутацию паршивой овцы. Он плохо учится – и это несмотря на нормальные или более чем нормальные способности. Учителя бессильны.

Да и сами гиперактивные дети не слишком довольны собственным поведением. Они не способны контролировать свои действия, как бы им этого ни хотелось. *А им этого действительно хочется.*

Конечно, не всякий гиперактивный ребенок является воплощением Аттилы, предводителя гуннов. Степень гиперактивности варьируется от эпизодических вспышек до постоянного «издевательства над родителями». И, в определенной степени, оценка гиперактивности субъективна. То, что бабушке кажется гиперактивностью, родители могут оценивать всего лишь как живость.

Так как же понять, активен ваш ребенок или гиперактивен? Если настроение и поведение ребенка мешает его школьным занятиям, отпугивает от него ровесников, мешает нормальной жизни дома – возможно, ваш ребенок гиперактивен. Пора с этим что-то делать, ведь это и в ваших интересах, и в его.

Лучшее лечение

Долгие годы единственным средством от гиперактивности был ежедневный прием риталина, амфетаминоподобного средства, подавляющего гиперактивность. Многим родителям, конечно, не хотелось сажать своих детей на сильнодействующий препарат. Но, несмотря на нежелание изгонять черта при помощи дьявола, выбора у них не было. Впрочем, риталин помогал лишь 50 процентам детей, которым его прописывали. Причем у них улучшалось лишь внешнее поведение, но не способность сосредоточиваться и усваивать знания.

Десять лет назад возникла реальная надежда. Доктор Бенджамин Фейнгольд, педиатр и аллерголог из Сан-Франциско, предположил, что гиперактивное поведение вызывается в первую очередь некоторыми пищевыми добавками и что, посадив гиперактивного ребенка на соответствующую диету, можно добиться впечатляющего успеха в 50 процентов. (Он подозревал также салицилаты — аспириноподобные соединения, содержащиеся в некоторых фруктах.) Свою теорию и программу д-р Фейнгольд изложил в двух популярных книгах, о которых уже упоминалось.

Родители сотен тысяч гиперактивных детей с готовностью ухватились за возможность найти замену риталину и посадили своих детей на диету. И — о радость! — состояние многих из них действительно улучшилось. Однако на других детей это средство не действовало. Поскольку диета Фейнгольда помогала лишь части детей, критики начали размышлять, а есть ли вообще основания говорить о реальной пользе такой диеты. Многие педиатры попросту отвергли возможность какой-либо связи между гиперактивностью и диетой. (Некоторые и сейчас придерживаются этого мнения). По мнению других педиатров, диета Фейнгольда помогает не всегда потому, что не принимает во внимание все возможные источники опасности. Действительно, пищевые красители, ароматизаторы и консерванты (такие, как БГА и БГТ) способны вызывать гиперактивность. Но, говорят эти врачи, то же действие могут оказать и сахар, и молоко, и пшеница, да и любой другой продукт. Исследователи указывают на то, что гиперактивное поведение было впервые описано в медицинской литературе более ста лет назад, то есть задолго до того, как сложилась практика широкого применения искусственных пищевых добавок.

Было установлено, что при выявлении всех пищевых продуктов или добавок диетотерапия помогает практически в 100 процентах случаев гиперактивности.

«По моему мнению,— говорит д-р Крук,— слишком много споров по этому вопросу вращается вокруг пищевых красителей и других добавок, в то время как следует смотреть на вопрос шире и допускать возможность того, что гиперактивность связана с отрицательной, то есть аллергической, реакцией на любые широкораспространенные продукты питания, включая сахар, молоко, кукурузу, пшеницу, яйца, шоколад и цитрусовые.

Мой опыт и опыт многих других врачей говорит о том, что правильно, тщательно подобранная диета с исключением определенных продуктов улучшает состояние гиперактивных детей уже через 5–7 дней. Однако примерно у 20 процентов моих пациентов заметное улучшение симптоматики отмечается не ранее 8–14 дней. Иногда для этого требуется трехнедельный срок».

То, насколько быстро отреагирует ваш ребенок на диету, может зависеть от возраста. За многие годы д-р Фейнгольд убедился в том, что маленькие дети реагируют на такую терапию гораздо быстрее детей постарше и подростков. Возможно, это объясняется тем, что они подвергались воздействию соответствующих веществ в течение менее долгого времени. Так или иначе, родители, чьи маленькие дьяволята за несколько дней превратились в ангелочков, чувствуют, что их молитвы наконец услышаны.

Выявление причин гиперактивности вашего ребенка

Естественно, тест на выявление продуктов, вызывающих гиперактивность, был бы очень кстати. Но, как мы говорили в предыдущих главах, кожные тесты редко дают удовлетворительные результаты при пищевой аллергии, а тесты крови весьма дорогостоящи. По этой причине многие педиатры считают, что лучшим методом остается элиминационная диета.

Д-р Рапп, автор книги «Аллергия и гиперактивный ребенок» (*Rapp D.* Allergies and the Hyperactive Child. Sovereign Books, 1979) проделала большую работу по изучению этого вопроса. Для того, чтобы выявить связь между гиперактивностью ребенка и его питанием, она рекомендует родителям на неделю посадить ребенка на «простую диету, состоящую лишь из фруктов, овощей и простого мяса (никаких сосисок, консервированной ветчины и т. п.), а затем вновь ввести в рацион подозрительные продукты – по одному в день в течение второй недели (т. е. молоко, пшеницу, яйца, сахар, кукурузу, шоколад), отмечая, какое действие производит каждый продукт питания».

Кстати, продукты, содержащие салицилаты (перечислены в таблице 26), могут вызвать ухудшение у детей, чувствительных к аспирину. Но доктор Фейнгольд сообщил нам, что переоценил роль са-

Таблица 26

Пищевые продукты, содержащие натуральные салицилаты

Такие продукты могут быть вновь введены в рацион после четырех-шести недель воздержания от них при условии, что у данного человека или у его родителей не отмечено аллергии к ним.

Абрикосы	Клубника	Огурцы и пикули
Апельсины	Крыжовник	Персики
Виноград, изюм, вино и винный уксус	Малина	Сливы и чернослив
Вишня	Масло из грушовника	Смородина
Гвоздика	Миндаль	Томаты
Ежевика	Мята	Яблоки, сидр, уксус из сидра
	Нектарины	

лицилатов и считает, что она гораздо менее существенна, чем роль пищевых добавок.

Чтобы помочь выявить детей, которые с наибольшей вероятностью отреагируют на смену диеты, д-р Рапп набросала обобщенный портрет ребенка, страдающего гиперактивностью из-за реакции на определенную пищу: «Если он ведет себя то как Джекилла, то как Хайд и при этом у него темные круги под глазами, багровые уши и безжизненный взгляд, дело наверняка в питании. Эти симптомы часто вызываются теми самыми продуктами, которые ребенок особенно любит, — сахаром, арахисововым маслом, апельсиновым и яблочным соками — или продуктами, которые он, напротив, недолюбливает». Как говорят врачи, использующие диетологический подход к гиперактивности, самое хорошее в нем то, что он совершенно безопасен.

«Мы узнаем в процессе учебы, или же нам подсказывает здравый смысл, что, если какой-то метод лечения не может навредить пациенту, а наоборот, поможет ему, этот метод должен быть использован, — пишет доктор Ричард Дж. Вандерман, выступая в пользу диетологической терапии при лечении гиперактивности. — Осмелится ли кто-нибудь утверждать, что питательная, доброкачественная, без химических добавок, хорошо приготовленная и не подвергшаяся излишней обработке пища причинит зло пациенту?».

Дополнительный плюс этого метода состоит в том, что даже нормальные, но активные дети начинают вести себя лучше, когда их питание регулируется. При обследовании 300 учеников начальных школ было установлено, что после двух недель

Десять советов о том, как справиться с гиперактивным ребенком

Доктор Бартон Шмидт, педиатр из медицинского центра при Университете штата Колорадо в Денвере, дает родителям гиперактивных детей десять следующих советов общего характера:

1. *Смиритесь с недостатками своего ребенка.* Родители должны смириться с тем фактом, что их ребенок в принципе активен и энергичен и, возможно, будет таким всегда. Следует ожидать не полного подавления гиперактивности, а введения ее в определенные рамки.

2. *Дайте выход лишней энергии ребенка.* Гиперактивному ребенку необходимы ежедневные физические упражнения на свежем воздухе — бег, занятия спортом, длительные прогулки. На случай плохой погоды неплохо иметь в доме специальное помещение, где ребенок мог бы резвиться без ограничений.

3. *Установите распорядок дня.* Прием пищи, уборка, отход ко сну и другие повседневные дела должны проводиться вовремя, чтобы приучить ребенка к дисциплине.

4. *Не позволяйте гиперактивному ребенку переутомляться.* При излишнем утомлении снижается способность к самоконтролю и растет гиперактивность.

5. *Старайтесь не брать детей в общественные места.* Избегайте обстоятельств, при которых гиперактивность совершенно неуместна,— в церкви, ресторане и т. д. Без крайней необходимости не берите детей в магазины и торговые центры. После того, как ребенок научится контролировать свое поведение дома, можно постепенно вводить его в подобные ситуации.

6. Поддерживайте твердую дисциплину. Гиперактивные дети воспринимают меньшее количество правил, чем обычные дети. Установите несколько ясных, понятных, необходимых правил, предназначенных в основном для того, чтобы предотвратить нанесение вреда ребенку и иным людям. Ребенок не должен постоянно слышать: «Этого делать нельзя!», «Прекрати!»

7. *Укрепляйте дисциплину, избегая мер физического воздействия.* Не шлепайте и не трясите ребенка, чтобы не давать ему пример агрессивного поведения. Вместо этого отсылайте провинившегося ребенка в его спальню или в иное место, где он мог бы успокоиться.

8. *Вырабатывайте в ребенке усидчивость и укрепляйте спокойное поведение.* Д-р Шмидт рекомендует читать ребенку, раскрашивать вместе с ним картинки и собирать головоломки; позже вводить усложняющиеся игры — построение сооружений из кубиков, домино, игры в карты и кости. У ребенка не должно быть слишком много игрушек — это может отвлекать его. И, конечно, игрушки должны быть безопасными.

9. *Постарайтесь не подрывать репутацию ребенка у соседей.* Отзывайтесь о нем как о «чрезвычайно энергичном и очень хорошем мальчике (или девочке)». В противном случае плохое поведение станет неизбежным.

10. *Время от времени давайте себе полный отдых.* Постоянная жизнь под одной крышей с гиперактивным ребенком может сломать кого угодно. Периодические перерывы помогают родителям терпимее относиться к выходкам своего отпрыска. Это могут быть вечеринки, которые время от времени устраиваются вне дома, или другое времяпрепровождение без ребенка, которое снимает с родителей груз и помогает восстановиться.

диеты Фейнгольда все дети меньше отвлекались, лучше сосредоточивались на предмете занятий или игры, были менее беспокойны, требовали меньшего внимания.

Единственная проблема с использованием контролируемой диеты состоит в том, что ребенок может начать воспринимать себя как больного или чем-то отличающегося от остальных детей. Родителям нетрудно уладить дело, если они будут спокойно относится к смене диеты и последуют нашим советам:

- Не заставляйте гиперактивного ребенка думать, что приготовление для него отдельных блюд является для вас бременем или помехой. Вместо этого готовьте «безопасные» блюда, которыми будет довольна вся семья.

- Подключите к составлению меню самого ребенка, чтобы он видел, что с его личными нуждами считаются. Таким образом, мероприятие будет выглядеть скорее игрой, чем лечением или наказанием.
- Не давайте ребенку колу, чай, шоколад и другие содержащие кофеин продукты. Менее всего гиперактивному ребенку нужна дополнительная стимуляция.
- Будьте зорки как ястреб при чтении этикеток. Удостоверьтесь в том, что нежелательных компонентов нет в таких продуктах, как зубная паста и жевательная резинка — короче, во всем, что попадает вашему ребенку в рот.
- Постоянно ведите записи, отражающие поведение ребенка в связи с диетой, пусть это будет хотя бы простая оценка по десятибалльной шкале — от единицы (очень плохо) до десяти (превосходно).
- Наряду с исключением вредных продуктов из диеты не забудьте о включении в нее продуктов полезных. Это увеличит сопротивляемость ребенка простудам, ангинам и отитам. Ребенок будет болеть реже, и у него повысится самооценка.
- Не реагируйте излишне резко на мелкие нарушения. Когда речь идет о строгом соблюдении диеты, у детей не больше силы воли, чем у взрослых. Смиритесь с тем, что время от времени Джонни или Сьюзи хлебнут глоток лимонада или съедят конфетку. Чтобы уменьшить такую вероятность, держите побольше привлекательной и безопасной пищи в легкодоступных мес-

тах, позаботившись о богатстве выбора. Не забывайте дать ребенку в школу полезный и вкусный завтрак.

- Берегитесь сахара в любом виде, в том числе в форме меда, быстра, мелассы. Врачи считают, что сахар в любой форме подстегивает гиперактивность, независимо от остальных причин аллергии у ребенка. Педиатр из Денвера обычно рекомендует детям пить фруктовые соки напополам с водой, чтобы уменьшить общее потребление сахара.
- Будьте примером для ребенка. У детей сильно выражено желание подражать взрослым, поэтому вам будет трудно убедить ребенка воздерживаться от сахара и лакомств, если сами вы то и дело попиваете лимонад и жуете на ходу пирожки.

(В выделенном рамкой тексте «Десять советов о том, как справиться с гиперактивным ребенком» есть дополнительные указания по поводу того, что делать при нарушении ребенком диеты.)

Взрослые тоже бывают гиперактивны

После двух недель, проведенных ребенком на диете, родители могут осознать, что они тоже стали гораздо спокойнее. Во-первых, им приходится иметь дело с менее непокорным ребенком. Во-вторых, они сами могли быть несколько гиперактивными, но не сознавали этого.

Хотя по большей части гиперактивность проявляется у детей, взрослые также страдают этим недугом. В конце концов, мы едим в основном ту же пищу, что и наши дети. (Кстати, одним из первых пациентов, у кого доктор Фейнгольд выявил связь питания и гиперактивности, была 26-летняя женщина). Единственная разница между нами и детьми состоит в том, что мы научились управлять своим поведением.

Как выяснить, не были ли вы несколько гиперактивны? Ну, возможно, вам не удавалось глубоко сосредоточиться на своей работе дольше, чем на 5—10 минут. Возможно, вы плохо спали. А может быть, легко раздражались и всегда были несколько возбуждены. В принципе, многие образцы поведения, отмечаемые у людей, наиболее подверженных риску инфаркта и других связанных со стрессами расстройств здоровья, могут объясняться аллергической реакцией на пищу. Так что, если вы беспокойны и импульсивны, вам стоит серьезно задуматься и о собственном питании.

Особенно это важно для матерей гиперактивных детей, ожидающих появления следующего ребенка. Доктор Фейнгольд рассказал нам, что, по всей вероятности, что воздействие вызывающей гиперактивное поведение пищи на беременную женщину в значительной степени предрешает, будет ли родившийся ребенок гиперактивным. И, как мы разъяснили в главе 3, кормление грудью является лучшей страховкой от любых видов пищевой аллергии.

Так или иначе, и у взрослых, и у детей благоприятная реакция на изменение диеты укрепляет хорошее поведение: как только оно улучшается, как только человек начинает чувствовать себя лучше, повышается и его самооценка – и гиперактивное поведение становится лишь неприятным воспоминанием. Это настоящая радость – видеть беспокойной и неуправляемое создание изменившимся и слышать от него: «Нарисуй меня счастливым».

Действия по выявлению и устранению из рациона пищевых аллергенов подробно описаны в главе 3, где имеется и множество советов относительно того, как читать этикетки различных продуктов и как закупать пищу, не содержащую вредных добавок.

Поскольку гиперактивное поведение часто сопутствует трудностям в обучении, рекомендуем прочитать соответствующий раздел данной части книги.

Полипы носа

Полипы носа – это небольшие серовато-белые желатиноподобные наросты, прикрепляющиеся на ножках к внутренней поверхности носовой полости. Никто не знает, отчего образуются полипы, но похоже, что преследуют они в основном людей, у которых из-за сенной лихорадки вечно заложены носы, в особенности если эти люди круглый год страдают от аллергии к пыли или к другим вездесущим воздушным «правонарушителям». Частые насморки простудного или гриппозного происхождения тоже раздражают ткани носа и способствуют образованию полипов. Таким образом, если вы постоянно простужаетесь или страдаете сенной лихорадкой, у вас больше шансов обзавестись полипами.

«Всякий пациент с носовыми полипами должен пройти полное аллергическое обследование», — говорит доктор Мейер Б. Маркс, руководитель отделения детской аллергологии в Медицинской школе Университета Майами.

Вы можете не знать о том, что у вас крупные носовые полипы. Не всегда есть возможность увидеть их самому, даже при помощи зеркальца. Но кое-какие признаки вы должны знать. Если у вас все время заложен нос и снизилась острота обоняния или вкусового восприятия, вам следует обратиться по этому поводу к врачу.

Если полипы настолько велики, что перекрывают поток воздуха, врач, видимо, порекомендует устранить их хирургическим путем. Но единожды появившиеся полипы имеют тенденцию вырастать вновь. Чтобы предотвратить это, а также чтобы не дать небольшим полипам разрастись, нужно всерьез взяться за аллергию. Использование в спальне воздушного фильтра позволит примерно за полчаса снять все проблемы с дыханием и спокойно проспать восемь часов. Витамин С, действующий как естественный антигистаминный препарат, помогает прочистить полость носа. Регулярные физические упражнения позволяют избежать накопления в носовой полости сгустков слизи и, как следствие, предотвращают формирование ткани полипов.

В главе 4 вы найдете подробное описание того, как эффективно предотвратить воздействие пыли, пыльцы, плесени, запахов и иных аллергенов. В главе 10 разъясняет полезную роль витамина С, упражнений и прочих видов немедикаментозной терапии. А глава 5 рассказывает, как избежать распространенных, но внешне невинных источников аспирина и родственных аспирину веществ.

См. также разделы «Астма», «Сенная лихорадка» и «Синусит».

Понос

Понос является одним из наиболее распространенных симптомов пищевой аллергии, особенно у детей. Кишечник у аллергиков имеет тенденцию реагировать на определенные виды пищи так, как если бы они были слабительным, и с непредсказуемой внезапностью выбрасывает наружу неоформленный кал.

Но то, что понос постоянно застает вас врасплох, только часть проблемы. Длительный, продолжающийся больше недели понос, приводит к тому, что организм становится опасно ослабленным и обезвоженным вследствие потери жидкости и минералов, например, калия. Не имея достаточного количества воды и питательных веществ, ваши мышцы и нервы не могут работать. Понос у детей особо опасен: их организм слишком мал, чтобы справляться с резкой потерей воды и минералов. В результате неконтролируемого поноса ребенок может стать вялым, как тряпичная кукла, у него могут начаться судороги.

Помимо аллергии, существует еще несколько причин поноса. Но если ваш врач исключает инфекцию или заболевание, вы должны вспомнить о пищевой аллергии. В одном из трех случаев поноса у детей, вызванного пищевой аллергией, виновником является молоко. У таких детей понос – это способ отторжения пищи, которую организм считает вредной.

«Поскольку коровье молоко – не естественная пища для младенца, организм часто пытается отвергнуть его с помощью аллергической реакции, особенно когда в семье имеется предрасположенность к аллергии», – пишет д-р Роуи-младший в книге «Пищевая аллергия». Он упоминает об одном исследовании, в ходе которого было обнаружено, что из 140 детей, имеющих аллергию к коровьему молоку у 24 процентов (примерно один случай из четырех был понос).

Грудное молоко почти всегда ослабляет у малышей аллергию к коровьему молоку, в особенности если кормящая мать сама воздерживается от последнего. Когда ребенок подрастает, он в конце концов приобретает способность переносить молоко. На это может потребоваться 6 месяцев, а может и 12 лет. Метод проб и ошибок тут – единственный способ определить истину.

После молока наиболее частыми возбудителями аллергического поноса служат фрукты и сахар. Некоторые люди явно не переносят фруктозу – сахар, содержащийся в меде и сладких фруктах, таких, как сливы, яблоки и виноград. Но есть и такая группа людей, у которых понос может вызвать любая разновидность сахара. Два шведских доктора сообщают о четырех больных, страдавших поносом, желудочными болями и вздутием, длящимися порой вплоть до шести недель подряд. В промежутках между этими приступами у них были более умеренные недомогания. Все они отмечали обострение симптомов каждый раз, когда ели фрукты или пищу, содержащую в определенном количестве тростниковый сахар. Перейдя на бесфруктозную диету, все пациенты избавились от симптомов.

А врачи из Аделаидской детской лечебницы на юге Австралии, основываясь на наблюдениях за несколькими маленькими детьми, страдавшими поносом, полагают, что детей с хроническим поносом следует держать на бессахарозной диете по крайней мере два месяца. Если все дело в сахаре, то понос должен пройти.

Бывают и такие дети, которым для того, чтобы прошел понос, надо воздерживаться как от молока, так и от сахара. Группа педиатров изучила 75 детей (все младше одного года), которых лечили от поноса и других связанных с ним недомоганий. После нескольких дней безмолочной, основанной на соевой смеси диеты некоторым детям постепенно вновь начали давать коровье молоко, в то время, как остальные получали соевую смесь, не содержавшую молока и сахара. Дети, пившие коровье молоко, продолжали страдать непрекращающимся поносом, а детям, питавшимся безмолочной и бессахарной смесью, довольно скоро становилось лучше.

Временами понос вызывает пшеница или другие зерновые культуры. Указания о том, как избегать молока, сахара, зерновых культур и других распространенных возбудителей пищевой аллергии, приводятся в главе 3. Чтобы проверить вашу реакцию на любой из этих продуктов, надо находиться на диете как минимум одну неделю, а зачастую и дольше, поскольку после того, как пища съедена, требуется несколько дней для того, чтобы она была полностью выведена из организма.

Иногда пища вызывает понос во время сезона пыльцы, но не оказывает такого воздействия в другие периоды года. Например, ребенок круглый год может спокойно пить молоко или есть зерновые культуры, но в течение нескольких недель весной и летом, когда опыляются деревья и травы, он страдает расслаблением кишечника.

Родителям страдающих поносом детей следует обращаться к доктору без колебаний, поскольку налицо непосредственная угроза здоровью и вероятность инфекции или болезни. Пока причина, вызвавшая понос, не взята под контроль, врач может прописать ломотил или другое противодиарейное лекарство.

См. также разделы «Колики у детей» и «Расстройства пищеварения», «Метеоризм и боли в животе». (В связи с тем, что экзема является распространенным симптомом аллергии на молоко, некоторым людям может оказаться полезным раздел «Воспаление кожи (атопический дерматит и экзема)».

Почечные заболевания

Почки начинают плохо работать, когда повреждаются тонкие капилляры, переносящие внутри почек кровь, подвергающуюся очистке. Поскольку процесс фильтрования замедляется, кровь и белок поступают в мочу. Начинается накопление воды и возникают отеки тела.

Болезни почек встречаются у детей и молодых людей гораздо чаще, чем у стариков. В большинстве случаев они вызваны воспалением после инфекционного заболевания, например, скарлатины. Но у некоторых людей повреждения почек связаны с аллергией, в особенности если они страдают астмой, экземой или другими формами аллергии.

Доктор Дуглас Сэндберг, профессор педиатрии из Медицинской школы университета Майами, встречал множество детей, чьи почечные заболевания были связаны с аллергией. Острота заболеваний снималась при ограничении пищевых и воздушных аллергенов. В книге «Пищевая аллергия: новые перспективы» (*Sandberg D.* Food Allergies: New Perspectives. Charles C. Thomas, 1980) он приводит ряд историй болезни.

- В группе из 19 детей с почечными расстройствами 17 оказались аллергиками к одному или более продуктам питания. Потребление этих продуктов увеличивало содержание белка в моче — явный признак неправильного функционирования почек. У нескольких детей состояние значительно улучшилось после лечения пищевой аллергии.
- «Ротационная диета дала хорошие результаты у 2 пациентов», — сообщает д-р Сэндберг. (Такие диеты описаны в главе 3.) У 11 других детей терапия включала также противоаллергические уколы, повышавшие толерантность к таким про-

дуктам питания, как молоко, пшеница и кукуруза.

- Трое детей в возрасте от тринадцати до пятнадцати лет страдали аллергией к нескольким продуктам питания (у всех троих была астма, а у одного из них – экзема). У двоих детей деятельность почек нормализовалась при исключении из диеты молока. У третьего недомогание продолжалось. Д-р Сэндберг предполагает, что у него могла быть невыявленная вирусная инфекция или аллергия к химикалиям.
- Пятилетний мальчик страдал от сильного воспаления почек, сопровождавшегося болями в области живота и кровью в моче. Для выявления у него аллергии была применена безглютеновая ротационная диета, при которой ни один продукт питания не повторялся чаще, чем раз в четыре дня. После этого испытывались отдельные продукты питания. Провека установила, что деятельность почек ухудшалась при употреблении молока, яиц и лимской фасоли. К тому же д-р Сэндберг обнаружил, что у мальчика имеется аллергия и к некоторым другим продуктам питания, а также к некоторым химикалиям, таким, как моющие средства и инсектициды, причем эти аллергены ухудшали работу почек.

«После выполнения комплексной программы, включавшей в себя ограниченную ротационную диету, меры по контролю окружающей среды и десенсибилизирующие инъекции, его почки через шесть месяцев стали функционировать нормально, и это положение дел сохраняется», — сообщает доктор Сэндберг.

- У пятилетней девочки была обнаружена аллергия к коровьему молоку. Исследования крови, мочи и деятельности почек показали, что работа почек ухудшается после употребления коровьего молока и восстанавливается при его удалении из диеты. Отеки тоже явно увеличивались, когда она пила молоко, и уменьшались при отказе от него.

«Эта пациентка была чувствительна и к другим продуктам питания, а кроме того, к некоторым воздушным аллергенам. Ее состояние улучшилось при соблюдении соответствующей диеты и десенсибилизирующей терапии», — говорит д-р Сэндберг.

По словам д-ра Сэндберга вышеперечисленные случаи явно указывают на то, что пищевая аллергия является одной из причин дисфункции почек и что ингаляционная аллергия тоже играет в этом определенную роль.

«Может показаться, что эти пациенты обладают необычной чувствительностью к веществам, находящимся в окружающей среде», — говорит д-р Сэндберг. Он предполагает что аллергия запускает цепочку событий, приводящих у разных людей к различным формам нарушений деятельности почек.

Работа д-ра Сэндберга появилась вслед за несколькими исследованиями, которые провели японские врачи, обнаружившие, что ряд продуктов питания усиливает протеинурию (появление белка в моче) у многих людей с воспалением почек. У 36 таких больных продуктами, провоцирующими выделение белка, были (в порядке частоты заболеваний): молоко, яйца, соевые бобы, свинина, красные бобы и тунец. Употребление такой пищи, даже одноразовое, неизбежно провоцировало осложнения, исчезавшие через некоторое время, если этой пищи избегали (*Sandberg D.* Clinical Ecology, Charles C Thomas, 1976).

Недержание мочи, болезненное мочеиспускание и частые позывы на него, по мнению д-ра Рапп, тоже могут быть связаны с пищевыми, химическими или воздушными аллергенами.

Заболевания, связанные с почками, не из тех, которые можно диагностировать самостоятельно. Если ваша моча имеет кровавый или винный оттенок и это сопровождается болями в спине, головными болями, легким жаром и ощущением упадка сил, немедленно обращайтесь к врачу. И не бойтесь поднять вопрос об аллергии. В то время как некоторые формы почечной недостаточности давно связывают с реакциями на пыльцу, лекарства, токсины и укусы насекомых, реакцию на продукты питания начали исследовать совсем недавно.

См. также раздел: «Энурез».

Проблемы менопаузы

Гормональные изменения в организме могут вызывать аллергию — и наоборот, снимать ее. Иногда сенная лихорадка, экзема или крапивница вдруг исчезают с прекращением менструаций. Гораздо реже бывает и так, что именно в этот период начинает проявляться аллергия. Неожиданное воздействие пищевых либо воздушных аллергенов усиливает потливость и приливы, делающие столь тягостным для миллионов женщин наступление менопаузы.

Потливость и приливы во время менопаузы обычно объясняются падением активности яичников, которое наступает естественным путем в возрасте между 45 и 53 годами (плюс-минус несколько лет). Для многих женщин это и в. самом деле единственная причина. Однако доктор Уильям Х. Филпотт, психиатр из Оклахомы, полагает, что эти симптомы не исчезнут, пока женщина не начнет избегать пищевых или химических аллергенов, к которым она чувствительна. Д-р Филпотт считает, что аллергические реакции могут подавлять выделение эстрогенов, в особенности во время менопаузы. Более того, он рекомендует всем врачам исследовать и лечить любую аллергию до того, как прописывать прием эстрогена.

Главы 1—8 этой книги помогут вам выявить различные виды аллергии, которые, быть может, отягощают симптомы менопаузы. Главы 9—14 объясняют, как контролировать аллергию.

Поскольку депрессию и чувство тревоги часто неверно считают лишь симптомами менопаузы, а не рассматривают их как самостоятельные проблемы, женщинам, столкнувшимся с этими явлениями, стоит прочитать соответствующие разделы V части книги.

Раздражительность

Имея дело с аллергией, всякий может выйти из себя. Постоянно заложенный нос или зудящая кожа вызывают раздражение и утомляемость.

Но раздражительность может быть и прямой аллергической реакцией на пищевые, химические и иные воздушные аллергены. Их воздействие на нервную систему делает вас суетливым, чувствительным, напряженным, утомленным и мрачным, независимо от того, нормально ли вы спите. Аллергологи называют раздражительность, вызванную аллергией, синдромом напряжения-утомления.

Окружающие могут описать раздражительного человека как конфликтного, легко обижающегося, возбудимого, неудовлетворенного, напряженного, плохо воспитанного, суетливого, дерганого, нервного, излишне чувствительного или излишне темпераментного. Если одно из этих определений подходит к вам, вполне вероятно, что вы — аллергик. Раздражительный ребенок — аллергик назойлив, агрессивен и склонен к слезливым истерикам.

«Хотя чаще всего причиной раздражительности бывает пища — пищевые красители, сахар, молоко, шоколад, яйца или кукуруза, виновными могут оказаться и другие распространенные аллергены — цветочная пыльца, пыль, плесень, запахи косметики», — говорит д-р Рапп.

Исключение контактов с аллергенами, вызывающими напряжение, сделает жизнь гораздо более приятной и для самого аллергика и для окружающих. Д-р Рапп рассказывает о ребенке 11 лет по имени Шон, раздражительном, беспокойном, враждебном, грубом. Шон постоянно вступал в конфликты с членами семьи и школьными товарищами. После недельной диеты с исключением распространенных пищевых аллергенов характер Шона стал гораздо лучше.

«По мере того как в его рацион начали вновь вводить различные продукты, выяснилось, что причиной раздражительности, враждебности и склонности к насилию были пищевые красители и сахар»,– сообщает д-р Рапп. Пока Шон избегал этих продуктов, он вел мирную жизнь. Несколько месяцев спустя он попытался перейти на нормальное питание. Учителя тут же заметили, что к нему вернулась его прежняя раздражительность. Перейдя опять на безаллергенную диету, Шон успокоился и подружился с другими детьми.

История Шона демонстрирует нам, каким образом питание может в лучшую сторону изменить поведение человека.

«О синдроме напряжения-утомления следует вспоминать всякий раз, когда пациент без видимых причин становится раздражительным, слабым или вялым,– говорит д-р Спир в своей книге „Аллергия нервной системы" (*Speer F.* Allergy of the Nervous System. Charles C. Thomas, 1970).– Это особенно справедливо для тех случаев, когда другие причины исключены. Ни одного пациента нельзя с уверенностью отнести к невротикам, пока не исследована его склонность к аллергии».

См. также разделы: «Агрессивность», «Беспокойство», «Депрессия», «Утомляемость» и «Повышенная активность».

Расстройства пищеварения, метеоризм и боли в животе

Пищевая аллергия поражает пищеварительный тракт более других систем организма из-за близкого и постоянно возобновляющегося контакта желудка и кишечника с аллергенами. Многие люди с пищевой аллергией страдают повышенной кислотностью и болями в области живота, — в особенности если у них аллергия к молоку, яйцам, пшенице, кукурузе, фруктам и иным широкораспространенным пищевым продуктам. Кроме раздражающего и обессиливающего недомогания, пищеварительные расстройства могут еще и деморализовывать. Если врач не знает о вашей аллергии, он, пожалуй, решит, что вы ипохондрик. И вы сами можете начать верить в это! (Кстати, само слово «ипохондрия» происходит от греческого слова, обозначающего верхнюю часть живота.)

Трудно дать точное определение расстройствами пищеварения. В принципе, это происходит, когда пища, попавшая в желудок не может быть правильно усвоена, следствием чего бывает ряд недомоганий: изжога, тошнота, тяжесть в желудке и его вздутие.

Изжога — это ощущение жжения за грудиной (иногда сходное с болью при ангине), причиной которой часто бывает пищевая аллергия.

Схожая с этим проблема — ощущение комка в горле после еды, вызываемое спазм пищевода. По мнению д-ра Роуи-младшего, который лечит людей от пищевой аллергии уже тридцать лет, контроль за пищевой аллергией облегчит ваше состояние.

Вздутие живота, вызванное скоплением газов, настолько характерно для пищевой аллергии, что многие аллергологи сразу же предполагают именно этот диагноз, услышав от пациента, что после еды ему приходится расслаблять пояс.

Значительно сложнее выявить причину болей в области живота. Они могут быть острыми или тупыми, могут распространяться на все туловище или сосредоточиваться в одной точке — под сводом грудной клетки, в районе пупка, в самом низу живота. Такие боли легко спутать с менструальными болями, с язвой желудка или двенадцатиперстной кишки, с заболеваниями желчного пузыря. Если исключены остальные причины, тестирование и лечение пищевой аллергии может привести к полному выздоровлению.

Д-р Роуи сообщает о многих случаях болей в области живота, вызванных аллергией. Например, у одного мужчины боли, возникавшие в нижней и средней левой части живота каждую ночь между тремя и четырьмя часами, исчезли после исключения из диеты продуктов, вызывавших аллергию. Женщина, в течение шести недель ощущавшая боли в верхней и средней части живота, почувствовала себя хорошо после того, как перестала употреблять пшеницу.

Если аллергия ярко выражена, то малейшее нарушение диеты, часто остающееся невыявленным, может вызвать приступ. Один из пациентов д-ра Роуи с аллергией к яйцам, пережил тяжелый приступ, который начался через час после того, как он поел печенье, содержавшее незначительное количество яиц. Боли длились восемнадцать часов.

«Эти симптомы лучше всего объясняются аллергическим воспалением и спазмами мышц, которые нарушают работу желудка, пищевода и других органов пищеварения,— указывает д-р Роуи.— Изжога, вздутие живота и отрыжка, с которыми тысячи людей борются при помощи антацидов, могут контролироваться путем исключения пищевых аллергенов, причем медикаментозное лечение становится ненужным».

Подробные советы по выявлению пищевой аллергии содержатся в главах 2 и 3.

Сенная лихорадка

Сенная лихорадка похожа на простую, но вызывается не микроорганизмами. Когда вы вдыхаете что-то такое, к чему испытываете аллергию, выделяются гистамин и другие вызывающие аллергию соединения и слизистые оболочки вашего носа и дыхательных путей немедленно воспаляются, отекают, начинают выделять влагу. Результат? Насморк, воспаленные, слезящиеся, утомляющиеся глаза, постоянные приступы неконтролируемого чихания. Иногда возникшее недомогание вызывает такую раздражительность, головные боли и утомление, что вам ничего не хочется делать. Ночью вы просыпаетесь от безудержного чихания. Вот такое несчастье объединяет 15 миллионов американцев.

Нужно сказать, что сенная лихорадка (врачи называют ее аллергическим ринитом) — это не просто досадная неприятность. В конечном итоге она может привести к мигреневым головным болям, воспалению носовых пазух и к потере слуха. По этому нельзя пускать дело на самотек.

Антигистаминные препараты снимают сенную лихорадку, но снижают у большинства людей ясность мышления, делают их вялыми. На маленьких детей и стариков эти лекарства оказывают противоположное влияние, вызывая у них возбуждение и не позволяя уснуть. Через некоторое время антигистаминные препараты становятся менее эффективными: для получения того же результата приходится принимать все большие их дозы. Препараты, снимающие насморк, имеют схожие недостатки, что подробно обсуждалось в главе 10. Ясно, что лекарственная терапия – не лучший выход из положения.

Витамины, травы и упражнения могут помочь

В то же время витамин С действует как *натуральный* антигистаминный препарат, противодействуя потоку гистаминов, которые вызывают насморк, боль и отек носа. По мнению врачей, с которыми мы говорили, средняя доза витамина С, необходимая для того, чтобы прервать приступ сенной лихорадки, составляет около 5 граммов в день, варьируясь от 4 до 8 граммов в зависимости от индивидуальных особенностей.

Биофлавоноиды – соединения, содержащиеся в белом слое корки апельсина и грейпфрута, в других фруктах и овощах – усиливают способность витамина С снимать симптомы сенной лихорадки. Исследования показали, что биофлавоноиды цитрусовых, видимо, благоприятным образом изменяют процесс использования витамина С, делая его более усвояемым и концентрируя его в определенных тканях организма. Таблетки с биофлавоноидами, вплоть до 6 граммов в день – это наиболее удобный способ получить количество, необходимом для прерывания приступа.

В те дни или ночи, когда ваш нос настолько забит, что вам кажется, будто его зацементировали, есть несколько способов улучшить состояние. Один из них — это использование пантотеновой кислоты, витамина В. Доктор Сандра Стюарт, бывший помощник директора поликлинического отдела детской больницы в Колумбусе (Огайо), решила испытать его, обнаружив, что не переносит антигистаминных препаратов.

«Я приняла 100-миллиграммовую таблетку на ночь, — говорит она, — и обнаружила, что заложенный нос очистился меньше, чем за 15 минут. Я вновь смогла дышать и больше не просыпалась в 4 или 5 часов утра от кашля и насморка. Так что лично на меня пантотеновая кислота оказывает, судя по всему, противоотечное воздействие». Она добавляет, что многие из ее пациентов сообщают о таком же воздействии на них пантотеновой кислоты. Горячий бульон тоже ускоряет выделение слизи, в особенности если в нем содержатся такие продукты и приправы, как лук, чеснок, кайенский перец, хрен.

Пары настоя эвкалиптовых листьев тоже помогают быстро прочистить нос. Бросьте на пять минут горсть листьев в большую кастрюлю кипящей воды и затем выключите огонь. Набросив на голову полотенце, вдыхайте эти пары. (Будьте осторожны и не слишком наклоняйтесь: вы можете обжечь лицо.)

Физические упражнения тоже освобождают дыхание. Многие страдающие сенной лихорадкой обнаружили, что бег, ходьба, поездки на велосипеде и другие активные физические упражнения прочищают заложенный нос. Если вы занимаетесь на улице, то лучше делать это по вечерам, когда наиболее низок уровень растительной пыльцы в воздухе. Ниже он также после дождя, возле озер, прудов и других открытых водных пространств. 15 – 20 минут прыжков со скакалкой или танцевальных движений в помещении тоже могут помочь.

Возьмите постоянный отпуск от сенной лихорадки

Степень полученного облегчения во многом будет зависеть от того, насколько прилежно вы станете избегать воздушных аллергенов. В принципе, большинство врачей-аллергологов в первую очередь советуют своим пациентам: «Избегайте всего, что беспокоит вас». Но этот совет принесет пользу лишь в случае, если вы знаете, *чего именно* вам следует избегать. В течение года над страной летает 250 тысяч тонн пыльцы амброзии, а также пыльца деревьев, кустов, трав. Сезон пыльцы может растягиваться на многие месяцы, а в некоторых районах он длится чуть ли не круглогодично. Нельзя же постоянно сидеть в комнате с кондиционированным воздухом!

Однако установить в спальне воздушный фильтр вы можете. Получать восемь часов чистого воздуха каждую ночь – это хороший шаг в направлении полного освобождения от проблемы. Известно, что у некоторых людей сенная лихорадка в очищенной атмосфере всего снимается за десять минут.

Еще один способ «отфильтровать» пыльцу заключается в полном переодевании и ополаскивании головы сразу же после возвращения домой. Это позволит избежать контакта с пылинками, приставшими к вам на улице.

Сокращение контактов с другими распространенными аллергенами – пылью и плесенью – немного сложнее. Например, замена пылесоса с обычным пылевым мешком на более эффективный пылесос с водным фильтром поможет вам устранить всю пыль из комнаты. Установка в подвальном помещении или в ванной осушителя воздуха позволит предотвратить рост плесени и грибков.

Запахи аэрозольных освежителей воздуха и других препаратов по уходу за домом тоже могут усиливать симптомы сенной лихорадки. Заменив сложные химические продукты на более простые, вы снизите загрязнение воздуха в доме, и уже через день-другой вам станет легче дышать. (Список безопасных средств приведен в таблице 16 главы 4.)

В общем и целом в главе 4 приводится более 70 практичных и несложных способов оздоровления домашней атмосферы. Вы можете последовать тем или иным советам в зависимости от того, что именно вызывает у вас сенную лихорадку. Большинство людей отмечает облегчение своего состояния после применения всего нескольких мер, рекомендуемых нами.

Зато мы не рекомендуем спешить со сменой региона проживания. Действительно, существуют места, где нет того или иного вида пыльцы, но где гарантия, что через пару лет вы не смените один вид аллергии на другой? Так что проводите в таких местах отпуск, но переезд предпринимайте лишь в самом крайнем случае.

И последний совет: если вы курите — постарайтесь бросить. Курение раздражает дыхательные пути, перегружает и без того перегруженные нос и органы дыхания. По мнению д-ра Фрейера, для тех, кто страдает сенной лихорадкой, курить просто безумие.

Другие рекомендации, касающиеся сенной лихорадки, вы можете найти в главах 4, 10 и 11.

Синдром Меньера

Симптомы расстройства слуха, которые называются синдромом Меньера (или болезнью Меньера) таковы: звон в ушах (тиннит); повышенная чувствительность к громким звукам; постепенная потеря слуха; головные боли; вертиго (вид головокружения), подчас сопровождаемое тошнотой.

Иногда приступы длятся лишь несколько минут, иногда продолжаются часами. Приступы могут повторяться часто или разделяться несколькими неделями. Как ни странно, болезнь поражает в основном людей в возрасте между сорока и шестьюдесятью годами.

В девяти из десяти случаев поражается лишь одно ухо, причем заболевание может привести к полной глухоте на это ухо.

Синдром Меньера, по-видимому, возникает в результате скопления жидкости в улитке – спиралевидном органе внутреннего уха, координирующем деятельность слухового аппарата. Врачи точно не знают причины синдрома Меньера, но среди многих возможностей рассматривается и аллергия.

Синдром Меньера во многом напоминает мигрень, и похоже, что приступы вызываются одними и теми же продуктами питания. (См. также «Мигрень и другие головные боли»). В некоторых случаях синдром Меньера может быть частью общей аллергической реакции на лекарства, йод, домашнюю пыль или собачью шерсть (по данным д-ров Роуи и Роуи-младшего).

Если аллергия и в самом деле является важным фактором в возникновении синдрома Меньера, важно не только избегать аллергенов, но и снижать потребление соли и продуктов с высоким содержанием натрия. Натрий стимулирует накопление воды во всех тканях организма, включая внутреннее ухо, и отягощает течение болезни.

Наряду с аллергией должны быть рассмотрены и другие вероятные причины синдрома Меньера: вирусная или бактериальная инфекция, инфекция носовых пазух, атеросклероз или анемия.

Синусит

Синусит – это одно из самых распространенных недомоганий, с которыми приходится сталкиваться аллергологам.

Речь идет об отеке и воспалении слизистых оболочек придаточных пазух носа — восьми полостей, расположенных за носом, щеками и лбом. Воспаление блокирует отверстия, ведущие к носу. Не находящая выхода слизь, начинает давить на стенки пазух, в результате чего вся верхняя часть лица и лоб становятся болезненными, повышенно чувствительными. Нос перестает работать. Но если вы решите очень энергично высморкаться, давление на стенки полостей станет еще сильней и этот район воспалится еще больше.

У аллергиков синусит поражает обычно лиц с хронической сенной лихорадкой. Он может быть вызван и инфекцией, в том числе сопровождающей простуду.

Первое, что следует делать при аллергическом синусите, это осушить пазухи. Теплое полотенце, приложенное к лицу, поможет сделать слизь более жидкой и вывести ее из пазух. (Чтобы согреть полотенце, опустите его в горячую воду, но следите, чтобы ткань не была слишком горячей и не обжигала лицо). Можно вдыхать горячий пар из кастрюльки с кипящей водой (не слишком приближайтесь к поверхности кипятка, иначе можете обвариться). Можно выпить одну-две чашки горячего травяного чая. Специалисты по травам говорят, что для разжижения слизи особенно хорош пажитник.

Зато не слишком удачным решением будет использование спреев или капель от насморка. Они на время снимают воспаление, но как только вы перестанете принимать лекарство, пазухи воспалятся с новой силой. Не идеальными являются и специальные таблетки: они делают человека нервным и раздражительным. Вместо лекарств попробуйте витамин С. Он действует как натуральный антигистаминный препарат, снимает воспаление, уменьшает остроту реакции сенной лихорадки. (Более подробная информация о немедикаментозных средствах борьбы с аллергией содержится в главе 10.)

Для полного избавления от синусита, вызванного аллергией, старайтесь избегать возбудителей сенной лихорадки, пользуясь методами, описанными в данной книге. Этим вы предупредите не только появление болей, но и постоянное воспаление пазух: нелеченный синусит может привести к задненосовому слизеотделению, при котором избыток слизи будет стекать вам в горло.

Если вы сразу же не позаботитесь о полостях своего носа, впоследствии он и постоянно будут доставлять вам беспокойство.

См. также «Сенная лихорадка» и «Полипы носа».

Стоматит

Стоматит – это те болезненные эрозии, которые ни с того ни с сего вдруг образуются у вас во рту.

В самом ли деле стоматит так случаен? Или же возникновение этих болячек имеет под собой причину, поддающуюся предсказанию и контролю?

Доктор медицины С. У. М. Уилсон из Дублина (Ирландия) считает, что у аллергиков стоматит может быть результатом аллергии на пищевые продукты. Наблюдая за группой из 61 человека, где все страдали сенной лихорадкой, он заметил, что больше чем половину из них стоматит беспокоит уже давно. В одном случае из пяти в этом явно были виноваты определенные пищевые продукты. Наиболее распространенными раздражителями были молоко, яйца, капуста, репа, пастернак, свинина, пророщенная пшеница, чай и кофе.

Д-р Уилсон полагает, что у аллергиков ткани рта служат своего рода барометром аллергического воздействия. Ощущения жжения и рези, предшествующие появлению стоматита, говорят о том, что больной ел пищу, к которой у него аллергия.

«Эти ощущения, по-видимому, соответствуют сходным ощущениям при раздражениях кожи, связанных с аллергической экземой», — считает д-р Уилсон. Кстати говоря, у половины из тех, кто страдал стоматитом, наблюдались также газы, понос и другие желудочные недомогания, а также утомляемость — частый симптом пищевой аллергии.

Другие врачи рассказывают об особо тяжелом случае болезненного, изматывающего стоматита, причиной которого была пищевая аллергия. С самого рождения стоматит не оставлял в покое 13-летнюю девочку больше чем на три недели подряд. Ей давали чуть ли не все упомянутые в книгах лекарства, и все без толку. Использовав элиминационную диету с целью выявления аллергических реакций на пищевые продукты, врачу удалось выявить аллергию к картофелю, кофе и шоколаду. (Картофель редко становится причиной аллергии, но девочка всю жизнь ежедневно ела его в сыром виде, вызвав тем самым аллергическую реакцию.)

«После отказа от этих продуктов стоматитные явления прошли, и в течение четырех месяцев у девочки не возникало никаких язв», – пишут д-ра Финн и Коуэн.

Пищевые продукты, виновные в образовании стоматита в этих двух исследованных случаях, никоим образом не являются единственно возможными аллергенами. Наиболее распространенные пищевые аллергены и способы их выявления подробно перечислены в главе 3.

Тошнота

Тошнота почти всегда заставляет заподозрить пищевую аллергию. Вероятно, не всякий раз тошнота будет приводить к рвоте, но вам будет казаться, что вы близки к этому, а такое состояние сделает вас менее общительным и трудоспособным.

Известен случай с женщиной 32 лет, с самого детства почти ежедневно ощущавшей тошноту. Единственным способом удержаться от рвоты на людях был прием больших доз антигистаминных препаратов. Тяжким испытанием для нее было путешествие в автомобиле: двухчасовая поездка требовала нескольких остановок.

«Она стала подавленной, вялой, потеряла вкус к жизни, – рассказывают лечившие ее врачи. – Ее взаимоотношения с женихом осложнились из-за того, что у нее появилась раздражительность, а постоянная тошнота подавляла сексуальное влечение».

Когда эта женщина упала в обморок, выпив чашку чая, ее госпитализировали для проведения неврологических тестов. Кроме того, врачи решили исследовать возможность наличия пищевой аллергии.

«На основе исследования ее диеты было решено исключить из дневного рациона чай, после чего приступы тошноты и рвоты прекратились, — говорят д-ра Финн и Коуэн. — Отказавшись от чая, она прожила без болезненных симптомов пять месяцев и смогла совершать дальние автомобильные поездки, не ощущая дурноты». Добавим, что она вышла замуж.

Большинство людей гораздо раньше, чем эта женщина, определяют пищевой аллерген, вызывающий у них недомогание. Тошнота обычно ощущается вскоре после того, как вы съедите какой-то продукт, а не много часов спустя, так что сопоставить причину и следствие бывает несложно. Но если иногда приступ тошноты начинается без видимых причин, для выявления пищевого аллергена, возможно, придется некоторое время вести дневник. Подробности, касающиеся этого, вы сможете найти в главе 3.

См. также «Головокружение», «Расстройства пищеварения, метеоризм и боли в животе».

Трудности с обучением

Дети часто жалуются: «У меня аллергия к школе!» Родители в ответ улыбаются: они-то знают, к чему у их детей аллергия. И тем не менее у детей может быть в прямом смысле этого слова аллергия к школе. Ведь если ребенок начинает школьный день с завтрака, состоящего из продуктов, к которым у него аллергия, затем подвергается воздействию воздушных аллергенов – пыли в классе, запаха мастики для полов, моющих средств, а затем ест второй завтрак, перегруженный добавками и красителями, вряд ли стоит ожидать от него школьных успехов.

Такой ребенок плохо читает, делает множество ошибок и отстает в математике. Он не понимает устных объяснений. Он не пишет, а царапает, как курица лапой. Ему трудно прочесть написанное на доске. В результате у него возникает школьная фобия: головные боли, боли в животе – в общем, все что угодно, лишь бы не попадать в неприятную ситуацию. Все это не дает больному аллергией ребенку реализовать свой потенциал. Учителя в таких случаях любят говорить: «Если бы он старался, дела у него шли бы лучше».

Доктор Алан Либерман, педиатр из Южной Каролины, говорит: «Я полностью убежден в том, что многие сложности с обучением вызваны отрицательными реакциями детей на многочисленные экологические факторы, то есть аллергией, и если бы удалось сократить или нейтрализовать их аллергическую загруженность изменением диеты и условий окружающей среды, большинству это помогло бы».

Все большее число врачей, подобно д-ру Либерману, полагают, что плохая обучаемость чтению и другие проблемы, связанные с обучением, вызваны факторами питания или окружающей среды, а не ленью или дурным характером.

«У разных детей аллергия поражает различные участки мозга, – говорит д-р Рапп. – Например, мы наблюдали падение способности читать с уровня восьмого класса до уровня пятого, и причиной была аллергия. В одном из исследований мы наблюдали изменения почерка. Буквы у детей становятся крупными, неправильными, перевернутыми, встречается даже зеркальное их написание».

Трудности с обучением могут быть, конечно, вызваны не только аллергией, но и другими факторами. Среди них ослабленное зрение и слух, воздействие свинца, врожденные или приобретенные повреждения нервной системы, наследственность. Но доктор Джером Фогель, директор по медицинской части Нью-Йоркского института развития детей, говорит, что более 70 процентов детей, испытывающих сложности при обучении и наблюдаемых в институте, страдают аллергией или повышенной чувствительностью к пище, влияющими на их поведение и процесс обучения.

Кроме прямого воздействия на восприятие, аллергия может мешать обучению детей, вызывая у них гиперактивность. Слишком активные дети чересчур заняты, чтобы учиться. Они не могут сосредоточиться на столь длительный период времени, чтобы выслушать указания учителя, не говоря уже о выполнении этих указаний. Они просто не могут усидеть на месте достаточно долго для того, чтобы решить задачу.

Связаны ли трудности в обучении вашего ребенка с аллергией?

Этот опросник, основанный на наблюдениях за тысячами детей в течение последних двенадцати лет, был создан в Нью-Йоркском институте развития детей. Если вы ответите «да» по меньшей мере на пять вопросов, то вполне возможно, что процессу обучения вашего ребенка мешает аллергия.

1. Отмечались ли заболевания аллергией в вашей семье?
2. Отмечался ли в вашей семье диабет или гипогликлемия?
3. Были ли у вашего ребенка в младенчестве колики?
4. Были ли у него в младенческом возрасте проблемы с кормлением (такие, как частая смена марки молочной смеси)?
5. Были ли у вашего ребенка трудности с переходом на смеси для детей более старшего возраста или на твердую пищу?
6. Не страдает ли ваш ребенок плохим аппетитом?
7. Нет ли у него болезненного пристрастия к сладостям?
8. Нет ли пристрастия к какой-либо другой пище?
9. Не слишком ли редко ваш ребенок ест фрукты и овощи?
10. Нет ли у него необычной жажды?
11. Нет ли у ребенка необычно высокой чувствительности к свету, шуму или прикосновению?
12. Часто ли у вашего ребенка бывают простуды, больное горло, воспаление ушей?
13. Часто ли он жалуется на головные боли и головокружения?
14. Часто ли у него бывают боли в животе, запоры или поносы?
15. Не мочится ли ваш ребенок в постель?
16. Нет ли у вашего ребенка синих кругов под глазами?
17. Не одутловат ли ваш ребенок?
18. Не страдает ли он от экземы?
19. Трудно ли вашему ребенку сосредоточиться?
20. Плохо ли уживается ваш ребенок с другими?

21. Склонен ли ваш ребенок к беспричинному плачу?
22. Наблюдается ли у вашего ребенка депрессия?
23. Бывает ли ваш ребенок сонным в середине дня?
24. Бывает ли ваш ребенок малоактивным?
25. Тошнит ли вашего ребенка, если он поест позже, чем обычно?

Поскольку гиперактивность очень часто сосуществует с неспособностью к обучению, простейшим выходом бывает предписание от обеих бед риталина — амфетаминоподобного лекарства. Но хотя риталин, кажется, дает ребенку возможность сосредоточиться на более длительное время, он совершенно ничего не делает для реального улучшения качества обучения. Риталин попросту превращает ребенка в робота: ребенок становится способен вновь и вновь выполнять одни и те же простенькие задания, но не может отреагировать на изменение ситуации и приобрести новые знания. Вскоре у таких детей развивается низкая самооценка, и они убеждаются в своей глупости.

Лечение нарушения способностей к обучению и/или гиперактивности немедикаментозными средствами, в основном диетой — это самый лучший, наиболее безопасный путь к устранению трудностей в учебе. Оказывается, что некоторые продукты питания создают больше препятствий, чем другие.

«Рафинированный сахар лидирует в списке продуктов, которые таким детям противопоказаны», — говорит д-р Фогель.

«Мы резко меняем поведение ребенка, уменьшая потребление им сахара», — говорит доктор

Патриция Хардман, директор Академии Вудленд-холл, во Флориде, школы для детей с гиперактивностью и нарушенными способностями к обучению.

«У нас был один ребенок с коэффициентом умственного развития 140. Тремя днями позже при тестировании этот результат упал до 100! Оказалось, что утром к ребенку приезжала с визитом бабушка и угостила его пирожными; конечно, они были насквозь пропитаны сахарным сиропом. Что ж, мы выждали еще три дня — три дня без сахара — и вновь провели тест. Разумеется, показатель был 140. Нет сомнения, что сахар снижает способности детей к обучению.

Если ребенок приходит в нашу школу подавленным, жалуется на то, что у него все не ладится, или если с ним нет сладу, мы расспрашиваем его о том, чем он питается. Почти всегда выясняется, что накануне вечером он ел мороженое, пил лимонад или потреблял другую пищу с высоким содержанием сахара.

У нас в Вудленд-холле сахар исключен из рациона всех детей».

Отказ от сахара часто подразумевает исключение и многих продуктов питания, перегруженных различными пищевыми добавками. Вместе с ними из рациона уходит большинство пищевых аллергенов. Д-р Боксер говорит: «Если бы каждый семейный врач и педиатр посадил всех своих пациентов с гиперактивностью, нарушениями процессов обучения и отклонениями в поведении на диету без сахара, белой муки, искусственных добавок и кофеина, то я думаю, что 80 процентов наших проблем были бы решены».

Конечно, в старших классах школы или в колледже часто возникают трудности с учебным процессом. Но некоторые родители замечают эту особенность своего ребенка в очень раннем возрасте, даже если учителя продолжают переводить его из класса в класс, чтобы не возиться с ним два года подряд. Игнорирование данной проблемы лишь увеличивает разрыв между потенциалом ребенка и его реальными успехами. Если у вашего малыша есть трудности с обучением, причем физические причины исключены, ради его будущего необходимо исследовать возможность наличия аллергии в любом виде.

Как не существует единого курса обучения, подходящего любому и всякому ребенку, так не существует единой диеты, улучшающей способности к обучению.

«Когда речь идет о вызванных аллергией нарушениях процесса обучения, в поисках виновного следует обновить весь окружающий мир, – говорит доктор Гэри Оберг, педиатр из Кристал-Лейк (Иллинойс). – Если вы сосредоточитесь лишь на продуктах питания, то можете упустить причину». (Указания, содержащиеся в выделенном рамкой тексте помогут вам выяснить, влияет ли фактор аллергии на способность ребенка к обучению.)

Врачи находят, что после того, как аллергены идентифицированы и устранены, способности ребенка улучшаются. Он делается спокойнее, сосредоточеннее, ему удается завершать задания, его почерк становится более четким, а сам он – более управляемым. Если он учится лучше, то получает поощрения, а значит, растет его уровень самооценки. Это, в свою очередь, подталкивает его к более прилежным занятиям. Контроль над аллергией эффективно улучшает способности к обучению.

Если у вашего ребенка плохи дела с учебой, рекомендуем вам прочесть раздел «Повышенная активность», поскольку эти явления часто идут рука об руку.

Угри

В большинстве случаев угри не имеют ничего общего с аллергией. Однако существует один тип угревой сыпи — acne cosmetica, вину за которую врачи возлагают на косметику, кремы и увлажнители кожи. В основном такой тип угрей появляется у женщин после 20—30 лет, многие из которых никогда до этого не страдали угрями. В отношении этих людей «косметика виновна, если не доказано противоположное», — так говорит Сьюзен Эллиотт, доктор медицинских наук, профессор факультета дерматологии Калифорнийского университета в Сан-Франциско. По ее сообщению, кремы-основы, пудры и румяна часто бывают комедогенны (провоцируют угри). Следует пользоваться изделиями с пометкой «noncomedogenic».

Кремы и увлажнители, используемые для предотвращения пересыхания и старения кожи, тоже могут внести свой вклад в образование угрей у аллергиков. Мало того, что избыточные жиры засоряют поры кожи, но и ланолин, и масло какао, и ароматизаторы, и другие компоненты являются распространенными аллергенами. (Таблица 22 в главе 7 дает более обширный список компонентов косметики, способных вызвать аллергию.)

Если вы чувствуете, что вам нужен увлажнитель кожи (а большинство женщин нуждаются в нем, по крайней мере, зимой), выбирайте мягкие средства, ищите нежирные, легкие, неароматизированные кремы и лосьоны с минимальным количеством компонентов. Дерматологи, с которыми мы беседовали, рекомендуют Vaseline Dermatology Formula, Shepard's Lotion, Nutraderm, Ultra-Derm, Kery-Lotion, Purpose cream, Nivea lotion и Eucerin.

Умывая лицо, постарайтесь устранять максимальное количество жиров и бактерий. Но будьте при этом осторожны: склонная к появлению угрей кожа чувствительна. Используйте мягкое косметическое мыло, в состав которого не входят потенциально аллергенные ароматизаторы, красители и консерванты. И всякий раз, очистив лицо, тщательно промойте его водой. Остатки мыла на коже могут закупоривать ее поры, провоцируя появление угрей.

Вяжущие средства смывают находящиеся на поверхности кожи жиры, но не уменьшают количество жиров, производимых внутренними слоями кожи. Один врач заявил, что такие средства могут даже стимулировать выделение жиров в случае, если они содержат раздражающие вещества (ароматизаторы, красители или консерванты), к которым чувствителен данный человек. Таким образом, людям, предрасположенным к угрям, не стоит пользоваться вяжущими средствами.

А что насчет диеты в общем и целом? Почему одни люди могут есть все что угодно и не страдать ни от каких реакций, в то время как другие вынуждены отказываться от любимых лакомств? Все дело в *индивидуальной чувствительности*, а она складывается из комбинации аллергии, наследственности, уровня содержания гормонов в организме и чувствительности к бактериям, населяющим сальные железы. Если такая комбинация сложилась не в вашу пользу, сократите потребление шоколада, других сладостей, прохладительных напитков, пива, вина, крепких напитков и жиров.

Более подробно проблемы аллергических кожных реакций рассматриваются в главе 7.

Утомляемость

Чувствовать себя все время уставшим, не зная при этом отчего – очень угнетающее состояние. Нельзя списать все на ощущение «выжатости», возникающее после напряженной работы по случаю производственной необходимости, или на другой стресс. Не наблюдается никакой инфекции, диабета или заболевания щитовидной железы. И вот, не имея никаких медицинских показаний, чтобы объяснить вашу утомляемость, доктор склонен внести вас в список страдающих депрессией — быть может, упуская при этом возможность того, что все дело в аллергии, если только вы сами не поставите перед ним такой вопрос. Если дело действительно в аллергии (как иногда и бывает), то взятие ее под контроль может положить конец душевному застою, в котором вы пребываете.

Поскольку аллергическая утомляемость обычно представляет из себя сочетание утомляемости душевной и физической, один из врачей приспособил термин «изнурение мозга» для описания вялости и отсутствия стремлений, которые порой являются результатом аллергии. Это состояние не снимается после отдыха или сна, а иногда к утру ухудшается.

Д-р Рандольф описывает молодого человека с классической аллергической утомляемостью. Он хотел стать врачом, но настолько утомлялся в колледже, что не мог сосредоточенно заниматься, не мог завершить начатое дело. Кроме того, он ощущал нервозность, напряженность и тревогу. Даже 8-9 часов сна не освежали его.

При проведении тестов на аллергию выяснилось, что два стакана молока вызвали у этого молодого человека исключительно сильную утомляемость. Перед возвращением домой ему пришлось отлеживаться. В другом случае он поел яиц и вскоре ощутил головную боль. Д-р Рандольф удалил из диеты молодого человека молоко и яйца (до этого тот ел их ежедневно), а заодно говядину и арахис, аллергия к которым выявилась в других тестах.

Проведя всего две недели на диете, молодой человек стал гораздо меньше утомляться. Он даже смог есть пищу, к которой был аллергиком, но лишь в рамках четырехдневной ротационной диеты (как это описано в главе 3). Учеба пошла успешнее, и теперь, по сообщению д-ра Рандольфа, этот человек стал практикующим врачом.

Одним из симптомов аллергической утомляемости является потеря памяти. Такое явление, вызванное аллергией, может превратить «ходячую энциклопедию» в компьютер с замкнутым блоком памяти. Человек не способен вспомнить, куда положил ключи, забывает номера телефонов, имена и даты — и начинает чувствовать, что дряхлеет раньше времени.

Д-р Рандольф полагает, что в основе повышенной утомляемости у многих людей лежит аллергия, но что в большинстве случаев причина остается не диагностированной.

«Люди приходят к этому состоянию через ряд предыдущих физических и психологических стрессов, — пишет д-р Рандольф. — Обычно у них бывают толстые истории болезни, заполненные длинным списком жалоб, многие из которых носят, казалось бы, психологический характер. На самом деле все эти симптомы физиологического происхождения (реакция на пищу или химические соединения), но никто не понимает этого. Для своих врачей, близких, а иногда и для самих себя они являются классическими ипохондриками или людьми, которым просто не хватает внимания».

Поскольку дети, как правило, очень энергичны, их повышенная утомляемость вызывает особую озабоченность.

«Насколько я могу судить, в большинстве случаев причиной повышенной утомляемости у детей является аллергия, если этому нет иных объяснений, — говорит д-р Крук. — Я был потрясен количеством бледных, рассеянных, утомленных, безразличных детей, вся жизнь которых полностью изменилась после того, как из их рациона устранили скрытые пищевые аллергены».

«Хотя обычной причиной аллергической утомляемости бывают продукты питания, ее может вызывать также цветочная пыльца и другие аллергены», — продолжает д-р Крук.

Взрослые тоже могут надеяться на благополучный исход. Выявив причину (или причины) утомляемости и научившись избавляться от них, вы почувствуете себя как машина, только что прошедшая капитальный ремонт (хочется надеяться, что ваша производительность соответственно повысится).

Начните с диеты. По иронии судьбы многие продукты питания, от которых люди ожидают «допинга», — сладости, мучные изделия, прохладительные напитки или кофе — содержат как раз те компоненты, которые могут вызывать утомляемость: пшеницу, молоко, сахар, шоколад или кофеин. (Подробно о пищевой аллергии говорится в главе 3.)

Хотя пищевые продукты и являются наиболее распространенной причиной аллергической утомляемости, химические соединения тоже могут подорвать состояние вашего здоровья. Д-р Рандольф рассказывает об учительнице, пришедшей к нему с жалобами на то, что она чувствует себя совершенно измотанной и не в состоянии чем-либо заниматься. Д-р Рандольф тестировал ее и лечил от нескольких видов пищевой аллергии, но болезненное состояние не снималось. Тогда пришлось исследовать ее до-

Целостный подход к проблеме утомляемости

Работая над устранением аллергических реакций, обращайте особое внимание на питание и личные привычки. Труднообъяснимая утомляемость может быть вызвана различными факторами, и аллергия является лишь одним из них. Для полного избавления от повышенной утомляемости познакомьтесь с их списком:

Отсутствие регулярных физических нагрузок. По двадцать минут трижды в неделю — это поможет вам «подзаряжать батареи».

Злоупотребление кофе и алкоголем. После «взлетов» неизбежны «падения».

Недостаток одного или нескольких витаминов. Фолиевая кислота, пантотенат и витамин B_{12} жизненно важны для поддержания энергии.

Недостаток одного или нескольких минеральных веществ. Калий, магний, кальций и железо повышают энергию.

Скука. Отсутствие интереса равняется отсутствию амбиций.

Стресс. Ваш организм расходует множество сил на борьбу с семейными неурядицами, денежными проблемами, жесткими сроками.

Сверхтребовательное отношение к себе. Установление завышенных критериев гарантирует неудовлетворенность результатами.

машние условия и рабочее место. Источником неприятностей оказалась классная комната.

«Уборщик с удовольствием продемонстрировал мне целый набор химических средств, которые он использовал для уборки помещений и регулярного уничтожения насекомых, — говорит д-р Рандольф. — Я заявил больной, что это окружение не позволит ей избавиться от утомляемости и ей следует поискать другую работу, что она и сделала». Но этом все ее неприятности закончились.

Возможно, что вам и не придется бросать работу для восстановления активности. В главе 4 описываются простые, но эффективные меры, которые можно предпринять дома или на работе с целью уменьшения подверженности воздушным аллергенам, исключив таким образом возможные причины аллергогенной утомляемости.

Кстати, утомляемость и вялость являются основными побочными эффектами приема антигистаминных препаратов, как правило, прописываемых при сенной лихорадке, сыпях и других распространенных формах аллергии. Так что, если вы принимаете подобные лекарства, то вполне вероятно, что они вносят свой вклад в возникновение у вас утомляемости. Для того чтобы узнать, как ослабить аллергические реакции, не жертвуя при этом энергией, прочитайте главу 10.

Запас жизненных сил и чувство собственного достоинства идут рука об руку. Как только вы поборете свою утомляемость, изменится и весь ваш подход к жизни. А если случилось так, что у вас есть другие аллергические болезни, такие, как астма, сенная лихорадка или экзема, победа над повышенной утомляемостью обеспечит вам энергию, необходимую и для решения этих проблем.

Поскольку недиагностированная утомляемость может быть вызвана множеством разных причин, прочтите, пожалуйста, дополнительный текст в рамке: «Целостный подход к проблеме утомляемости».

См. также разделы «Беспокойство», «Депрессия», «Гипогликемия», «Мигрень и другие головные боли».

Флебит

Флебит – это воспаление вены или вен на ногах, и воспаление это чертовски болезненно. В некоторых случаях под кожей формируется вздутие, напоминающее веревку. Когда поражены более глубоко лежащие вены, в них могут образоваться сгустки, препятствующие кровообращению, вызывающие опухоли и отеки ног (такое состояние называют тромбофлебитом).

Боль и отеки делают флебит болезнью, выводящей человека из строя, а тенденция к образованию сгустков в сосудах делает его потенциально опасным для жизни: сгусток, добравшийся до сердца, может вызвать сердечный приступ. Постельный режим, средства, препятствующие свертыванию крови, а иногда и хирургическая операция – вот стандартный медицинский подход к этой болезни. Однако в тех случаях, когда есть тенденция к флебиту, это состояние может повторяться. Тем не менее, некоторым людям новый подход к проблеме обеспечивает устойчивое излечение.

Д-р Ри, специалист по сердечно-сосудистым заболеваниям, заметил, что ряд его пациентов сумели полностью избавиться от флебита в случаях, когда у них диагностировалась аллергия к химическим веществам, находящимся в окружающей среде, и предпринимались соответствующие меры. Боли и отеки у этих людей были столь интенсивны, что они даже не могли передвигаться по комнате. Антикоагулянты и постельный режим не приносили облегчения. У всех этих пациентов заподозрили аллергию и разделили их на две группы по десять человек. В контрольной группе продолжалась стандартная терапия, в то время как пациентов экспериментальной группы (все они находились на стационарном лечении в отделении д-ра Ри) проверяли на реакции к специфическим видам пищи и химическим веществам. Была выявлена чувствительность к формальдегиду, фенолу, хлору, бензопродуктам и пестицидам – весьма распространенным загрязнителям окружающей нас среды.

Людям из экспериментальной группы рассказывали о том, какие изменения им следует произвести дома и после того, как состояние улучшилось, их выписали из больницы.

Метод оказался плодотворным. У всех членов экспериментальной группы в течение следующих пяти лет было отмечено всего два случая обострения флебита. Мало того, что они безболезненно передвигались пешком, некоторые из них смогли проезжать по шесть миль на велосипеде в хорошем темпе!

В то же время в контрольной группе был отмечен 101 случай обострения заболевания, при этом в 40 случаях потребовалась повторная госпитализация.

Д-р Ри объясняет успех лечения тем, что у пациентов появились свои домашние «оазисы»:

«Учитывая постоянное воздействие вредных веществ на работе и в общественных местах, стало ясно, что если пациенты будут проводить по крайней мере по десять часов в менее загрязненных домашних „оазисах“, то они смогут избавиться от флебитов. Пациенты в контрольной группе продолжали страдать и не могли вести нормальный образ жизни. У них выработался стереотип поведения хронических больных, пессимистический взгляд на жизнь. Они лежали дома и почти ничего не делали».

Д-р Ри убежден в том, что у некоторых лиц флебит вызван или отягощен факторами окружающей среды, и полагает, что воспаление кровеносных сосудов и образование тромбов – это всего лишь еще два проявления чувствительности к химическим соединениям.

Когда те же факторы поражают мелкие капилляры, у людей ни с того ни с сего появляются синяки (см. раздел «Кровоподтеки»). Когда поражены коронарные сосуды, результатом могут стать сердечные боли (см. «Боли в сердце»).

С флебитом шутить нельзя. Обратитесь к врачу, хорошо разбирающемуся в вопросах загрязнения окружающей среды. Очень может быть, что он предложит вам дооборудовать ваше жилище, и в этом случае ряд полезных указаний вы сможете найти в главе 4.

Церебральный паралич

Церебральный паралич может приводить к любому из физических недостатков: плохой координации движений, мышечным судорогам, слабой устойчивости и неуверенной походке. Вину за это несет какое-то нарушение или повреждение в мозге, возможно, вызванное инфекцией или травмой вскоре после рождения. Но аллергия способна ухудшить дело.

Один 27-летний мужчина, страдавший церебральным параличом, пришел к врачу с жалобой на постоянные простуды, боли в горле и другие респираторные недомогания. Он подозревал, что, возможно, испытывает на что-то аллергическую реакцию. Анализы показали, что это так и было, причем воздействие различных аллергенов обостряло у него не только респираторные явления, но и паралич мозга.

Д-р Манделл, лечивший этого человека, сообщает также о 30 других пациентах, у которых церебральный паралич значительно ослабевал после обнаружения и лечения незамеченной ранее аллергии.

«Исследования дают серьезное основание полагать, что выявление аллергии будет чрезвычайно важно для миллиона жертв церебрального паралича в нашей стране, – говорит д-р Манделл. – Их хронические недуги могут быть ослаблены, а качество их жизни – значительно улучшено».

Д-р Манделл исследует также влияние аллергических заболеваний на синдром Туре и рассеянный склероз – два других основных расстройства центральной нервной системы.

Шизофрения

У шизофреника вовсе не расщепление личности – у него вообще нет личности. Шизофреники обычно воспринимают и оценивают окружающий мир нереалистически. У них мало социальных контактов и внешних интересов. Очень часто они бывают убеждены в том, что кто-то или что-то управляет их поступками. Если и стоит говорить о «расщеплении» личности, то в том смысле, что шизофреник склонен действовать непредсказуемо, совершать странные, немотивированные поступки.

Легкий налет шизофрении может создать великого художника вроде Винсента ван Гога. В то же время вполне развившаяся шизофрения может создать извращенного убийцу вроде. Но в большинстве своем шизофреники, пожалуй, довольно заурядные люди, действующие в соответствии со странным набором правил, которые они сами на ходу создают (и нарушают).

Психиатры говорят, что шизофрения является наиболее распространенной формой психозов. Немногим шизофреникам удается избавиться от своего заболевания. Лекарства могут помочь отдельному больному мыслить более рационально, но при использовании в течение многих месяцев или лет они оказывают серьезные побочные действия.

Шизофрения подобна раку в том смысле, что существуют не только разные разновидности этого заболевания, но и целый ряд вызывающих его причин, большей частью не вполне понятных. Кроме генетических и психологических факторов, некоторые эксперты связывают возникновение шизофрении с вирусом, токсинами, находящимися в воздухе и в воде, нерациональным питанием. Существует и научная школа, утверждающая, что в ряде случаев виновниками являются пищевые и ингаляционные аллергены.

Впервые связь между шизофренией и употреблением пшеницы раскрыта в исследовании доктора Ф. С. Доана из Филадельфии. Д-р Доан обнаружил, что в тех случаях, когда шизофреники, больные глютеновой энтеропатии, переходят на безглютеновую диету, у них исчезают симптомы шизофрении. Состояние вновь обостряется, если они возобновляют употребление пшеницы или других глютеносодержащих зерновых (среди них рожь, овес, рис и ячмень).

Более поздние исследования доктора Мэна Сингха из Мемфиса показали, что состояние шизофреников, помещенных на безпшеничную и безмолочную диету улучшается. Принимая во внимание тот факт, что молоко часто препятствует усвоению глютена, нужно сказать, что это открытие хорошо сочетается с вышеупомянутыми исследованиями.

Доктор Джеймс Р. Райс сообщает о больной шизофренией, которая находилась в стационаре более тринадцати лет. Ее состояние существенно улучшилось после восьминедельной безглютеновой и безмолочной диеты, после чего она была выписана. Другая женщина, находившаяся в стационаре с тем же диагнозом в течение четырнадцати лет, пробыв на такой же диете, начала проявлять признаки существенного улучшения, но вновь впала в прежнее состояние, однажды поев глютеносодержащей пищи. Совсем недавно доктор Артур Шугерман из Белл-Мид (Нью-Джерси) обнаружил, что 80 процентов протестированных им шизофреников были аллергиками к яйцам.

Большое количество кофеина, судя по всему, может обострить шизофреническое поведение. Одна женщина с диагнозом «шизофрения» заметила, что чувствует себя очень странно, если выпивает больше 4-5 чашек кофе в день. Эффект был столь заметен, что она решила совсем отказаться от кофе и с тех пор почувствовала себя существенно лучше.

Содержащиеся в воздухе аллергены еще больше усложняют проблему. Психиатр Уильям Филпотт, пожалуй, больше других занимавшийся связью между аллергией и психическими расстройствами, сообщает о нескольких случаях обострения шизофрении при вдыхании природного газа, сигаретного дыма, выхлопных газов, других загрязнителей окружающей среды.

Почти все мы едим пшеницу, яйца, пьем молоко. Большинство взрослых людей пьют кофе или другие кофеиносодержащие напитки, и все мы вдыхаем различные пары и запахи. Однако шизофрениками становятся немногие. Очевидно, все эти факторы оказывают соответствующее влияние на людей, предрасположенных к шизофрении,— возможно, в форме аллергических реакций.

В главе 3 даются очень подробные советы о том, как избежать контакта с пшеницей, молоком, яйцами, кофеином и другими пищевыми аллергенами.

См. также разделы «Алкоголизм», «Беспокойство» и «Депрессия».

Шум в ушах

У вас случайно не звенит в ушах? И не шипит? И нет шума прибоя? А хруста?

Все эти звуки связаны с заболеванием ушей. И это не просто фоновый шум. Из-за него невозможно без напряжения расслышать каждое слово собеседника или насладиться радиопередачей. В некотором смысле шум в ушах хуже глухоты: глухой, по крайней мере, может сосредоточиться на том, что читает, и его не пробуждает ото сна шум в собственной голове.

Такие люди жалуются на шум в одном ухе, на шум в обоих ушах, на разные шумы в разных ушах. В разное время дня, шум становится то громче, то тише. И чем громче шум, тем напряженнее, раздражительнее становитесь вы.

Наиболее распространенные причины этого недомогания – инфекция или травма. Но шум может быть и симптомом болезни Меньера (расстройства слуха, связанного с накоплением в ухе жидкости и вызываемого аллергией), а также прямым результатом возникшего на почве аллергии воспалительного процесса в тонких кровяных сосудах уха.

Как и при других расстройствах слуха, аллергическое происхождение шума в ушах возможно, если:

- у вас имеется аллергия носа, носовых пазух, дыхательных путей (сенная лихорадка, астма, синусит, полипы носа);

– ваши симптомы связаны с конкретными пищевыми или ингаляционными аллергенами;
– кожные или кровяные тесты выявили у вас аллергию.

Временами признаки аллергии органов слуха почти неуловимым. Один мужчина в течение восьми лет страдал звоном в ушах и прогрессирующей глухотой. Единственными намеками на аллергию были задненосовое слизеотделение и сильная неприязнь к молоку. Врач посадил этого пациента на стандартную диету с исключением наиболее распространенных пищевых аллергенов, таких, как молоко, пшеница, яйца и фрукты. Через две недели симптомы звона в ушах и глухоты начали проходить: через месяц шумы исчезли полностью, а слух восстановился. В продолжение двух месяцев пребывания на диете состояние пациента было хорошим. Затем в диету по одному начали вводить подозреваемые в аллергии продукты. Симптомы ухудшения состояния появились лишь при введении молока и пшеницы. Избегая этих продуктов, больной сумел полностью избавиться от шума в ушах.

(Детально методика проведения подобных диет описана в главе 3.)

В качестве предупредительной меры всем работающим в шумных помещениях следует пользоваться заглушками и иными средствами защиты, так как повреждение органов слуха тоже может привести к шуму в ушах. Болезненное состояние может усилиться из-за избытка соли в пище, злоупотребления аспирином, употребление алкоголя и курение.

См. также «Глухота», «Отиты и потеря слуха», «Синдром Меньера».

Энурез (ночное недержание)

Большинство из тех, кто мочится в постель, перерастают эту проблему в возрасте трех лет. Но не все. И когда чисто физические причины, такие, как дефект мочевых путей или хроническая инфекция, устранены, ситуация становится эмоционально нелегкой как для ребенка, так и для родителей. В сущности, 99 процентов таких детей продолжают непредсказуемым образом мочиться в постель, несмотря на принимаемые меры вроде исключения вечером всякого питья или прикрепления к матрасу звуковых сигнализаторов, реагирующих на влагу.

В 1920-30-х годах отдельными врачами было обнаружено, что некоторые из страдающих недержанием людей теряют контроль над мочеиспусканием после приема определенных видов пищи, однако прекрасно контролируют себя, когда избегают их. К несчастью для миллионов детей, продолжавших мочиться в постель, наблюдения этих медиков оставались незамеченными широкой общественностью в течение десятилетий. Но в 1957 году новое научное исследование опять показало, что отказ от определенных продуктов означает решение проблемы с недержанием для многих детей и подростков.

Когда медики повнимательнее пригляделись к этим детям, оказалось, что ткани их мочевого пузыря отечны (наполнены жидкостью), что очень схоже с отеком тканей носа у лиц, страдающих сенной лихорадкой. А распухший мочевой пузырь – это пузырь уменьшенный, он не может растягиваться так, чтобы вместить то количество мочи, которое ему положено. И если вдобавок сфинктер, регулирующий вытекание из пузыря, также отекает, то проблема осложняется: мышца значительно быстрее устает и теряет способность достаточно плотно перекрывать канал, то есть сдерживать поток мочи, особенно если человек спит и расслаблен. Результатом являются ночные «несчастные случаи». Когда же пищевые аллергены устранены, опухоль спадает и пузырь во время сна может нормально сдерживать мочу.

«Контроль за пищевой аллергией служит эффективным средством борьбы с недержанием для четырех пациентов из пяти», – говорит д-р Бринман. Он основывает это суждение на изучении 400 страдающих недержанием пациентов, у которых потеря контроля над мочеиспусканием не могла быть объяснена никакими физическими причинами, кроме аллергии. Наиболее распространенным раздражителем было коровье молоко, за которым следовали пшеница, яйца, зерновые, шоколад и свинина.

Д-р Бринман полагает, что ведение подробного дневника с указанием диеты и случаев ночного недержания поможет определить пищевые продукты, ответственные за это заболевание. В главе 3 приводятся подробные советы о том, как вам точно выявить и убрать из рациона причиняющие беспокойство пищевые продукты.

Язвенная болезнь

Как правило, язва – это белесое, кратероподобное отверстие, образующееся на блестящей розовой поверхности слизистой оболочки желудка или двенадцатиперстной кишки (верхнего отдела тонкого кишечника, находящегося сразу за желудком).

Язва двенадцатиперстной кишки более распространена чем язва желудка, хотя у одного человека могут встречаться заболевания обоих типов. К типичным язвенным симптомам относятся сильные боли, рвота цвета кофейной гущи, черный стул, общая слабость.

Мягкая диета без кофе, шоколада, фруктов и специй плюс ежечасный прием молока и сливок – вот традиционный подход к лечению язвы. Поначалу казалось, что болезнь при этом излечивается, но оказалось, что у большинства людей язва возникает вновь. Поскольку лечение диетой часто оказывалось неэффективным, главным направлением терапии стало применение лекарственных средств и антацидов. Но ежечасный прием молока до сих пор практикуется при острых и тяжелых состояниях, в особенности при наличии кровотечения.

А не может ли *молоко* быть причиной этого заболевания?

Некоторые врачи считают это возможным. Д-р Бринман, первым заметил несколько лет назад связь между аллергией к молоку и язвами. Он лечил мужчину, страдавшего в течение десяти лет язвой двенадцатиперстной кишки. Действуя по наитию, он посадил больного на типичную элиминационную диету с исключением молока, пшеницы, яиц и других распространенных пищевых аллергенов.

«Через три дня симптомы у него исчезли,— рассказывает д-р Бринман,— и не появлялись вновь до тех пор, пока для проверки в диету не было введено молоко, после чего боли в области живота, рвота и слабость возобновились. После отказа от молока симптомы вновь исчезли».

То же явление отмечалось при введении в диету пшеницы и свинины.

Шестнадцатью годами позже тот же самый больной по-прежнему не испытывал симптомов язвенной болезни. По мнению д-ра Бринмана, это, видимо, говорит о полном излечении, а не о периоде ремиссии, характерном для таких больных вне зависимости от того, лечат их или нет.

Всякий язвенный больной с аллергией к молоку будет продолжать страдать от язвы до тех пор, пока не откажется от употребления молока, утверждает в своей книге «Основы пищевой аллергии» доктор Бринман.

Благотворное действие мягкой диеты, вероятно, объясняется тем, что люди, соблюдающие ее, воздерживаются от некоторых продуктов, часто вызывающих аллергию: от шоколада, кофе, фруктов, специй. Поскольку некоторые из этих продуктов могут вызывать и язвочки ротовой полости, д-р Роуи лечит язвы желудка и двенадцатиперстной кишки примерно так же, как язвы ротовой полости, а именно, исключением из рациона вышеперечисленных продуктов и других типичных пищевых аллергенов, вроде пшеницы и яиц.

Но даже при соблюдении строгой противоаллергической диеты не следует ожидать мгновенного исцеления язвы.

«Поскольку пища окончательно покидает организм через две и более недели, а ткани, пораженные пищевой аллергией, приходят в норму еще позже, следует строго соблюдать диету в течение одного — двух месяцев с момента исчезновения симптомов,— советует д-р Роуи.— После этого можно пробовать постепенно вводить в рацион те или иные продукты».

Полное описание диеты с исключением молока, пшеницы, яиц и других пищевых аллергенов можно найти в главе 3

Что касается антацидов, то в случае соблюдения гипоаллергенной диеты необходимость в их применении снижается. Если антациды *все-таки* используются, следует предпочесть жидкости и таблетки без ароматизаторов.

Люди с язвами должны также избегать применения аспирина и аспириносодержащих лекарств. Аспирин разъедает слизистую оболочку желудка и осложняет состояние при язвах двенадцатиперстной кишки. Поскольку курильщики в два раза чаще некурящих подвержены язвам, будет разумно отказаться от курения.

См. также «Расстройства пищеварения, метеоризм и боли в животе».

Различные расстройства здоровья

Аллергологи отмечают также, что некоторые из нижеперечисленных симптомов вызываются или усиливаются аллергией:

Глаза: нарушения зрения, чувствительность к свету, слезотечение.

Дыхательные пути: лающий кашель, ларингит.

Пищеварительный тракт: отрыжка, сухость во рту, металлический вкус во рту, зуд в заднем проходе, жажда.

Мочевой тракт: частое, плохо контролируемое или болезненное мочеиспускание.

Сфера сознания и эмоций: ощущение зыбкости существования, забывчивость, частая смена настроений.

Общее состояние: простуды, парестезин, покалывания, слабость.

СОДЕРЖАНИЕ

Часть II

ОБНАРУЖЕНИЕ СКРЫТЫХ ПРИЧИН АЛЛЕРГИИ

Часть III

ЧТО МОЖЕТ СДЕЛАТЬ ДЛЯ ВАС ДОКТОР

Часть V

АЛЛЕРГИЧЕСКИЕ РЕАКЦИИ ОТ А ДО Я

СПИСОК ТАБЛИЦ, СХЕМ И ТЕКСТОВ В РАМКЕ

Шарон Фелтен

АЛЛЕРГИЯ: ПОМОГИ СЕБЕ САМ

Редактор *А. Г. Лютиков*

Технический редактор *Ю. А. Жихарев*

ЛР № 063276 от 10.02.94 г.

Подписано к печати 06.06.95. Формат $84 \times 108^1/_{32}$.
Бумага типографская. Гарнитура Петербург.
Усл. печ. л. 26,88. Уч. изд. л. 33,72. Тираж 30 000 экз.
Заказ № 948.

Оригинал-макет подготовлен ТОО Агентство «Сфинкс СПб».
193167, Санкт-Петербург, Невский пр., 176, а/я 875.

ТОО «Диамант», 195213, Санкт-Петербург, ул. Гранитная, 54—87.

Отпечатано в типографии им. Володарского Лениздата.
191023, Санкт-Петербург, Фонтанка, 57.